HEFTE ZUR UNFALLHEILKUNDE

BEIHEFTE ZUR „MONATSSCHRIFT FÜR UNFALLHEILKUNDE UND VERSICHERUNGSMEDIZIN"

HERAUSGEGEBEN VON PROF. DR. A. HÜBNER, BERLIN

HEFT 35

ERGÄNZUNGSHEFT

ZUM

REFERATENTEIL DER MONATSSCHRIFT FÜR UNFALLHEILKUNDE

JAHRGANG 1941

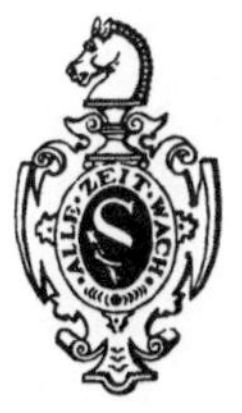

SPRINGER-VERLAG BERLIN HEIDELBERG GMBH 1942

ISBN 978-3-662-34302-9   ISBN 978-3-662-34573-3 (eBook)
DOI 10.1007/978-3-662-34573-3

Um den Referatenteil der „Monatsschrift für Unfallheilkunde" zeitlich anzupassen, werden die Besprechungen älterer Arbeiten in diesem Heft zusammengefaßt. Dieses sichert somit den Anschluß zwischen den Jahrgängen 1941 und 1942.

Die Redaktion.

Inhaltsverzeichnis.

1. Allgemeines.

Fr. Zollinger, Medizinisch-statistische Mitteilungen über die von der Schweizerischen Unfallversicherungsanstalt in den Jahren 1933 und 1934 anerkannten und erledigten Unfälle und Berufskrankheiten. Zürich: Schweiz. Unfallversicherungsanst. 1940. 241 S.

Vor mir liegt ein umfangreiches Werk in großem Format. Es bringt nach einleitenden Bemerkungen besonders über Zweck und Wert der Statistik und über die angewandten Arbeitsmethoden, allgemein statistische Angaben über die zahlenmäßige Bedeutung der einzelnen Schädengruppen und Schädigungsarten, über Behandlung, Störungen im Heilverlauf, Heilkosten, Ausgang, spezielle statistische Angaben über die Verletzungen der einzelnen Körperregionen und schließlich Schlußfolgerungen, dem noch ein Anhang mit Frakturenstatistik, Tabellen und einem alphabetischen Sachregister angehängt ist. Es umfaßt das ganze Verletztengut der Suva aus 2 Jahren und damit einen Großteil der Verletzungen in der Schweiz während dieser beiden Jahre. Die Zahlenreihen sind durch Vergleiche, besonders mit *Zieglers* Statistik aus den Jahren 1906/07 und durch persönliche Erfahrungen des Verf. besonders in der Behandlung lebendig gestaltet. — Aus den Schlußfolgerungen ist bemerkenswert, daß das Verletzungsbild eine erhebliche Umstellung erkennen läßt (ärztliche-diagnostische Fortschritte, Sport, Unfallverhütung), daß die Nichtbetriebsunfälle schwerer verliefen als die Betriebsunfälle und daß die Behandlungsergebnisse mit einigen Abweichungen sich gebessert haben. — Als Verf. der Arbeit zeichnet der Oberarzt der Suva, *Zollinger*, dem wir schon so viele wesentliche Beiträge zur Unfallchirurgie verdanken. Auch dieses mit ungeheurem Fleiß, peinlicher Gewissenhaftigkeit und voller Kenntnis aller Gefahren der Statistik zusammengestellte Werk schafft der Klinik eine neue sehr willkommene Basis.   *zur Verth†* (Hamburg).

Ewald Stier, Persönlichkeit und Unfall. Veröff. Berlin. Akad. ärztl. Fortbild. Nr **5**, 138—147 (1939).

Im Rahmen einer allgemeinen Übersicht über die in der Persönlichkeit liegenden Unfallbereitschaft wird zunächst die durch organische Nervenleiden bedingte erhöhte Unfallgefahr behandelt. Insbesondere wird die Aufmerksamkeit auf beginnende organische Krankheitszustände gelenkt, z. B. auf die beginnende Paralysis agitans, auf arteriosklerotische Störungen und die beginnende, aber auch defekt geheilte progressive Paralyse. Ganz besonders hervorgehoben werden die mit Bewußtseinstrübungen einhergehenden Krankheiten. Auch bei Psychopathen und Neuropathen aller Art ist mit einer erhöhten Unfallbereitschaft zu rechnen. Besondere Beachtung verdienen ferner die Ermüdung und vornehmlich die Einwirkung des Alkohols.   *Demme* (Hamburg-Barmbeck).

Friedrich Mauz, Konstitution und Leistung. (33. Kongr. d. Dtsch. Orthop. Ges., Gießen, Sitzg. v. 3.—5. X. 1938.) Z. Orthop. **69**, Beil.-H., 32—38 (1939).

Ein psychisch und physisch auf die Leistung für das Ganze ausgerichtetes Persönlichkeitsgefüge hat seine Dynamik so lange von selbst, als die körperliche und seelische Unbefangenheit unversehrt ist. Jede Einbuße an körperlicher oder seelischer Unbefangenheit bedeutet einen Eingriff in das Funktionsgefüge und damit eine Schwächung und Minderung von Leistung und Leistungsgefühl. Es kommt weniger darauf an, die gestörte Funktion in all ihren Aufästelungen nach dem pathologischen Geschehen hin zu verfolgen, sondern die gesunden Funktionen und Bestände nutzbar zu machen und die Erweiterung des Gefüges auf die breiteste Basis anzustreben. Funktionelles Gesundsein bedeutet nichts anderes, als sich täglich aufs neue die körperliche und seelische Unbefangenheit zu erarbeiten, und zwar dadurch, daß man die im eigenen Gefüge gegebene Ausrichtung auf die Leistung für das Ganze bejaht. *G. Flatau* (Dresden).

Otfried Müller, Über Entzündung und Konstitution. (Med. Klin. u. Poliklin., Tübingen.) Z. Kreislaufforschg **32**, 649—666 (1940).

1. Die Entzündung ist ein abnormer Stoffwechselvorgang, der sich zwischen den Säften und den Zellen abspielt. 2. Sie beginnt, sobald es gilt, die Zusammenarbeit der Säfte und der Solida von abnormen chemischen Körpern zu bereinigen. 3. Sie entwickelt sich in unmerklichen Übergängen aus dem normalen Stoffwechselfeuer bis zu dem Stoffwechselbrand des Calor, Rubor, Tumor und evtl. Dolor. 4. Da der Beginn des Auftretens abnormer chemischer Körper nicht ohne weiteres erkennbar ist, und da eine vermehrte Wanddurchlässigkeit der feinsten Gefäße (auch für Eiweiß) nicht grundsätzlich mit dem Entzündungsvorgang gleichgesetzt werden kann, so spricht man am Anfang der exsudativen Phase besser von einer besonderen „Entzündungsbereitschaft". 5. Eine solche kommt bei vielen Konstitutionsanomalien oft genug auch erblich vor und hat eine große praktische Bedeutung (konstitutionelle Katarrhe und Gewebsdefekte). 6. Ihre Grundlage ist häufig der hypertonisch-hypotonische Symptomenkomplex der feinsten Gefäße mit seiner Neigung zu abnormer Wanddurchlässigkeit. 7. Das „individuell-konstitutionelle" Moment ist also beim Entzündungsvorgang besonders zu beachten. Das läßt sich nur in enger Zusammenarbeit des Klinikers und Erbforschers mit dem Pathologen erreichen. *Funccius* (Wuppertal-Elberfeld).

Heinz Schulz, Das im Deutschen Reiche berufsmäßig tätige Heil- und Pflegepersonal am 1. Januar 1939. (Humanmed. Abt., Reichsgesundheitsamt, Berlin.) Reichsgesdh.bl. **1940**, 593—594.

Die Gesamtzahl der berufsmäßig tätigen Heil- und Pflegepersonen im Deutschen Reich betrug am 1. I. 1939 299900. Sie lag damit um 1621 oder 0,5% höher als der entsprechende Wert des Vorjahres. Von den einzelnen Berufsgruppen haben die bestallten Ärzte um 2007 oder 4% abgenommen, weiterhin die Hebammen, und zwar um 632 oder 2,6% und schließlich die pharmazeutischen Assistenten und Praktikanten (—357 oder —8,5%). Die große Gruppe der Krankenpflegepersonen hat stark zugenommen, wobei der Zuwachs ausschließlich auf die weiblichen Personen fällt. Auch die übrigen Gruppen haben zugenommen, und zwar betrug der Zuwachs bei den bestallten Apothekern 613 oder 5,2%, den Säuglings- und Kleinkinderschwestern und -pflegerinnen 369 oder 3,5%, den approbierten Zahnärzten 173 oder 1,2%, den Dentisten 153 oder 0,7%, den Desinfektoren 49 oder 0,8%, den Badern, Heilgehilfen, Masseuren und Krankengymnastinnen 61 oder 0,5%, den Wochenbettpflegerinnen und nichtbestallten Heilbehandlern je 0,3%.

H. E. Kersten (Gelnhausen).

Theodor G. Kamessas, Spättodesfälle (vom 7. Tag und darüber) nach äußerer Gewalteinwirkung mit statistisch-kritischer Betrachtung nach dem Leichenmaterial des Gerichtlich-medizinischen Instituts zu München aus den Jahren 1929—1939. München: Diss. 1940. 55 S.

Verf. bringt eine tabellarische Zusammenstellung der 211 im gerichtlichmedizinischen Institut zu München beobachteten Spättodesfälle nach äußerer Gewaltanwendung in den Jahren 1929—1939: Lungenembolien 51, Pneumonie 49, Lungengangrän 6, eitrige Pleuritis 3, Lungenfettembolie 4, mechanische Erstickung 3, Meningitis 8, Hirnabsceß 4, intrakranielle Blutungen 9, direkte Hirnlähmung (durch Quetschung und Zertrümmerung) 8, Pachymeningitis haemorrhagica interna 1, Atemlähmung (Evipannarkose) 1, Peritonitis 13, Ileus 1, eitrige Pyelonephritis 1, Tetanus 5, Erschöpfung 15 und Sepsis 28. 73% aller Unfälle waren Verkehrsunfälle (155), wovon 24% an Lungenembolie verstarben. Zahlreiche Tabellen geben die Verhältniszahlen zu Geschlecht, Alter, Beruf usw. *Matzdorf* (Berlin).°°

Franz Orthner, Worin besteht die schließlich zum Alterstod führende Abnutzung des Organismus ihrem eigentlichen Wesen nach? Wien. klin. Wschr. **1939 II**, 753—754.

Die Abnutzung ist „keineswegs in den unvermeidlichen durch die Zellfunktion bedingten Veränderungen zu suchen. Sie ist vielmehr nichts anderes als das Endergebnis eines experimentell nicht nachweisbaren mikroskopischen Stoffwechselanteiles, der sofort nach der Befruchtung einsetzt und unter fortschreitender Stabilisierung ursprünglich labiler Komplexe innerhalb des Körpers den bei der Befruchtung aufgeladenen Bestand an potentieller Energie („Lebenskraft') nach und nach aufzehrt. Das vitale Altern beginnt nach der Zeugung, während sich das funktionelle Altern für verschiedene Organe zu verschiedenen Zeiten einstellt, je nachdem das Optimum der für die Ausübung der Funktion notwendigen Stabilität („der Zellreife') früher oder später überschritten wird". Das funktionelle Altern ist individuell verschieden, das vitale ist nicht individuell, sondern artgemäß geregelt. *Funccius* (Wuppertal-Elberfeld).

L. van der Horst, Die Psychologie des körperlich Benachteiligten. Nederl. Tijdschr. Psychol. 8, 73—86 (1940) [Holländisch].

Die Hauptfrage für den Psychopathologen ist, ob es eine pathopsychische Struktur, einen besonderen Charakter des körperlich behinderten Menschen gibt, oder ob hier mehr von einer Betonung bestimmter psychischer Eigenheiten unter Einfluß des körperlichen Defektes gesprochen werden muß. Dreierlei steht dabei im Vordergrund: 1. die psychischen und pathopsychischen Erscheinungen, die als Begleiterscheinungen der körperlichen aufgefaßt werden können, 2. die psychischen Prozesse, die als eine allgemeine psychische Reaktion auf das körperliche Leiden aufgefaßt werden müssen, 3. die Prozesse, welche psychologisch-verständlich zusammenhängen mit dem Erleben der Minderwertigkeit sowohl im individuellen wie im Gemeinschaftsleben. Zwischen äußerlichem Benehmen und innerlichem Leben besteht ein enger Verband. Deshalb ist auch für viele körperlich Behinderte die geistige Entwicklung erschwert, wenn die Motorik in ihrer gewohnten Form unterbunden ist. Merkwürdig ist, daß die Reaktion des Behinderten auf sein Gebrechen eng mit der Reaktion seiner Umgebung zusammenhängt. Der Körpergeschädigte wird entweder als Last oder weniger erwünscht vernachlässigt oder auch mit Umsorgen verzärtelt. Dadurch unterbleibt oft zweckentsprechende orthopädische Hilfe, auch an der nötigen Ausbildung in der Schule fehlt es. Diese Vernachlässigung und Verzärtelung haben eine künstliche Debilität zur Folge, der Gebrechliche wird unnatürlich. Als Reaktion auf die Minderwertigkeit stellt sich der Neid ein: die Tatsache, benachteiligt zu sein, betont einerseits die Sorglosigkeit, weckt andererseits Bestrebungen, die in die „Wunscherfüllungstype" hineingehören, die sich in Traum und Phantasie Gesundheit zuschreibt, oder in die „Rachetype", die sich mit der Herabsetzung des anderen schadlos hält. Der Körperbehinderte verliert unter dem Einfluß von Entbehrung und Verwöhnung die natürliche Selbstverständlichkeit, er wird sorglos und unzufrieden zugleich, während er die Tatsache, körperlich geschädigt zu sein, immer mehr als Minderwertigkeit erlebt. Seine ganze

Lebenseinstellung ist wie ein Jagen nach einem großen Triumph gerade auf dem Gebiete, wo er sich minderwertig fühlt. Das. Verlangen, eine Rolle zu spielen und sich zur Geltung zu bringen, um der „Wertigkeitsbedeutung" des Körperschadens zu entgehen, ist die Ursache zweier typischer Momente im Leben des Körperbehinderten: des Ressentiments und der Unechtheit. Unecht heißt, daß es nicht gelungen ist, das zu erleben, was gemeint, was auf sich selbst gedacht, möglich sein würde. Es wird echt, wenn es dem Menschen gelingt, die Daseinsform zu finden, die mit seinem Wesen übereinstimmt. Unechtes Leben sehen wir überall, wo der Mensch befangen, unfrei und verkrampft sich gibt als Folge eines Nichtbeherrschens seiner Lebenssituation. Als solcher hat der Behinderte keine prinzipiell anderen Fragen als der gesunde Mensch. Man kann nicht sprechen von einer pathopsychischen Struktur, einem dem Körperbehinderten eigenen Charakter. Es besteht begründete Aussicht, unterstützt durch Psychagogik und soziale Ethik, den körperlich Minderwertigen von seinen pathopsychischen Schwierigkeiten zu. befreien. Dann muß aber zeitig geholfen werden, um den reaktiven und psychogenen Erscheinungen (zusammengefaßt als psycho-reaktive Veränderungen) keine Gelegenheit zu einer hysterischen Neurose zu geben. Strebt man danach, diese Neurosen zu verhindern, dann gibt es für den Körpergeschädigten keine prinzipiell anderen Probleme als für den Vollwertigen. Er kann dieselbe Lebens- und Arbeitsfreude gewinnen wie der gesunde Mensch. *Haehner* (Frankfurt a. M.).

Hermann Bernhardt, Der endokrin Gestörte im Berufsleben. (Inn. Abt., Städt. Krankenh., Ratibor.) Z. ärztl. Fortbildg **37**, 317—321 (1940).

Das Endokrinium spielt für die Aufrechterhaltung der Arbeitsfähigkeit eine große Rolle. Vor allem entscheidet es weitgehend über die Reaktionsart und die Widerstandsfähigkeit des Organismus. Gelingt es, die endokrinen Störungen zeitig zu erfassen und der Behandlung zuzuführen, so wird manche Arbeitskraft erhalten bleiben. Der Grundsatz, jeden Menschen möglichst an den geeigneten Arbeitsplatz zu stellen, erfordert die Prüfung des Endokriniums bei jeder Untersuchung und Beurteilung. *G. Flatau* (Dresden).

P. J. Briefs, Die Gebrechlichenerziehung als Heilerziehung. Krüppelführer **13**, 1—22 (1940).

„Wenn die Heilerzieher starke christliche Persönlichkeiten, beseelt und erfüllt von einem ehrlichen christlichen Glauben, sind, und sie führen ihre Heilzöglinge zu den Quellen der Kraft in einem überzeugten Christentum, so kann der Erfolg nicht ausbleiben." *G. Flatau* (Dresden).

Mitsugi Tominaga, Experimentelle Erforschungen über den Locus minoris resistentiae. (Kais. Chir. Univ.-Klin., Kyoto.) Arch. jap. Chir. (Kyoto) **17**, 227—336, dtsch Zusammenfassung 227—240 (1940) [Japanisch].

Experimentelle Versuche an Kaninchen ergaben: 1. Nach i. v. Inj. von Staphylokokken in bestimmter Menge entstehen keine multiplen Abscesse. 2. Wird die Haut oder andere Organe (Niere und Pleura costalis) durch Schlag geschädigt und im Anschluß daran diese Dosis gespritzt, so treten Abscesse in den geschädigten Organen auf. 3. Die Bildung solcher Abscesse kann durch i. v. Inj. homologer Koktigene verhindert werden. *Passarge* (Rostock).

G. Hohmann, Welche Aufgaben erwachsen den orthopädischen Kliniken im Kriege? (Orthop. Univ.-Klin. Friedrichsheim, Frankfurt a. M.) Z. Orthop. **70**, 209—212 (1940).

Die Orthopädie hat die durch die Schußfrakturen oder andere Verletzungen entstandenen Leistungsstörungen des Haltungs- und Bewegungsapparates nach Möglichkeit auszugleichen durch a) kunstgerechte Behandlung frischer Frakturen,

b) operative Korrektur disloziert geheilter Frakturen. c) Beseitigung von Kontrakturen und Wiederbeweglichmachung versteifter Gelenke, d) Beseitigung von Schlottergelenken und Pseudarthrosen, e) Besserung der Folgen von Nervenverletzungen, f) Ersatz von verloren gegangenen Gliedmaßen und g) durch berufliche Umschulung. *König* (Bonn).

Gerd Habelmann, Die postoperativen Komplikationen, ihre Ursachen, Folgen und ihre Beseitigung. Leipzig: Georg Thieme 1941. VIII, 159 S. u. 35 Abb. RM. 11.50.

Die Ansichten über die postoperativen Komplikationen sind so verschieden wie ihr Erscheinungsbild, ihre Deutung und angestrebte Behandlung so unklar und unsicher wie ihre Prognose. Verf. geht ab von der statistischen und empirischen Beobachtungsweise. Er macht den Schritt vom Symptomatischen zum Kausalen. „So soll die vorliegende Arbeit nichts weiter sein als ein tastender Versuch, das große und vielgestaltige Bild der postoperativen Komplikationen pathogenetisch zu einer Lösung zu bringen und mittels dieser Erkenntnis im Endziel den Arzt und Chirurgen in seiner Arbeit zu unterstützen." Das Bild, das der Verf. entwirft, baut auf auf ernster Forschungsarbeit. Es leitet zwingend zum Vorschlag prophylaktischer Zuführung von Nebenschilddrüsenhormonen. Die Arbeit des Verf. ist der erste Versuch einer umfassenden Ergründung einer ursächlich begründeten Prophylaxe und Therapie der postoperativen Komplikationen. Es folgt nicht der Art, wie sie von den meisten Lehren über operative Nachbehandlung bevorzugt wurde. Es eröffnet besonders in der Prophylaxe aussichtsreiche Wege und bedarf daher der Beachtung aller, die das Messer führen. *zur Verth†*.

W. Knoll, Anpassungserscheinungen beim Sport. (Sportmed. Inst., Univ. Hamburg.) Dtsch. med. Wschr. **1939 I**, 949—952.

Innerhalb einer erbgebundenen Breite passen sich Muskulatur, Atmung und Kreislauforgane den erhöhten Anforderungen beim Sport an. Die obere Grenze darf nicht überschritten werden. Aufgabe des Arztes ist es, diese Grenze zu wahren. *Engelke* (Berlin).

Kahnert, Pferdeschäden durch Hitzschlag im Jahre 1938. Tierärztl. Rdsch. **1939**, 444—445.

Ungewöhnliche Häufung von Hitzschlagfällen bei Pferden im Hochsommer 1938. Besonders betroffen waren die Kaltblüter, namentlich Hengste. Neben der Witterung ist die Arbeitsleistung und der Ernährungszustand der Tiere maßgebend, die oft durch übermäßige Fütterung an allgemeiner Verfettung der Körperorgane litten. Krankheitserscheinungen und -verlauf und Sektionsbefunde werden beschrieben. *Wette* (Kassel).

Larroudé, Le mal de mer. (Die Seekrankheit.) Otol. internat. **23**, 513—527 (1939).

Die Seekrankheit beruht auf Gleichgewichtsstörungen infolge der Schiffsbewegungen. Betroffen ist in erster Linie das hintere Labyrinth. Psychische Einflüsse spielen eine große Rolle. Von Bedeutung sind anormale Erregungen des neuro-vegetativen Systems, besonders Störungen des Gleichgewichts im vagosympathischen System. Die Zahl der angepriesenen Heilmittel ist groß. *Pillet*.

Robert J. Blackham, Sea-sickness. (Seekrankheit.) Brit. med. J. Nr **4098**, 163 bis 167 (1939).

Besprechung der Symptome und der Entstehung. Neue Gesichtspunkte werden nicht gegeben. Die Behandlung besteht allgemein in Ruhelage, in Verabreichung von Wärme, Einhaltung einer entsprechenden Diät und in Flüssigkeitzufuhr. Sehr bewährt hat sich die Anwendung von Dextrose. Von Medikamenten werden Bromide, Chloralhydrat, Belladonna bzw. Atropin, Hyoscin, Chloreton, Cocain, Ephedrin und Benzedrin mit gutem Erfolg angewendet.

Schosserer (Stolzalpe).

Aldo Castellani, Sea-sickness. A short general account. (Seekrankheit, eine kurze Aufzählung.) (London School of Hyg. a. Trop. Med., London.) J. trop. Med. **43**, 63—66 (1940).

Die Seekrankheit ist eine besondere Form des Bewegungsübelseins. Sie befällt nicht alle Menschen in gleichem Maße. Auch spielen Rekonvaleszenz, Geruchs- und Gesichteindrücke, mangelhafte Entlüftung usf. eine Rolle. Bezüglich der Entstehung gibt es mehrere Theorien (Labyrinththeorie, Reizung des peripheren Vagus, Augenüberanstrengung, Störuug des Muskelsinnes, Theorie der Blutleere des Gehirns, Störung der Pankreasfunktion mit Übersäuerung des Blutes). Die Erscheinungen wechseln sehr, so daß man zur Aufstellung von 3 Typen gekommen ist (Labyrinth-, gastrointestinaler und Lebertypus). Die Seekrankheit kann, namentlich bei Menschen, die aus den Tropen kommen, mit anderen Erkrankungen verwechselt werden (Malaria, Urämie). Sie kann sich auch mit anderen Krankheiten kombinieren. So ist es z. B. bei Schwangeren schwer, zu unterscheiden, ob die Erscheinungen durch die Seekrankheit oder die Schwangerschaft hervorgerufen sind. Besprechung der Therapie und der Prophylaxe. *Schosserer.*

A. W. Fischer, Chirurgische Aufgaben des Arztes in einer Luftschutz-Rettungsstelle. (Chir. Univ.-Klin., Kiel.) Dtsch. med. Wschr. **1940 I**, 597—600.

Ratschläge für die Sichtung der in die Rettungsstellen eingelieferten Verletzten und die zutreffenden Behandlungsmaßnahmen.   *Pillet* (Hamburg).

E. Schütz, Luftfahrtmedizin. (Physiol. Inst., Univ. Münster i. W. u. Luftfahrtmed. Forsch.-Inst., Reichsluftfahrtministerium, Berlin.) Jkurse ärztl. Fortbildg **31**, H. 9, 1—10 (1940).

Kurze Übersicht über die medizinischen Probleme, die die Entwicklung der Luftfahrt an die Physiologie neu gestellt hat und die sich vornehmlich um drei Fragenkreise: die Abnahme des Luftdrucks, die Erniedrigung der Außentemperatur und das Auftreten von Fliehkräften gruppieren. *G. Flatau* (Dresden).

R. W. Vierthaler, Vergleichende Untersuchungen über einige Austauschstoffe für Jod-Tinktur. (Hyg.-Bakteriol. Inst., Milit. Akad., Berlin.) Münch. med. Wschr. **1940 II**, 1114—1117.

Bei den Untersuchungen bewährten sich am besten die Aquazid-Tinktur und der vom Heeressanitätspark des Wehrkreises III hergestellte K-Ester. Beide Präparate sind der Jod-Tinktur vielseitig überlegen.   *Tyrell* (Hamburg).

Gerhard Beyer, Untersuchungen über das Hautreinigungsmittel Satina und dessen Wert bei Durchführung einer reizlosen Hautreinigung. (Univ.-Hautklin., Frankfurt a. M.) Frankfurt a. M.: Diss. 1939. 15 S.

Das völlig seifen- und alkalifreie Hautreinigungsmittel Satina besitzt eine mehr als dreimal so große Reinigungskraft als gewöhnliche Seifen. Eine nennenswerte keimtötende Eigenschaft konnte experimentell nicht festgestellt werden.

zur Verth† (Hamburg).

Walter Krüpe, Methoden zur Desinfektionsmittel-Prüfung und deren vergleichende Anwendung auf verschiedene Präparate. (Städt. Hyg. Univ.-Inst., Frankfurt a. M.) Frankfurt a. M.: Diss. 1940. 24 S.

Der Vergleich der fünf Desinfektionsmittel Sagrotan, Irmitol, Akrisan, Quartamon und Zephirol untereinander nach den drei Methoden, die als Suspensionsmethode, Ausstichmethode und Plättchenmethode gekennzeichnet wurden, ergibt folgendes Urteil: Zephirol und Quartamon zeigten sich den Präparaten Sagrotan, Irmitol und Akrisan an Keimtötungsvermögen überlegen, wobei Quartamon nicht ganz an die Wirksamkeit von Zephirol heranreichte. Irmitol und Akrisan waren unter sich ziemlich gleichwertig, Sagrotan etwas weniger wirksam.

zur Verth† (Hamburg).

Ernst Gelinsky, Instrumenten-Sterilisation. (Chem. Abt., Inst. „Robert Koch", Berlin.) Zbl. Bakter. I Orig. **146**, 27—48 (1940).

Ergebnis der Versuchsreihe: Bei Einschaltung eines großen Sicherheitsfaktors ist nach 10—15 Minuten Kochen in einer 4 proz. Formaldehydlösung (Mischung von 1 Teil der käuflichen Lösung mit 9 Teilen Wasser) Keimfreiheit sicher eingetreten.

Reckling (Straßburg).

F. O. Mayer, Überempfindlichkeit gegen Catgut. Münch. med. Wschr. **1939 II**, 1646.

Es gibt eine Überempfindlichkeit auch gegen Catgut. Sie ist sehr selten.

Haase (Berlin).

Rohrbach, Massage als Heilmittel. (Staatl. anerkannte Massageschule, Kassel-Wilhelmshöhe.) Wien. med. Wschr. **1940 II**, 590—592.

5 Grundbegriffe der Massage: Streichung, Reibung, Knetung, Klopfung und Erschütterung. Anzeige: Kräftigung des Körpers z. B. nach langem Krankenlager, Muskelschwund nach Verletzungen, Lähmungen. *Gollasch* (Hamburg).

Herbert Conway, Sweating function of transplanted skin. (Die Funktion des Schwitzens in transplantierter Haut.) (Dep. of Surg., New York Hosp. a. Cornell Med. Coll., New York.) Surg. etc. **69**, 756—761 (1939).

An 75 Hauttransplantaten wurde gefunden, daß Transplantate von ganzer Dicke und gestielte Hautlappen fähig zur Schweißabsonderung sind. Das Alter der Kranken ist anscheinend ohne Einfluß. Die Funktion des Schwitzens ist abhängig von der Anwesenheit von Schweißdrüsen. Ob vorher die sympathische Nervenversorgung wiederhergestellt sein muß, ist nicht sicher. Dünne Lappen nach *Ollier-Thiersch* oder dicke Pfropfläppchen haben keine Schweißabsonderung.

Schosserer (Stolzalpe).

Püllen, Pervitin in der Chirurgie. (30. Tag. d. Vereinig. Mitteldtsch. Chir., Eisleben, Sitzg. v. 9.—10. VI. 1939.) Zbl. Chir. **1940**, 85—87.

Brauchbar und zuverlässig zur Behandlung des Collapses, psychisch wirkungsvoll, zur Entlarvung von Simulanten unentbehrlich. *Metge* (Wismar).

Clarence E. Rees, The removal of foreign bodies. A modified incision. (Die Entfernung von Fremdkörpern. Ein abgeänderter Schnitt.) (Rees-Stealy Clin., San Diego.) J. amer. med. Assoc. **113**, 35—36 (1939).

Aus der Erfahrung heraus, daß Fremdkörper wie Nadeln, Splitter usw. leicht seitlich ausweichen, wenn man senkrecht auf sie einschneidet, entwickelte Verf. eine Technik, die dies zu vermeiden sucht. Die Schnittführung erfolgt so, daß man nach beiden Seiten von einem ersten Schnitt die Hautränder unterschneidet und sich von zwei Seiten her gegen den Fremdkörper vorarbeitet. *Schütz.*

W. Denk, Zur Frage der trophischen Geschwüre. (Fachgruppe f. Chir. d. Med. Ges., Wien, Sitzg. v. 18. IV. 1940.) Zbl. Chir. **1940**, 1587—1588.

Die Trophik des Gewebes hängt doch wohl nicht nur von der Durchblutung ab.

Metge (Wismar).

Paul Busse-Grawitz, Was halten unsere Gewebe eigentlich aus? (Clin. „Alemana", Córdoba.) Zbl. Chir. **1939**, 2659—2666.

An „unseren Geweben" hat der Verf. eine ungeheure Vitalität entdeckt.

Metge (Wismar).

Karl Zech, Große Hämatombildung als ungewöhnliche Komplikation der Krampfbehandlung. (Landes-Heil- u. Pflegeanst., Wunstorf, Hannover.) Psychiatr.-neur. Wschr. **1941**, 113—115.

Großes diffuses Hämatom am linken Oberschenkel mit vorübergehenden leichten Zirkulationsstörungen in Form von Parästhesien und Blasenbildung nach dem ersten, besonders heftigen Cardiazolkrampf bei einem 47jährigen Mann mit manisch gefärbter Schizophrenie. Als Ursache wird eine Ruptur eines arteriellen Gefäßes infolge Dehnung oder Quetschung bzw. Einklemmung während des tonischen Krampfzustandes bei bereits bestehender Wandschädigung durch Arteriosklerose (starker Raucher) vermutet.   *G. Flatau* (Dresden).

Theo Morell, Ermüdungsbekämpfung durch körpereigene Wirkstoffe. Dtsch. med. Wschr. **1940** I, 398—401.

Verf. empfiehlt zur Bekämpfung der Ermüdung Vitamultin, ein Kombinationsprodukt aus Traubenzucker mit Phosphor, Vitamin B_1 und C sowie nicotinsäureamidhaltigen Verbindungen.   *Schuntermann* (Hamburg).

H. Zangger, Zur Entwicklung der technischen Hygiene und die letzten Jahrzehnte gerichtliche Medizin. Gesdh. u. Wohlf. (Zürich) **20**, 357—361 (1940).

Es wird eine Übersicht über das Wirken von Prof. Dr. *W. v. Gonzenbach* auf dem Gebiete der sozialen Medizin und ihrer Gesetzgebung in der Schweiz gegeben.

Kötzing (Dessau).

F. Röpke, Tropische Hydrocelen. Arch. Schiffs- u. Tropenhyg. **44**, 474—477 (1940).

Die tropische Hydrocele ist eine Elephantiasis der inneren Hodenhüllen. Sie beginnt mit hohem Fieber und einer sehr schmerzhaften Schwellung des Hodens. Nach dem Abklingen der akuten Erscheinungen unter konservativer Behandlung (Prontosil!) entwickelt sich eine starke Verschwielung der Tunica vaginalis propria und communis mit sekundärem Erguß. Ätiologisch geht das Leiden wahrscheinlich auf Filarien und Bilharzien zurück. Die Operation der Schwielenhydrocele gibt keine günstigen Resultate.   *Pillet* (Hamburg).

P. von Puky, Über Verbandtechnik in der Unfallchirurgie. (I. Chir. Univ.-Klin., Budapest.) Arch. orthop. Chir. **40**, 14—70 (1939).

Ausführliche Zusammenstellung aller Hilfsmittel der Unfallchirurgie und Orthopädie, wie sie an der I. Chirurgischen Universitätsklinik Budapest zur Anwendung kommen.   *Gollasch* (Hamburg).

Friedrich Pels Leusden, Zur Vermeidung der Gefahren des zirkulären Gipsverbandes! Münch. med. Wschr. **1941** I, 227—228.

Aufschlitzen des zirkulären Gipsverbandes über einem eingegipsten Heftpflasterstreifen, der beim Durchtrennen die Haut schützt, verhindert mit genügender Sicherheit Durchblutungsstörungen ohne eine Lageveränderung des betreffenden Gliedes zuzulassen.   *Tyrell* (Hamburg).

Lorenz Böhler, Über Gipsbinden. (Unfallkrankenh., Wien. Münch. med. Wschr. **1940** II, 799.

Verwendet eine Normalbinde: 15 cm breit, 5 cm lang, Gipsgehalt etwa 400 g. Für Becken- und Brustverbände gleiche Länge, Breite 20 cm, Gewicht 500 g. Die Gipsbinden sollen keinen Kern aus Pappe oder Holz enthalten.   *Gollasch*.

Werner Birkenfeld, Zur Technik des Gipsverbandes. (Chir. Abt., Thür. Landeskrankenh., Gotha.) Med. Klin. **1940** I, 347—349.

Anregungen mit dem Ziele, Ernährungsstörungen in den eingegipsten Gliedmaßen zu vermeiden. Keilausschneidung zur Stellungsverbesserung.

Gollasch (Hamburg).

W. Thomsen, Eine Holzrolle für Gehgipsverbände als Ersatz für den Gehbügel aus Metall. (Orthop. Univ.-Klin., Frankfurt a. M.) Münch. med. Wschr. **1940 II**, 976.

Abbildung. Anwendung der Holzrolle wird beschrieben. *Gollasch.*

A. Scholz, Erfahrungen mit einem selbsttätigen Überdruckventil (Rückschlagventil) im Kunstbeinbau. (Ein Beitrag zum Vakuumproblem im Kunstbeinbau.) (Orthop. Versorgungsstelle, Landau/Pfalz.) Arch. orthop. Chir. **40**, 392—404 (1940).

Besondere Art des Vakuumsverfahrens im Kunstbeinbau zur Ermöglichung eines festeren Schlusses zwischen Stumpf und Kunstbeintrichter (als ohne Ventil). Anregung zur Nachprüfung dieses Verfahrens in Reihenversuchen. Angabe der Herstellerfirmen des Ventils und der Vorrichtung zur mechanischen Unterbrechung des Vakuums. *Reckling* (Straßburg).

Zur Verth, Probleme des Kunstgliedbaues. (33. Kongr. d. Dtsch. Orthop. Ges., Gießen. Sitzg. v. 3.—5. X. 1938.) Z. Orthop. **69**, Beil.-H., 55—63 (1939).

Im Bau der Oberschenkelprothese sind noch viele Probleme zu lösen. Maßgebend für den Kunstersatz können nur die Lehren der angewandten Physik sein. Brauchbar ist nur die einfachste Konstruktion. Die Anforderungen des Amputierten sind: äußere Ähnlichkeit mit dem verlorenen Glied, mühelose Betätigung und Haltbarkeit bei leichtem Gewicht. Die eigentlichen Probleme sind die Lage der Gelenke im Raum und die Richtung ihrer Bewegungsachsen. Die Fußgelenkachse muß bei nichtfixiertem Fuß unter jeder Bedingung vor das Lot gestellt werden. Ungelöst ist das Problem der Fußachse im Raum. Eine Drehung nach außen von etwa 7—10° hat sich in der Praxis als Norm durchgesetzt. Die Kniegelenksachse muß hinter das Lot aus der Hüfte gelegt werden. Gurte sind für das Oberschenkelbein unwillkommen. Eine Rolle spielen auch die Werkstofffragen: das Holzbein hat das Schienenlederbein besiegt. Beim Leichtmetallbein ist die Verhütung der Zersetzung durch Schweiß noch nicht gelungen. *Graßmück* (Prag).

Schrader, Konstruktionsfragen orthopädischer Hilfsmittel. (Schienenhülsenapparate und Beinentlastung.) (33. Kongr. d. Dtsch.. Orthop. Ges., Gießen, Sitzg. v. 3.—5. X. 1938.) Z. Orthop. **69**, Beil.-H., 63—72 (1939).

Der *Hessing*sche Schienenhülsenapparat in alter, aber heute noch vielerorts ausgeführter Ausführung gibt keineswegs ohne weiteres immer eine den theoretisch-mechanischen Überlegungen gerecht werdende Entlastung von Knie- und Hüftgelenk. Das Bestreben muß sein, das konstruktiv Falsche zu verbessern und die Indikationsstellung schärfer zu bestimmen. *Graßmück* (Prag).

G. Hessing, Aufbau und Handhabung des Schienenhülsenapparates. (Hofrat Friedrich Hessing Orthop. Heilanst., Augsburg-Göggingen.) Z. Orthop. **70**, 349—357 (1940).

Stellungnahme zu den Ausführungen von *Schrader* auf dem Kongr. d. dtsch. orthop. Ges. 1938 über Konstruktionsfragen orthopädischer Hilfsmittel (Kritik am *Hessing*schen Schienenhülsenapparat), die nach Ansicht von *Hessing* „von irrigen Voraussetzungen" ausgehen. *Reckling* (Straßburg).

M. zur Verth, Die Krücke. Jkurse ärztl. Fortbildg **31**, H. 12, 16—17 (1940).

Da durch den Gebrauch der üblichen Krücken verhältnismäßig häufig Krückenlähmungen entstehen und gelegentlich sogar die Achselgefäße schwer geschädigt werden, empfiehlt Verf. den Ersatz der Krücke durch die Stockstütze, die aus einem handstockähnlichen Leichtmetallstab mit rechtwinklig angesetztem Griff und einer den Unterarm halbringförmig umfassenden Gegenstütze besteht.

Engelke (Berlin).

Möhring, Ein einfaches Verfahren zum Selbstherstellen von Schienen, die allen und auch hochgestellten Ansprüchen genügen. (33. Kongr. d. Dtsch. Orthop. Ges., Gießen, Sitzg. v. 3.—5. X. 1938.) Z. Orthop. **69,** Beil.-H., 362—364 (1939).

Verf. beschreibt, wie man aus Eisendraht von 3, 4 und 5 mm Stärke, der zu einer normalen ovalen Grundform gebogen wird, für alle Gliedmaßen Schienen herstellen kann, die allen Anforderungen genügen.   *Graßmück* (Prag).

Werner Geisthövel, Die intravenösen Betäubungsmittel als Kurz-Basis- (Kombinations-) und Langnarkosen in der Chirurgie. (Chir. Abt., St. Marien-Krankenh., Frankfurt a. M.) Münch. med. Wschr. **1940 II.** 1443—1446.

Evipan und Eunarkon brachten eine lange Versuchsreise seit 1909 zum Erfolg. Barbitursäurepräparate sind Hirnstammnarkotica. Die Narkosebreite ist bei den beiden Mitteln ausreichend groß. Bei i.v. Anflutung steuerbar. Der Leberabbau führt zur chemischen Umwandlung. Alle Präparate mit ungesättigten Substituenten leisten dem Oxydationsprozeß geringeren Widerstand. Dabei wird auch die Abflutung zum Teil steuerbar. Eunarkon wird rascher als Evipan entgiftet. Bei einem Teil der Präparate sind die Abbauprodukte noch als Schlafmittel wirksam. Bei ganz Jugendlichen ist die Ausscheidung langsamer als bei den Älteren. Das Atemzentrum wird eher als das Kreislaufzentrum beeinflußt, besonders bei Eunarkon Beeinträchtigung der Leberfunktion vermindert die Entgiftungsfähigkeit. Es werden Einzelheiten der Vorbereitung durch Morphium, der Technik und der Anwendung gegeben. Einmalige größere Mengen sind gefährlicher als ungleich höhere Mengen in protrahierten Gaben. Die Wirkung der Präparate ist bei langsamer Injektion besser. Tiefer Schlaf läßt sich nicht immer erzwingen. Anwendung als Kurznarkose, Einleitungs-Kombinations- und Dauernarkose. Die Vorzüge der i.v. Dauernarkose sind offensichtlich. Ihr stehen nur wenige Nachteile und Kontraindikationen entgegen.   *H. Schmidt* (Remscheid).

Wolf Tremel, Evipan- bzw. Eunarcon-Dauernarkose. Erlangen: Diss. 1939. 23 S.

Die Eignung von Evipan-Natrium und Eunarcon zur Voll- oder Dauernarkose ist erwiesen. Die Prämedikation mit Morphiumatropin ist von großem Vorteil und unserer Erfahrung nach notwendig. Am Abend vorher Veronal zu geben, unterstützt die Wirkung dieser Prämedikation erheblich. Beide zusammen ermöglichen eine tiefe Narkose bei einem Minimum an Narkosemittel. Da Evipan-Natrium und Eunarcon im Körper ziemlich rasch abgebaut werden, ist bei richtiger Technik eine Überdosierung leicht zu vermeiden.   *zur Verth†* (Hamburg).

G. Jorns, Narkoseeinleitung mit Eunarcon. (Chir. Abt., Städt. Krankenh., Arnstadt i. Th.) Zbl. Chir. **1940,** 507—509.

Die bisherigen nichtflüchtigen Betäubungsmittel genügen den Anforderungen noch nicht, ihre Narkosebreite ist zu gering. Eunarcon ist ungiftiger als Evipan.

Metge (Wismar).

Günther Janke, Beitrag zur Behandlung des Narkoseerbrechens. (Landesfrauenklin. [Hebammenlehranst.], Breslau.) Münch. med. Wschr. **1941 I,** 77.

In 80 Fällen hat sich „Peremesin pro injectione" (Hersteller: Chem. Fabrik von Heyden A.G., Radebeul-Dresden) als sicheres Mittel gegen das Narkoseerbrechen bewährt.   *Tyrell* (Hamburg).

Findeisen, L. Fedeles und *Z. Szaboles,* Über Wundheilung bei Diabetikern. (II. Chir. Klin., Univ. Budapest.) Bruns' Beitr. **170.** 422—431 (1939).

Bearbeitung des Krankengutes der Jahre 1927—1936 mit 232 = 0,85% echten Zuckerkranken. Die Operationsgefahr bei diesen wird durch Insulin stark herabgesetzt. Es sind daneben sorgfältige Vorbereitung und Nachbehandlung und eine jedem Einzelkranken angepaßte Diät erforderlich. Man gibt am besten mehrere kleinere Insulindosen. *Kissinger* (Darmstadt).

Paul Gut, Unfallhilfe und Hygiene im Alpinismus und Wintersport. Zürich u. Leipzig: Orell Füssli. 2. Aufl. 316 S. u. 150 Abb.

Das kleine Buch ist in zweiter Auflage ebenso gewachsen wie der Wintersport selbst und wie die allgemeine und besonders des Verf. Erfahrung in der Vermeidung seiner Gefahren. Gründlichste Sachkenntnis, sorgfältige Erprobung, ehrliche Sorge, viel Liebe, sprechende Bilder und packende Worte sind das Charakteristikum des kleinen Buches. Es wird viel Segen stiften zum Nutzen aller, die hinausziehen in die winterliche Gebirgswelt. *zur Verth †* (Hamburg).

Hans Specht, Über einige bemerkenswerte Todesfälle bei Sportbetätigung Jugendlicher. (Gerichtl.-Med. Inst., Univ. München.) München: Diss. 1941. 48 S.

4 einschlägige Fälle: Beim ersten war ein 13jähriger Junge beim Fußballspiel von dem Ball aus naher Entfernung in der Gegend des rechten Auges getroffen worden. Dadurch war es zu Verletzungen der Nasenschleimhaut, zu deren eitriger Entzündung, schließlich zu einer septischen Thrombophlebitis mit metastatischen Abscessen in den Lungen gekommen. Auch der 2. Fall behandelt einen Unfall beim Fußballspiel: Tritt gegen die rechte Gesichtsseite eines 18jährigen Mannes. Hierdurch wurde ein Bruch des rechten Orbitaldaches verursacht. Der Tod erfolgte etwa 5 Wochen später. Die Sektion deckte einen großen Absceß im Stirnhirn mit beginnender Meningitis auf. Die Bedeutung einer wenige Tage nach dem Unfall auftretenden Angina für das Zustandekommen der Infektion der rechten Stirnhöhle wird besprochen und eine hämatogene Infektion von hier aus als am wahrscheinlichsten angesehen. Beim 3. Fall war ein 13jähriges Mädchen nach einer Teilnahme an Turnspielen gestorben. Die Sektion ergab Hirndrucklähmung bei großem, subduralem Hämatom über der rechten Hemisphäre. Als Ursache dieser Blutung wurde der Abriß einer Blutader am Hirngrund festgestellt. Ein letzter Fall bringt den Tod eines 15jährigen Schülers, der beim Fußballspiel sich durch Fall einen Einbruch im linken Schläfenbein sowie eine Verletzung einer Schlagader am Hirngrund zugezogen hatte. *Manz* (Göttingen).°°

Gerhard Henkel, Die Wirkung des Föhns im menschlichen Körper. (Kuranst. Stillachhaus, Oberstdorf.) Forsch. u. Fortschr. **16,** 292—294 (1940).

Das Hypophysenzwischenhirnsystem wird als eigentlicher Angriffsort der Föhnwirkung wahrscheinlich gemacht. Erneut ist die Frage zu überprüfen, ob die Föhnwirkung im menschlichen Körper sich grundsätzlich von anderen Wettereinflüssen unterscheidet oder ob Übereinstimmungen oder nur quantitative Verschiedenheiten bestehen. Annehmbar wird sich die Notwendigkeit ergeben, im Hypophysenzwischenhirnsystem die zentrale Angriffstelle nicht nur für Lichtreize, sondern für alle Klima- und Wettereinwirkungen zu erkennen.

G. Flatau (Dresden).

Ernst Balser, Das genormte Krankenhaus und die Abkürzung seiner Verkehrswege. Z. Krk.hauswes. H. **20.** 361—365 (1940).

Die Erfahrungen des letzten Jahrzehnts haben überzeugend nachgewiesen, daß das Krankenhaus seinen Aufgaben nur gerecht werden kann, wenn bei der Gestaltung der Grundrisse und Aufrisse die Gesichtspunkte der Normung berücksichtigt werden. Durch den Einbau einer Wunschübermittlungsanlage ist mit einer Verminderung der Verkehrsgänge um zwei Drittel zu rechnen. Das bedeutet eine wesentliche Erleichterung des Dienstes am Kranken und eine Einsparung an Pflegepersonal und für den Kranken eine erhöhte Bequemlichkeit und weit schnellere Bedienung.   *G. Flatau* (Dresden).

2. Wundbehandlung.

Eberhard Grau, Praktikum der ersten Hilfe bei Verletzungen. (Chir. Abt., Lazarus-Krankenh., Berlin.) Dtsch. zahnärztl. Wschr. **1940**, 201—204, 252—256 u. 309—313.

Grundregeln der Asepsis, der örtlichen und allgemeinen Betäubung, der Vorbereitung und Ausführung von Operationen, Blutstillung und Unterbindungen, Luftröhrenschnitte, Katheterismus und Blasenstich, Einspritzungen.   *Pillet.*

Gellhaus, Die Behandlung frischer Wunden. Z. ärztl. Fortbildg **37**, 203—204 (1940).

Infrarotbestrahlung verbessert die Heilungstendenz von frischen Wunden, insbesondere von entzündeten Nahtwunden.   *Tyrell* (Hamburg).

Philip Weatherbe, A simple treatment of wounds. (Eine einfache Behandlung von Wunden.) Lancet **1939 II**, 1317—1318.

Durch Auflegen einer gut durchgefeuchteten Menge gleicher Teile von Borsäure und Zupfleinen wird eine dauernde Drainage einer Wunde gewährleistet. Luftdichte Abschließung durch Bedecken mit geölter Seide. Bei gut angelegtem Verband muß er auch durch eine Woche feucht bleiben. Gute Erfolge auch bei schwersten Wunden.   *Schosserer* (Stolzalpe).

Jean Stevenson, and *Mont R. Reid*, The treatment of traumatic wounds. (Dep. of Surg., Coll. of Med., Univ. a. Cincinnati Gen. Hosp., Cincinnati.) Amer. J. Surg., N. s. **46**, 442—449 (1939).

Größere Wunden mit Narben-, Sehnen- und Knochenverletzungen sollen im allgemeinen in Narkose versorgt werden, kleinere in örtlicher Betäubung. Tritt durch die Wundnaht Spannung ein, sind Gegenincisionen zur Entlastung zu machen. Auf Ruhigstellung der Wunde ist großer Wert zu legen. Tetanus- und Gasbrandserum müssen gegeben werden.   *Hoffschild* (Hamburg).

Edward L. Howes, The immediate strength of the sutured wound. (Die unmittelbare Festigkeit von genähten Wunden.) (Dep. of Surg., Yale Univ., New Haven.) Surgery **7**, 24—31 (1940).

Der Unterschied zwischen trockenem und feuchtem Nahtmaterial kann bezüglich der Festigkeit bis 50% betragen. Auch das Knüpfen beeinträchtigt die Festigkeit. Die Fascie hat die größte Festigkeit, gleichgültig, mit wie starkem Material sie genäht ist, Fett die geringste. Nähte parallel zu den Fasern von Muskeln, Sehnen oder Fascien, sind weniger widerstandsfähig also solche quer. Deshalb die Schwierigkeit der Sehnennähte, die besondere Technik erfordern. Fortlaufende Nähte ergeben weniger Festigkeit als unterbrochene Nähte, wobei die Zahl der gesetzten Nähte der Festigkeit nicht direkt proportional ist. Die Stärke der Naht spielt keine Rolle. Bei tiefen Nähten ist die Nekrosegefahr vergrößert.
                                        Schosserer (Stolzalpe).

Hans-Joachim Lauber, Experimentelle Untersuchungen über die Wundheilung und ihre Bedeutung für die Klinik. (Chir. Univ.-Klin., Marburg a. d. L.) Hippokrates **1940**, 461—465.

Lesenswerte Ergebnisse hinsichtlich der Bedeutung sowohl der Mittel als auch der Grundlagen.   *Metge* (Wismar).

Jaeger, Bei welchen Wunden soll man die Wundexcision vornehmen? (Chir. Univ.-Klin., München.) Z. ärztl. Fortbildg. **37**, 132—134 (1940).
Wunddesinfektion durch Waschung, Spülung oder chemische Mittel gibt es nicht! Bei kleinen übersehbaren Verletzungen Wundexcision, bei großen operative Wundversorgung. Niemals kann man Schaden anrichten, wenn man die Wunde offen der Sekundärheilung überläßt (Ausnahmen: Verletzungen in der Nähe von Gelenken und Körperhöhlen). *Gollasch* (Hamburg).

Erhard Rathsmann, Verfahren zur Annäherung von oberflächlich liegenden Wundrändern. Zbl. Chir. **1940**, 1920—1921.
Will die Fäden nicht durch die Haut legen, sondern mit Pflasterstreifen fixieren. *Metge* (Wismar).

Walther Kanert, Verletzungen durch Metallsplitter. (Chir. Abt., Krankenh. „Bergmannsheil", Bochum.) Ther. Gegenw. **80**, 408—413 (1939).
Entfernung nur bei leicht erreichbarem Sitz und in gefährlicher Nähe von Gefäßen, Nerven, Sehnen, Sehnenscheiden und Gelenken. Kein Wundverschluß. Ruhigstellung. *Gollasch* (Hamburg).

Sterling V. Mead, Metal in bone and soft tissue. (Metallsplitter in Knochen und Weichteilen.) Amer. J. Orthodont. a. or. Surg. **25**, 377—379 (1939).
In 1—3 % der Klientel verschiedener Ärzte wurden Metallsplitter im Knochen oder in den Weichteilen festgestellt. Eine ärztliche Behandlung war in keinem Falle notwendig. Aus frischen oder offenen Wunden sollen Metallsplitter entfernt werden, ferner in allen Fällen, wo eine Eiterung, eine Reizung oder ein Druck auf Nerven oder Veränderungen am Knochen vorliegen. *Graßmück* (Prag).

Ramstedt, Beitrag zur Auffindung von nichtmetallenen Fremdkörpern in Schußwunden. (95. Tag. d. Vereinig. Niederrhein.-Westfäl. Chir., Münster i. W., Sitzg. v. 15.—16. VII. 1939.) Zbl. Chir. **1940**, 353—354.
Sorgfältige Prüfung der Kleidungsstücke vermag das Auffinden von Bekleidungsfetzen in der Wunde zu erleichtern. *Metge* (Wismar).

Karel Přerovský, Über Behandlung der Wunden mit Kohlengasbädern. Čas. lék. česk. **1940**, 749—755 [Tschechisch].
Technik: Aus einer Bombe wird das gasförmige CO in einen Sack geleitet, der an der erkrankten Extremität befestigt ist und möglichst dicht sein soll. Die Befestigung des Sackes kann mit Leukoplast oder einem Verbande vorgenommen werden. Bei Geschwüren und endarteriitischen Veränderungen empfiehlt es sich nicht, das kalte CO heranzubringen. Es wird deshalb durch eine elektrisch geheizte Trommel oder durch einen Heizluftkasten geleitet, so daß sich noch die gefäßerweiternde Wirkung der Wärme mit der chemischen des CO kombiniert. Die Dauer der Anwendung beträgt 1—4 Stunden. Der Kranke soll bei Füllung des Sackes nicht das Gefühl der Kälte haben. — Klinik: Die beste Wirkung zeitigt die Anwendung bei Decubitus, offenen Frakturen, Ulcera cruris, seniler Gangrän. Bei der Endarteriitis obliterans führt diese Behandlung rasch zur Abgrenzung und Abstoßung der Nekrosen, die Schmerzen lassen in kürzester Zeit nach. Geeignet sind die CO-Bäder auch beim intermittierenden Hinken. Die diabetische Gangrän reagiert nicht so gut. Bei spezifischen Fisteln ist kein Erfolg zu erzielen. *Gollasch*.

Ambrose L. Lockwood, Gunshot wounds of the abdomen. (Schußwunden des Bauches.) Brit. med. J. Nr **4131**, 401—403 (1940).
Bei allen Bauchverletzungen ist frühzeitige Operation innerhalb der ersten 12 Stunden notwendig. Die Naht der Darmwand und Übernähung mit Netz ist der Resektion vorzuziehen. Ist eine Resektion notwendig, so ist die End-zu-Endanastomose durchzuführen. Die Drainage soll möglichst eingeschränkt werden.

Leber-, Milz- und Nierenverletzungen sollen möglichst konservativ behandelt werden. Zur Ruhigstellung ist allfällig die Phrenicusexairese oder die Alkoholblockierung durchzuführen. Bei Bauchfellentzündung kann die Operation eine lokalisierte Entzündung in eine allgemeine verwandeln. Das Abdomen ist vollkommen durch Vermeidung jeder Nahrungsaufnahme ruhigzustellen (Infusionen, Transfusionen, Nährklysmen, Hitzeanwendung, Mittel zur Bekämpfung jeder Blähung, Morphium). Die Behandlung ist durch einige Tage fortzusetzen.   *Schosserer.*

Max Hartmann, Ciba 3714. Ein Beitrag zur Chemotherapie der Kokken-
    infektionen. (Wiss. Laborat. d. Ciba, Berlin-Wilmersdorf.) Schweiz.
    med. Wschr. **1940 I,** 337—338.

Das Sulfanilamid und seine Abkömmlinge sind wirksam in der Bekämpfung von Kokkeninfektionen. Ihre toxische Wirkung auf die Kokken ist noch nicht genügend geklärt. Das Pyridinderivat I hat sich unter verschiedenen Bezeichnungen (z. B. Sulfapyridin, Eubasin) schon namhaft bewährt. Das neue Sulfanilamidothiazol wird als bakterienabtötend oder im Wachstum hemmend empfohlen.
                                            Pillet (Hamburg).

Karl Doppler, Die Wundbehandlung mit überkonzentrierter Kalium-
    permanganatlösung im Krankenhaus und im Feld. Med. Klin.
    1940 I, 399—401.

Die Eigenschaft des Kaliumpermanganat, nascierenden Sauerstoff abzuspalten, macht es zu einem vorzüglichen Wundmittel. Die überkonzentrierte Lösung von $KMnO_4$ ist billig und überall leicht zu beschaffen. — Bei schweren Eiterungen hat sich die Kombination von Wasserstoffsuperoxyd und Kaliumpermanganat gut bewährt.   *Tyrell* (Hamburg).

Heinz Jung, Harnstoff und Rhodan in der Wundbehandlung. (Reoxyl-
    Tosse.) (Chir. Abt., Staatskrankenh. d. Polizei, Berlin.) Münch. med.
    Wschr. **1940 I,** 623—624.

Erst den Abfluß sicherstellen, dann wirkt „Reoxyl-Tosse" (Harnstoff-Rhodan-Präparat) unterstützend.   *Haase* (Berlin).

W. Jensen, Zur Frage der Epithelisierung von Granulations- und
    Frischwunden durch Blasenhäute. (Eine Entgegnung auf den
    Vorschlag *Haberlands* auf dem Internationalen Kongreß für
    Unfallmedizin und Berufskrankheiten im September 1938.)
    (Luftwaffenlaz., Rerik.) Zbl. Chir. **1940,** 1399—1401.

Verf. hat nach dem Vorschlag von *Haberland* Versuche mit der Überpflanzung von Blasenhäuten (nach Kantharidenpflaster) zur Epithelisierung von Wunden gemacht und lehnt diese Methode wegen der schlechten Ergebnisse ab.   *Pillet.*

Richard Goldhahn, Der Wundschmerz, sein Wesen und seine Behandlung.
    (Kreiskrankenh., Liegnitz.) Med. Welt **1940,** 1293—1297 u. 1326—1330.

Die Zentralstellung des Thalamus wird herausgestellt und seine von der Peripherie erfolgende Aufladung sowie die von der Hirnrinde aus mögliche Hemmung beleuchtet. Der Anteil des autonomen und cerebrospinalen Nervensystems an der Leitung des Schmerzes ist noch nicht völlig klar gestellt. Der erhöhte p_H-Ionen-Gehalt des Gewebes spielt bei der Entstehung des Schmerzes eine Rolle. K-Ionen sollen schmerzauslösend, Ca-Ionen lindernd wirken. Die Vermeidung des Wundschmerzes, der zumeist durch schlecht fixierende Verbände oder durch zu unsanfte Verbandwechsel des Arztes hervorgerufen wird, ist nach Möglichkeit zu erstreben. Verbesserung des Wissens über den Schmerz ist notwendig. Die Nervenunterbrechung durch Leitungsanästhesie ist bei zu starken und zu lange anhaltenden Schmerzen das Mittel der Wahl.   *Schulz* (Hamburg).

H. H. Westermann, Die Erkrankungen der Schleimbeutel und ihre Behandlung. (Chir. Univ -Klin., Frankfurt a. M.) Münch. med. Wschr. **1939 I**, 810—811.

Die Punktion des Schleimbeutels bei akuter, chronischer und eitriger Entzündung, anschließende Injektion von 0,5—1 ccm Clauden und Anlegen eines komprimierenden Elastoplastverbandes sind der konservativen Behandlung mit Diathermie und Heißluft, in manchen Fällen sogar der Incision, überlegen. Der verletzte und verschmutzte Schleimbeutel muß excidiert werden. *Schulz.*

C. Gontermann, Wundinfektion, ihre Verhütung und Bekämpfung. Med. Klin. **1940 I**, 508—509.

Bei geringer Temperatursteigerung, mäßiger Empfindlichkeit und Schwellung ist die infizierte Wunde konservativ zu behandeln, bei steigender Temperatur und stärkeren Schmerzen Wundrevision. Abspülen des Eiters mit abgekochtem Wasser unter Seifenzusatz. Kamillenbäder wirken stark schmerzstillend. Weitere Ausführungen über Wundstarrkrampf und Gasbrand und ihre Behandlung. *Pillet* (Hamburg).

F. Jaeger, Wundinfektion und ihre Behandlung. (Chir. Univ.-Klin., München.) Med. Welt **1940**, 159—161.

Darstellung der Behandlungsverfahren, die an der Münchener Universitätsklinik zur Anwendung kommen. *Gollasch* (Hamburg).

Gerh. Liebold, Zur Behandlung stark eiternder Wunden. Münch. med. Wschr. **1941 I**, 164—165.

Das Harnstoff und Thioharnstoff enthaltende Cutren (Promonta) bewirkt bei sekundärheilenden Wunden schnelleres Abstoßen der Nekrosen. In mehreren 100 Fällen von sekundärheilenden Wunden hat sich Cutren bewährt. *Tyrell* (Hamburg).

O. Nordmann, Die Behandlung der wichtigsten in der Wundheilung auftretenden Störungen. Med. Klin. **1939 II**, 1652—1654.

Bei starker Nachblutung das blutende Gefäß innerhalb der Wunde mit Catgutnähten umstechen. Bei Blutungen aus Granulationen feste Tamponade der ganzen Wunde und Kompressionsverband. Wenn hiermit kein Erfolg, so muß die Arterie höher oben unterbunden werden. Bei Fisteln muß stets nach der Ursache derselben gefahndet werden. Fremdkörper und Knochensplitter müssen entfernt werden. *Hoffschild* (Hamburg).

3. Unfallentstehung.

H. Hoffschild, Sportbehandlung und Sportverletzungen Schwerverletzter. (Unfallabt. „Alten Eichen", Hamburg-Stellingen.) Zbl. Chir. **1939**, 1628—1631.

Unter den Behandlungsverfahren der Unfallabteilung „Alten-Eichen", Hamburg, nimmt der Sport die erste Stellung. ein. Einteilung nach der Schwere der Behinderung. Die erste Gruppe setzt sich zusammen aus Armverletzten, gebesserten Beinverletzten, gut geförderten Beinamputierten und weniger behinderten Wirbelverletzten. In der zweiten Gruppe sind alle stärker Behinderten untergebracht. In $2^1/_2$ Jahren haben über 400 Verletzte am Sport teilgenommen. Neben unbedeutenden Zwischenfällen kam es zu 4 ernsteren Verletzungen, die jedoch auch ohne weitere Folgen ausheilten. Die Erfolge der Sportbehandlung sind so günstig, daß trotz der damit verbundenen Gefahren nicht darauf verzichtet werden sollte. *Graßmück* (Prag).

Karl Heinz Voss, Über typische und seltene Sportverletzungen. (Chir.
   Klin., Staatl. Akad. f. Prakt. Med., Danzig.) Münster i. W.: Diss. 1939.
   55 S.

Voss legt seine außerordentlich große Sporterfahrung sowie die große Zahl
der Sportverletzungen der Chir. Klinik Danzig zugrunde. *zur Verth†* (Hamburg).

H. Schupisser, Demonstration von Skisport-Verletzungen. (Krankenh.,
   Davos.) (26. Jahresvers. d. Schweiz. Ges. f. Chir., Lausanne, Sitzg. v.
   13.—14. V. 1939.) Helvet. med. Acta **6**, 977—989 (1940).

Seltene Verrenkung im oberen Sprunggelenk. Drehbruch am Unter- und
Oberschenkel mit Aufsplitterung. Impressionsfraktur des Beckens.   *Gollasch.*

Helmut Klett, Die Beeinflussung der Skilaufverletzungen durch den
   Wandel der Skilauftechnik. (Chir. Univ.-Klin., Freiburg i. Br.) Freiburg i. Br.: Diss. 1939. 35 S.

Es sind unter dem heutigen Laufsystem gegenüber der Arlbergtechnik folgende Veränderungen festzustellen: 1. Einwandfreie Zunahme schwerer Verletzungen, wie sie die Unterschenkelschaftbrüche darstellen. 2. Abnahme der
Knieschädigungen insgesamt, jedoch innerhalb derselben eine Verschiebung in
dem Verhältnis zwischen leichten und schweren Knieschädigungen unter Zunahme
der schweren Verletzungen. 3. Geringe Abnahme der Knöchelbrüche, dagegen
innerhalb der Knöchelschädigungen insgesamt eine Verschiebung im Sinne der
Zunahme leichter Verletzungen, also der einfachen Distorsio pedis. 4. Zunahme
der Oberschenkelschaftfrakturen.   *zur Verth†* (Hamburg).

Philip D. Woodbridge, Incidence of anesthetic explosions. (Auftreten von
   Explosionen von Betäubungsmitteln.) (Dep. of Anesthesia, Lahey Clin.,
   Boston.) J. amer. med. Assoc. **113**, 2308—2310 (1939).

Auf Grund einer Umfrage konnte festgestellt werden, daß Äthylen, Cyclopropan, Äther mit Sauerstoff und Stickoxydul bezüglich Explosivität dieselbe
Gefahrenquote besitzen. Äther in offener Form ist sicherer. Im Vergleich mit
anderen Betäubungsmitteln hat Cyclopropan große Vorteile. Unter $2^1/_3$ Mill.
Narkosen ereigneten sich Explosionen selten (2—4 unter 100000 mit 2 Todesfällen
unter dem Gesamtmaterial).   *Schosserer* (Stolzalpe).

W. Becker, Verkehrsunfälle und Alkohol. Med. Welt **1940**, 300—302.

Für die strafrechtliche Beurteilung der Verkehrsunfälle wird man einen bestimmten Promillesatz des Alkoholgehaltes im Blut nicht allein für strafbegründend
erklären können. Maßgeblich wird immer das gesamte Verhalten des Fahrers und
eine eingehende Nachprüfung der Besonderheiten des Falles sein. Einzig und allein
eine sorgsame Aufklärung des Unfallherganges mit allen Einzelheiten kann zu ge-
rechten Ergebnissen führen.   *G. Flatau* (Dresden).

Arnold Habernoll, Die Rolle der Tiere im Unfallgeschehen im Deutschen
   Reich während der letzten Jahre. Öff. Gesdh.dienst **6**, A 168—A 176
   (1940).

Raubtiere und sonstige große Wildsauger kommen heute als Ursache für Unfälle praktisch so gut wie überhaupt nicht mehr in Frage. Die Kreuzotter verursachte in den letzten Jahren durchschnittlich nicht mehr als einen Todesfall
jährlich. Bedeutend als Auslöser von Todes- und sonstigen Unfällen in Deutschland sind Insekten, vor allem Wespen und Bienen. Weitaus die Hauptmasse von
schweren Unfällen entfällt heute auf den Umgang mit den Haustieren. Der Er-
ziehung zur Vorsicht im Umgang mit den großen Haustierarten Pferd und Rind
kommt infolgedessen in der Gegenwart die Hauptbedeutung für die Einschränkung
der tierbedingten Unfälle bei uns zu.   *H. E. Kersten* (Gelnhausen).

Paul E. McMaster, Human bite infections. (Menschliche Bißinfektionen.) (Dep. of Orthop. Surg., Los Angelos County Hosp. a. Univ. of Southern California School of Med., Los Angeles.) Amer. J. Surg., N. s. **45**, 60—65 (1939).

Bericht über 68 Fälle durch menschliche Zähne. 38 Verletzungen betrafen ausschließlich Männer und ereigneten sich beim Faustkampf. 30 Fälle waren Bißverletzungen (17 Männer und 13 Frauen im Alter von wenigen Monaten bis 72 Jahren). Oberflächliche Abschürfungen und Bisse bedingen keine schweren Infektionen. Tiefe Wunden oder Verletzung der Fingerknöchel mit allfälliger Eröffnung des Fingergelenkes führten zu schweren Erscheinungen, die 9mal Fingeramputationen, in 2 Fällen nachträgliche Unterarmamputation erforderten. Die Abstriche ergaben in 41 Fällen Bac. fusiformis und Spirillen, in 11 Fällen nur fusiforme Bacillen, in den übrigen Fällen Staphylococcus aureus, Streptococcus viridans und haemolyticus. Die Behandlung bestand bei den schweren Infektionen in breiter Spaltung mit Entfernung allen nekrotischen Gewebes (am besten mit elektrischem Messer) und Offenlassen der Wunde. Bei oberflächlichen Wunden genügten Umschläge mit oxydierenden Substanzen. Bei den Spirilleninfektionen hatte Neosalvarsan keine merkliche Wirkung. *Schosserer* (Stolzalpe).

H. Köstlin, Spritzenschäden. (13. Tag. d. Dtsch. Ges. f. Unfallheilk., Versicherungs- u. Versorgungsmed., Kiel, Sitzg. v. 7.—8. VII. 1939). Arch. orthop. Chir. **40**, 226—249 (1939).

In einem breit angelegten Referat berichtet der Vortr. über 413 Injektionsschäden, die er selbst in den letzten 10 Jahren zu bearbeiten hatte. Aus der Fülle aller praktisch wichtigen Fragen, die dabei angeschnitten werden, seien hier nur einige erwähnt: Die Asepsis bei der Injektion, die sich nach allen Regeln der chirurgischen Asepsis zu richten habe, die gute Beschaffenheit der Injektionsnadel und vor allem die richtige Wahl der Injektionsstelle. Unter den Präparaten, die als solche am häufigsten zu Injektionsschäden führen, steht das Chinin an erster Stelle. Es ist daher bei der Injektion von chininhaltigen Mitteln besondere Vorsicht geboten. Die tatsächliche Zahl von Injektionsschäden dürfte viel größer sein als die Zahl derer, bei denen Schadenersatzansprüche gestellt werden. — In der Aussprache zu dem Vortrag weist *Ostermann* auf die nichtrostenden Nadeln aus Kruppschen V 2 A-Stahl hin, die nicht brechen können. *Fischer* und *Anschütz* vertreten die Ansicht, daß die Verhältnisse einer Klinik es vielfach mit sich bringen, daß nicht nur Ärzte, sondern auch geschultes Pflegepersonal intramuskuläre und intravenöse Injektionen verabfolgen muß. *Müller-Hess* betont demgegenüber, daß nach dem Krankenpflegebuch diese Injektionen nur dem Arzt vorbehalten bleiben, und daß der auftraggebende Arzt für evtl. sich ergebende rechtliche Folgen zu haften habe. *Demme* (Hamburg-Barmbeck).

Ennio Pontrelli, Rottura intestinale traumatica per violenza indiretta. Contributo casistico. (Traumatisches Zerreißen der Unterleibsorgane infolge indirekter Gewalt. Kasuistischer Beitrag.) (Istit. di Med. Leg. d. Assicuraz. Soc., Univ., Torino.) Infortun. e Traumat. Lav. **6**, 12—21 (1940).

Sprung von einer Höhe von wenig mehr als 60 cm; sofort Schmerzen im Unterleib; nach 4 Stunden Symptome von Bauchfellreaktion. Erst 2 Tage später in sterbendem Zustand mit Bauchfellentzündung ins Spital gebracht. Tod 1 Stunde später. Autopsie: Perforation einer Dünndarmschlinge auf der der Ansatzstelle des Mesenteriums entgegengesetzten Seite; in der Flüssigkeit der Bauchfellhöhle 4 tote Ascariden. Der Autor ist der Ansicht, daß es sich um eine Darmperforation

infolge kombinierten mechanischen Einflusses, Gegenstoß und Bersten, gehandelt
habe, wobei auch eine präexistierende Nebenursache, das Vorhandensein der
Ascariden, mitgewirkt haben soll. *Galletto* (Florenz).

G. Forni, Osservazioni di contusioni addominali. (Beobachtungen von
   Unterleibskontusionen.) (46. congr., Napoli, 6.—9. XI. 1939.) Arch. Soc.
   ital. Chir. Pt. **2**, 985—989 (1940).

Forni gründet seine Erfahrung auf 19 Fälle von verschiedenartigsten Traumen
des Unterleibs, bei denen der Mechanismus, die Flächenausdehnung, das Volumen,
die Wirkungsrichtung studiert wurden, und zwar folgendermaßen eingeteilt nach
Vorherrschen einzelner Symptome oder Gruppen von solchen: a) mit leicht zu
behebenden Symptomen von Unterleibserschütterung, b) mit anatomischen Veränderungen, c) mit Symptomen von akuter Anämie infolge inneren Blutergusses,
infolge Reißen von Mesenterialgefäßen, infolge Reißen der Leber und der Milz.
infolge Reißen der Milz und der Niere, d) mit Symptomen von Peritonitis infolge
von Perforation und Gangrän des Jejunum, infolge Perforation und Gangrän des
Intestinum ileum, e) mit Symptomen von Darmstenose, f) mit Hämaturie infolge
von Nierenkontusion, infolge von Kontusion der Harnblase. Unter 10 Unterleibskontusionen mit inneren Verletzungen, die operiert wurden, waren 3 Todesfälle,
und zwar zwei infolge Hämorrhagie und einer infolge Peritonitis. *F.* sagt, daß bei
den Unterleibskontusionen die Mißerfolge einen viel höheren Prozentsatz darstellen,
als auf anderen Gebieten der Pathologie des Unterleibs. Man dürfe daher in einem
zweifelhaften Falle nicht zuwarten, sondern müsse sofort den Unterleib öffnen, um
sich über den anatomischen Zustand der Eingeweide zu orientieren, solange sich die
Patienten in gutem, widerstandsfähigem Zustand befinden. *Galletto* (Florenz).

Alvaro Gori Savellini, Due casi di rottura traumatica del cuore per pre-
   cipitazione dall'alto. (2 Fälle von traumatischem Zerreißen des Herzens
   infolge Sturz aus der Höhe.) (Istit. di Med. Leg. e d. Assicuraz., Univ.,
   Perugia.) Infortun. e Traumat. Lav. **6**, 22—30 (1940).

2 Fälle von traumatischem Zerreißen des Herzens, nicht isoliert, infolge
Sturzes aus etwa 14 m Höhe in dem einen und etwa 20 m im andern, beide sofort
beim Auffallen gestorben. Im ersten Fall handelt es sich um Zerreißung der Vor-
kammerzwischenwand und des atrioventrikulären Randes, im zweiten Fall um
Kontinuitätstrennungen durch die ganze Dicke der Muskulatur der rechten Herz-
kammer. Im ersten Fall handelt es sich außer um Verletzungen infolge von Kompression auch um Bersten und im zweiten Fall ausschließlich um Verletzungen
infolge Berstens. *Galletto* (Florenz).

Paride Stefanini, Sui traumi chiusi dell'addome. (Über geschlossene Traumen
   des Unterleibs.) (Reparto Flajani, Osp. d. Littorio, Roma.) (46. congr.,
   Napoli, 6.—9. XI. 1939.) Arch. Soc. ital. Chir. Pt. **2**, 972—984 (1940).

Es handelt sich um 15 operierte Fälle in dem Zeitraum vom Jahre 1933—1940,
die sich folgendermaßen verteilen: Verletzungen der Bauchwand 2, Zerreißen der
Milz 3, der Leber und des Dünndarms 1, des Dünndarms 1, des Colon sigmoideum 1.
des Mesenteriums 1, der Harnblase 1, ein vermutlicher Riß, vielleicht eine Spaltung
des terminalen und extraperitonealen Teiles des gemeinschaftlichen Gallenganges
mit retroperitonealem Gallenerguß, der sich später in eine Cyste umwandelte;
spontane Heilung. — Im letzten Falle hatte es sich um ein schweres Trauma mit
Becken- und Rippenbruch und Hämothorax gehandelt, mit allmählicher Bildung
einer retroperitoneal sitzenden Geschwulst, die als pararenales Hämatom diagnostiziert worden war. Die Punktion der Geschwulst ergab indessen kaum getrübte
Gallenflüssigkeit. *Galletto* (Florenz).

Giovanni Villata, Rottura sottocutanea traumatica della milza. (Innere traumatische Zerreißung der Milz.) (Sez. Chir. d. Centro Tumori, Osp. Magg. di S. Giovanni Battistà e d. Citta, Torino.) (46. congr., Napoli, 6.—9. XI. 1939.) Arch. Soc. ital. Chir. Pt. **2**, 1017—1025 (1940).

Herabstürzen eines Radfahrers zu Boden auf die linke Flanke, der mit einem Auto zusammenstieß. Vorerst nichts Alarmierendes, außer Bewußtlosigkeit; 3 Stunden später Diagnose eines vermutlichen Risses der Milz, die allein auf Grund des bei der Perkussion vernommenen dumpfen Tones in den beiden Darmbeingruben, Ausdruck eines Hämoperitoneum, gestellt wurde. Das Blut, das sich in die Bauchfellhöhle ergossen hatte, wurde dort belassen. Splenektomie. Heilung. *Galletto* (Florenz).

Wilhelm Frommhold, Über ein Vorkommnis traumatischer Ulcusbildung im Magen. (Path. Inst., Univ. Göttingen.) Göttingen: Diss. 1940. IV, 28 S.

Nach stumpfem Trauma gegen den Oberbauch kann ein Ulcus ventriculi entstehen. Solcher Art zustande gekommene Magengeschwüre sind dem gewöhnlichen Bild des Ulcus pept. ventr. gleich. (25 Belegfälle aus dem Schrifttum, ein eigener Fall.) *zur Verth†* (Hamburg).

K. Ebhardt, Besonderheiten des landwirtschaftlichen Unfalls. (Chir. Univ.-Klin., Greifswald.) Med. Klin. **1939 I**, 773—775.

Die Besonderheiten des landwirtschaftlichen Unfalles und seiner Folgen liegen auf technischen, körperlichen und seelischen Gebieten. Hilfe ist bei einem Unfall aus technischen Gründen auf dem Lande später zu erreichen als in der Stadt. Andererseits ist die Reaktion auf Heilmaßnahmen verlangsamt. Gegenwirkung gegen diesen „langsamen Reaktionstyp" und beschleunigter Einsatz aller erforderlichen Heilmittel wird gefordert. Aus der Tatsache, daß in der Chirurgischen Klinik Greifswald die Zahl der landwirtschaftlichen Unfälle seit Kriegsende nur wenig gesunken sei, wird gefolgert, daß durch die Unfallverhütungsmaßnahmen kein entscheidender Erfolg erzielt worden sei. Männer waren im einschlägigen Krankenbestand der Kreiswalder Klinik mit 80% beteiligt, nur 10% betraf die über 60 jähr. (das tatsächliche, aus der Statistik der landwirtschaftlichen Berufsgenossenschaften zu entnehmende Verhältnis der Altersklasse ist leider um ein Vielfaches ungünstiger. Der Ref.). Zahlreiche Unfälle betrafen Kinder. Maschinenverletzungen waren relativ häufig. Chirurgische Wundversorgung wird gefordert und vor der beim Landarzt häufig üblichen Naht oder Klammerung der Wunde ohne vorherige Wundausschneidung gewarnt. Positive Einstellung zur Serumprophylaxe. Beim Wirbelbruch wird die funktionelle Behandlung nach *Magnus* bevorzugt. Die nicht erkannten Wirbelbrüche heilen ebenfalls günstig aus, jedenfalls günstiger als einfache Wirbelkontusionen, die mit langdauernder Bettruhe behandelt werden. Die Diagnose wird oft mangels schulgerechter Röntgenuntersuchung nicht gestellt. Beim Panaritium hat ungenügende Incision meist schwere Verschlimmerungen zur Folge. *Wette* (Kassel).

George H. Ewell, Traumatic epididymo-orchitis. (Traumatische Nebenhoden-Hodenentzündung.) (Jackson Clin., Madison.) J. amer. med. Assoc. **113**, 1105—1109 (1939).

Durch direktes oder indirektes Trauma kann eine Hoden-Nebenhodenentzündung ausgelöst werden. Das direkte Trauma kann eine schlummernde Infektion zum Aufflackern bringen oder den Gewebsschutz so vermindern, daß eine Infektion von entfernten Herden aus eindringen kann. Durch indirekte Traumen (Zerrungen oder Muskelanspannungen) wird infektiöses Material (Urin, Samenblaseninhalt oder Prostatasekret) durch den Samenleiter in den Nebenhoden eingepreßt. (Dieser Angabe ist allerdings in der Aussprache widersprochen.) Nach Trauma ist Hodenatrophie nicht selten. Im allgemeinen ist aber der Hoden durch seine Lage vor direkten Traumen geschützt. *Schosserer* (Stolzalpe).

E. Fritz, Selbstmord oder Unfall? Ein ungewöhnlicher Fall von Erhängen durch den Halsausschnitt eines Anstaltskleides. (Inst. f. Gerichtl. Med., Univ. München.) Arch. Kriminol. **107**, 68—73 (1940).
Erhängungstod einer 28 jähr. Schizophrenen durch den Halsausschnitt eines am Körper getragenen festen Anstaltsschutzkleides, wobei die Einschnürung des Halses durch ein (zufälliges?) Verhängen des breiten und etwas vorstehenden Verschlußknopfes am Rücken des Anstaltskleides in den Maschen des Gitterbettes begünstigt bzw. herbeigeführt wurde. Auf Grund der Eigenheit der Strangmarke hat die Annahme eines Unfalls mehr Wahrscheinlichkeit für sich als die eines Selbstmordes. *G. Flatau* (Dresden).

E. L. Miloslavich, Tödliche Körperverletzungen eines Betrunkenen durch Schweine. (Inst. f. Gerichtl. Med., Univ. Zagreb.) Beitr. gerichtl. Med. **15**, 55—62 (1939).
Ein etwa 55 jähr. Mann, der sich in volltrunkenem Zustande im Stalle ins Heu zum Schlafen hinlegte, wurde von im Nebenraum untergebrachten, aber freigewordenen Schischka-Schweinen, die erfahrungsgemäß bösartig sind und gern den Menschen angreifen, überfallen und durch Bisse im Gesicht und an der linken Hand so schwer verletzt, daß er an Verblutung starb. *G. Flatau* (Dresden).

Ernstgünther Gunzelmann, Über Todesfälle beim Baden mit besonderer Berücksichtigung plötzlicher Todesfälle im geschlossenen Baderaum. (Gerichtl.-Med. Inst., Univ. München.) München: Diss. 1941. 28 S.
Die Arbeit bringt zunächst allgemeine Ausführungen über Physiologie und Pathologie des Ertrinkungstodes, wobei plötzlicher Herztod im Wasser, Magentod, Kälteallergie und Shocktod Erwähnung finden. Es wird dann über 7 Fälle von Tod im geschlossenen Baderaum berichtet. Der 1. Fall beschreibt einen Abtreibungsversuch (am untauglichen Objekt) in der Badewanne, wobei es zu einem Shocktod bei lymphatischer Konstitution und Herzhypertrophie kam. Fall 2 behandelt den Ertrinkungstod einer Epileptikerin in der Badewanne. Fall 3—5: Todesfälle in der Badewanne durch Leuchtgasvergiftung. Im Fall 6 war ein 38 jähriger Mann in der Badewanne durch Kohlenoxydeinatmung bewußtlos geworden und ertrunken. Der Abzug des Rohres war fast vollkommen durch ein Schwalbennest verstopft. Der für die Badeeinrichtung verantwortliche Geschäftsmann wurde wegen fahrlässiger Tötung verurteilt. Fall 7 behandelt die absichtliche Ertränkung eines Säuglings (eheliches Kind!) durch die eigene Mutter.
Manz (Göttingen).°°

4. Gutachtertätigkeit.

G. Scholtze, Individualität und Begutachtung. Veröff. Berlin. Akad. ärztl. Fortbild. Nr 5, 153—160 (1939).
Gegenüber der „Bescheinigung", die nur einen Tatbestand festlegt, bedeutet das Gutachten ein Werturteil. Es darf als solches nicht schematisch gebunden sein, sondern muß dem Einzelfall gerecht werden. Sowohl in der Ursachen- wie in der Gradfrage muß der Individualität des zu Begutachtenden Rechnung getragen werden. Dieses wird an verschiedenen Beispielen erläutert. Der Vortrag bringt

eine Fülle interessanter Gesichtspunkte, die zwar dem erfahrenen Gutachter vielfach unbewußt geläufig sind, hier aber in klarer Zielsetzung bewußt herausgearbeitet werden. *Demme* (Hamburg-Barmbeck).

von Lehsten, Das ärztliche Gutachten im Spruchverfahren vor dem Oberversicherungsamt. Vertrauensarzt u. Krk.kasse **7**, 145—149 (1939).

§ 1686 RVA. bestimmt, daß das OVA. für je 4 Jahre aus seinem Bezirk die Ärzte auswählt, die als Sachverständige nach Bedarf zuzuziehen sind. Ärzte, die in einem Vertragsverhältnis zum Versicherungsträger stehen oder regelmäßig von ihm als Gutachter in Anspruch genommen werden, dürfen vom OVA. nicht als Sachverständige zugezogen werden. Jedoch kann das OVA. über den Kreis der ausgewählten Ärzte hinaus in besonderen Fällen auch andere Sachverständige zuziehen, die über besondere Spezialkenntnisse verfügen. In diesem Sinne kann unter Umständen auch im einzelnen Fall die Anhörung des betreffenden Vertrauensarztes des Versicherungsträgers empfehlenswert sein. Das Gutachten des ärztlichen Sachverständigen hat für das OVA nur beratende Wirkung. In ihrer Entscheidung ist die Spruchkammer daran nicht gebunden. Sie kann selbständig entscheiden oder auch noch andere Sachverständige hören. Dem ärztlichen Sachverständigen müssen die grundlegenden Begriffe aus den einzelnen Versicherungszweigen bekannt sein, insbesondere der Begriff der Arbeitsunfähigkeit, der Invalidität, der Berufsunfähigkeit und der Erwerbsunfähigkeit bzw. der Erwerbsverminderung. Das Gutachten muß klar aufgebaut sein und die subjektiven Beschwerden des Versicherten, den objektiven Befund, die Diagnose und eine ausführlich begründete ärztliche Stellungnahme enthalten. *Wette* (Kassel).

Ulrich Hallbauer, Dringendst-Probleme aus der Praxis psychologischer Begutachtung. V. Grenzfälle der Berufstauglichkeitsbegutachtung, insbesondere Grenzen der Eignungsprognose bei Entwicklungsstörungen. Z. Arbeitspsychol. **12**, 124—130 (1939).

Es kommt darauf an, aus der Gruppe der körperlich und geistig bzw. biologisch-erbmäßig nicht vollwertigen Kinder und Erwachsenen durch klare Abgrenzung der ausfallenden berufswichtigen Eigenschaften diejenigen herauszustellen, die noch für eine einfache wirtschaftswertige Arbeit angelernt werden können, und von dieser Gruppe alle an sich völlig erbgesunden zu untersuchenden Personen abzutrennen, bei denen in Erscheinung tretende Leistungsmängel auf Entwicklungshemmungen zurückzuführen sind. Bei diesen ist es besonders wichtig, festzustellen, ob die Frage der Lehrfähigkeit klar entschieden werden kann oder ob die Entscheidung auf einige Zeit zurückgestellt werden muß. *G. Flatau* (Dresden).

Arrigo Poppi, Il trauma nella patogenesi di aneurismi a sede addominale. Sua importanza medico-legale e infortunistica. (Das Trauma in der Pathogenese von Aneurysmen mit abdominalem Sitz. Seine gerichtsmedizinische und unfallmedizinische Bedeutung.) (Istit. di Pat. Spez. Med. e Metodol. Clin., Univ., Bologna.) Infortun. e Traumat. Lav. **4**, 97—113 (1938).

Der Autor bezieht sich auf einen Fall von Aneurysma dissecans der Bauchaorta mit tödlichem Ausgang, der an anderer Stelle klinisch und anatomisch-pathologisch behandelt wurde [Arch. Pat. e Clin. med. **18**, 459 (1938)], um die Wichtigkeit der Pathogenese von gerichtsmedizinischem und unfallmedizinischem Standpunkt besser zu beleuchten. Ätiopathologisch gesehen, stehen die Ursachen in Zusammenhang mit parietalen Veränderungen oder mit Traumen. Unter den ersteren figurieren Arteriosklerose, Verletzungen durch entzündlichen Typhus, tuberkulöse Arteriitis, embolische infektiöse Endoarteriiten, intraparietale Hämatome infolge Hämorrhagie aus dem Vas vasorum, Ektasien. Die Traumen werden unterschieden in innere und äußere, und unter den äußeren erscheinen die Parietalverletzungen durch einen Außenkörper, der erhöhte arterielle Druck, unter den inneren diejenigen vom Kontusionstypus, die durch Zusammenquetschen, durch Erschütterung wirken, und manchmal jene mit heftigem Torsionsmechanismus zugleich mit starkem Muskelzug und die wiederholten, wenn auch schwachen Traumen. Im Fall des Autors hätte es sich um eine traumatische Ätiologie gehandelt, während die Arteriosklerose die Bedeutung einer prädisponierenden Ursache angenommen hätte und die Hypertension infolge Nephrite die Bedeutung einer erschwerenden oder bestimmenden Ursache. Die beiden aus der Anamnese resultierenden Traumen erhalten indessen die spezifische Qualifizierung eines Arbeitsunfalls, und von diesen hatte das erste (ein Stoß mit dem Horn) den Patienten getroffen, als er die Ochsen zur Tränke führte, das zweite (Fall aus geringer Höhe), während er Erdarbeiten zur Vorbereitung der Rebenpflanzung oblag. Der Sitz beider Traumen entsprach der Stelle, wo sich später das Aneurysma bildete. Bezüglich der Darstellung der zeitlichen Beziehungen zwischen dem Trauma und dem Auftreten des Aneurysma hält der Autor mit guter Begründung für ausgeschlossen, daß das Aneurysma vor dem Trauma bestanden habe, und nahm an, daß der zwischen diesem und der klinischen Manifestation des Aneurysmas verflossene Zeitraum (etwa 3 Jahre) mit der Beziehung zwischen Ursache und Wirkung vereinbar sei. Daher wurde die Berechtigung auf Schadenersatz für bestehend erklärt. *Galletto* (Florenz).

Wilhelm Schmitz, Die gerichtliche Gutachtertätigkeit, in prozessualen Schlaglichtern dargestellt aus Zivilprozeß und Strafprozeß. Ärztl. Sachverst.ztg. **66**, 65—67 (1940).

Pflichten und Stellung des Zeugen und des Sachverständigen, Wesen des sachverständigen Zeugen werden dargetan. *Metge* (Wismar).

Wilhelm Kapust, Ein Beitrag zur Frage: Landwirtschaftlicher Betriebsunfall oder Tötung durch dritte Hand? (Gerichtl.-Med. Inst., Univ. München.) München: Diss. 1940. 23 S.

Verf. beschreibt einen interessanten Fall, bei dem die Frage zu klären war, ob es sich bei dem Todesfall eines 42 Jahre alten Erbhofbauern um einen landwirtschaftlichen Betriebsunfall (Schädelbruch und Hirndruck durch einen infolge schwerer Schneelast abgebrochenen Baumwipfel) oder um eine Tötung durch dritte Hand gehandelt hat. Das Für und Wider wird erwogen und darauf hingewiesen, daß der Fall nur unter Heranziehung des ganzen Tatsachenkomplexes nach gerichtsmedizinischen Gesichtspunkten versicherungsrechtlich zu klären war. Literatur.

R. Koch (Münster i. W.).°°

Br. Steinwallner, Der Psychiater als Zeuge und Sachverständiger. Psychiatr.-neur. Wschr. **1940**, 283—284.

Der Arzt ist verpflichtet, einer gerichtlichen Ladung als Zeuge Folge zu leisten. Hinsichtlich der Bestellung als Sachverständiger fällt der Arzt unter die Personen, die die Wissenschaft, die Kunst und das Gewerbe, deren Kenntnis Voraussetzung der Begutachtung ist, öffentlich zum Erwerb ausüben oder die zur Ausübung öffentlich bestellt und ermächtigt sind. Als sachverständiger Zeuge kann er vernommen werden, wenn er einen bestimmten Sachverhalt beobachtet hat und im Gefolge dieser Beobachtungen dann seine Spezialkenntnisse dem Gericht entwickeln muß. Für Zeugen und Sachverständige gilt die Deutsche Gebührenordnung für Zeugen und Sachverständige vom 1. X. 1879. Auf die Gebührenordnung kann ein Vorschuß verlangt werden. Die Gebühren unterliegen einer besonders kurzen Verjährung von 3 Monaten. *H. E. Kersten* (Gelnhausen).

Engelhardt, Die Bedeutung des Traumas für Entstehung und Verlauf von Haut- und Geschlechtskrankheiten und dessen gutachtliche Beurteilung. (19. Tag. [1. Großdtsch. Tag.] d. Dtsch. Dermatol. Ges., Breslau, Sitzg. v. 18.—21. VIII. 1939.) Arch. f. Dermat. **180,** 14—43 (1940).

Verf. bespricht das einmalig oder mehrmalig einwirkende mechanische Trauma in seiner ursächlichen Beziehung zu den einzelnen Hautkrankheiten, den Geschlechtskrankheiten und den Tumoren. *L. Peters* (Köln).

A. Troell, Trauma und Diabetes. (Chir. Abt., Krankenh. St. Göran, Stockholm.) Chirurg **12,** 113—119 (1940).

Abraham Troell, Trauma und Diabetes. Nord. Med. (Stockh.) **1939,** 2887—2891 u. dtsch. Zusammenfassung 2891 [Schwedisch].

Jedem Trauma an einem beliebigen peripheren Körperteil kann eine bedeutungslose rasch vorübergehende Glykosurie folgen. — Nicht nur infolge eines direkten Pankreastraumas, sondern auch infolge eines starken peripheren Traumas gegen einen anderen Körperteil kann ein echter Diabetes auftreten. (Die Mehrzahl der Autoren anerkennt traumatischen Diabetes nur nach Pankreastrauma! Ref.) *Jacobi* (Hamburg).

F. Lommel, Über die durch Trauma hervorgerufene Zuckerkrankheit. (Med. Univ.-Poliklin., Jena.) Med. Welt **1939,** 836—838.

Gutachtlich wird ein Diabetes nach Autounfall bei einer 51jährigen Frau mit Kopfwunde, Gehirnerschütterung und Fraktur des 1. Lendenwirbels als posttraumatisch anerkannt. Im Hinblick auf die Fraktur des 1. Lendenwirbels werden dem Verf. die allermeisten Autoren folgen, nicht jedoch hinsichtlich der weiteren Ausführungen, aus denen die Anerkennung eines traumatischen Diabetes nach Schädeltrauma und psychischem Trauma hervorgeht. *Jacobi* (Hamburg).

A. Slauck, Der Rheumatismus vom Standpunkt des Gutachters. (Landesbad, Aachen.) Münch. med. Wschr. **1939 II,** 1700—1703.

Das rheumatische Krankheitsgeschehen ist ein recht kompliziert zusammengesetzter Krankheitsablauf, der nicht nach Schema zergliedert werden kann. In ihm herrschen fokalinfektiöse und fokaltoxische Einflüsse vor. Einen chronisch schleichenden Gelenk- oder Wirbelsäulenrheumatismus (primär bzw. sekundär chronischen Gelenkrheumatismus und *Bechterew*sche Krankheit) ohne nachweisbare Krankheitsherde an Zähnen, Gaumenmandeln, Nasennebenhöhlen oder Mittelohr gibt es nicht. Das gleiche gilt auch für nichtsymptomatische Myalgien und Neuralgien-Neuritiden. Nur wo wirklich eindrucksvolle Schäden nach bestimmter Schädlichkeitseinwirkung unmittelbar anschließend in Gang kommen, kann Anerkennung von Ansprüchen erfolgen. Die Träger von Fokalherden sind so zahlreich, die Beeinflussungen des täglichen Lebens nicht weniger (Abkühlung und Durchnässung, innersekretorische Einflüsse, mangelnde Vitaminzufuhr und klimatisch-meteorologische Einflüsse), daß es wichtig ist, bei Prüfung ursächlicher Zusammenhänge zunächst einmal zu fordern, daß genügende Beweise vorliegen, etwas anderes als schicksalsmäßige Entwicklungen anzunehmen. *Schuntermann.*

Chr. Vogels, Die Bedeutung rheumatischer Krankheiten und ihre Abgrenzung von Unfallverletzungen im Durchgangsarztverfahren. (Chir. Abt., Dreikönigen-Hosp., Köln-Mülheim.) Münch. med. Wschr. **1939 I,** 955—957.

Falsche Beurteilung des Unfallzusammenhanges mit Krankheitserscheinungen rheumatischer Leiden kann leicht eine ungerechte Belastung der Unfallversicherung zur Folge haben. *Gollasch* (Hamburg).

M. Kirschner und *Erhard Müller*, Über den ursächlichen Zusammenhang
zwischen Unfall und Bauchbruch unter besonderer Berücksichtigung der Rechtslage des Unfallversicherungsgesetzes.
Chir. Univ-Klin., Heidelberg.) Chirurg 11, 465—480 (1939).

Ausführliche Kritik des neuen Schrifttums über den Unfallbruch. Die Verff.
treten für eine erhebliche Milderung der bisher an die unfallsweise Entstehung eines
Eingeweidebruches gestellten Anforderungen ein. Eine bei der Arbeit entstandene
Brucheinklemmung ist nach Ansicht der Verf. unter Zugrundelegung der Rechtsprechung des RVA. stets und ohne Rücksicht auf die Schwere der geleisteten Arbeit
als Unfallfolge anzuerkennen (eine gegenteilige RVA.-Entscheidung wird demnächst
veröffentlicht. Der Ref.). Zur unfallbedingten Anerkennung einer freien Hernie
gehört ein schweres Unfallereignis mit entsprechenden, aber nicht „übermäßig
schweren" klinischen Erscheinungen (eindeutige Lokalerscheinungen, kleiner
Bruch).   *Wette* (Kassel).

Fritz König, Über den ursächlichen Zusammenhang zwischen Unfall
und Bauchbruch unter besonderer Berücksichtigung der
Rechtslage des Unfallversicherungsgesetzes. Bemerkungen
zu dem Aufsatz von Kirschner und Müller in ds. Ztschr. Jg.
1939, 465. Chirurg 12, 130—133 (1940).

Kirschner und *Müller* hatten die „Rechtsunsicherheit" beklagt. Diese aber
liegt in der Natur der „Zusammenhangsgutachten". Verschiedene Gutachter nehmen aber nach bestem Wissen und Gewissen verschiedene Stellungen ein. *Kirschner*
und *Müller* wollten die ohne ein Unfallereignis im engeren Sinne allmählich entstandenen Hernien in die Entschädigung einbezogen wissen, die besonders beim
Schwerarbeiter auftreten. Wie aber soll Schwerarbeit definiert werden, die zudem
individuell ganz verschieden wirkt. *Kirschner* und *Müller* hätten auch die Brüche
als unfallbedingt ansehen wollen, bei denen ein offener Processus vaginalis besteht.
Hierbei ist aber das Unfallereignis als unwesentliche Teilursache anzusehen. Auch
gegen sonstige Voraussetzungen des „Sehr wohl möglich sein" nimmt Verf. Stellung,
weil der Boden für die Entscheidung immer unsicherer wird und am Ende der Zusammenhang immer bejaht würde.   *Haase* (Berlin).

Kirschner, Erwiderung. Chirurg 12, 134—135 (1940).

Kirschner hat nicht die Tendenz gehabt, immer den Zusammenhang zwischen
Unfall und Hernienbildung zu bejahen. Aber die Thesen *Biers* von 1912 sind tat-
sächlich nicht mehr haltbar. Sichere Unfallhernien sind bekannt, ohne sofortige
Einstellung der Arbeit. Weiter ist aber doch daran zu denken, daß der durch jahre-
lange Schwerarbeit entstandene Bruch im Sinne einer Berufskrankheit anerkannt
werden könnte. Ein Mensch mit offenem Processus vaginalis darf nicht dieserhalb
sein ganzes Leben hindurch grundsätzlich des Rechts beraubt werden, einen Unfallbruch zu erleiden. Andere Möglichkeiten, die wissenschaftlich möglich sind, dürfen
nicht der „Rechtssicherheit" wegen für unmöglich erklärt werden.   *Haase.*

Francesco Maddaloni, Trauma e tumore del testicolo. (Trauma und Tumor
des Hoden.) (Istit. di Clin. Chir. e Terapia Chir. ed Istit. di Med. Leg. e
d. Assicuraz., Univ., Torino.) Infortun. e Traumat. Lav. 6, 1—11 (1940).

Heftiger Stoß des Hodensackes verursacht durch ein Bündel Weidenruten,
das sich löste und lebhafter, sofortiger, intensiver Schmerz. 4 Tage später neuer-
dings heftiger Schmerz und starke Anschwellung an diesem Körperteil. Spital-
aufnahme, Eingriff, Abtragung des linken Hodens. Anatomisch-pathologische
Untersuchung: echtes Seminom und Carcinom. Daß der Tumor in diesem Falle
durch das Trauma verursacht wurde, sei nicht zu bezweifeln, da alle zeitlichen

und örtlichen Bedingungen erfüllt waren und weil der Patient keine auffindbaren Metastasen bot, während der Typus des Tumors (Carcinom) zu jenen gehört, die sich rasch und in frühem Stadium metastatisch verbreiten. Man muß sich vor Augen halten, daß sich ein Tumor oft nach einem Trauma entwickelt, das eine intensive Hämorrhagie erzeugt hat, was im vorliegenden Fall sehr gut möglich ist.

Galletto (Florenz).

5. Versicherungswesen.

Luis Angel Ugarte, Die ärztliche Berufsethik in der Praxis der Sozialversicherung. (2. Tag., Lima, Sitzg. v. 20.—25. III. 1939.) Jornadas neuro-psiquiátr. panamer. **1**, 551—643 (1939) (Spanisch).

Verf. beschreibt das physische und soziale Milieu, die Motive des individuellen Verhaltens, wobei er sich auf Philosophen wie Schopenhauer, Lévy-Bruhl, Le Dantec und Pfaundler beruft. Nun beschreibt er den derzeitigen Stand der Medizin und deren deontologische Normen, dann die S. in Columbien, Argentinien, den USA. im Vergleich mit dem individuellen Einkommen der Versicherten und kommt endlich zur Schilderung der genannten Verhältnisse in Peru. Er bespricht erst unter allen Aspekten die Verhältnisse des Arztes zu seinen Klienten, die Verhältnisse der Ärzte zu den privaten und öffentlichen Kollektivitäten im Staate, immer im Vergleich zu anderen, auch europäischen Ländern. Ein interessantes Kapitel behandelt die Ursachen der Kommerzialisation der ärztlichen Praxis. Es folgt die medizinische Deontologie im Verlaufe des Bestehens der S., mit sämtlichen ärztlichen und juristischen Standpunkten, ein besonders fein ausgearbeiteter Teil des Werkes. Verf. spricht dann über die Ärzte in Chile, Peru, ihre Pflichten gegenüber den Patienten, den Kollegen und Behörden. In 12 längeren und deshalb im Original nachzulesenden Konklusionen faßt Verf. alles Gesagte meisterhaft zusammen und bringt in einer übersichtlichen Tabelle die geschichtliche Entwicklung der S. seit dem Jahre 1844 (in Belgien), in allen Weltteilen. Reiche Literatur. — Eine überaus wertvolle, alles umfassende Arbeit. *Révész* (Sibiu, Rumänien) °°

H. Tanner de Abreu, Die Berufsethik in der Praxis der Sozialversicherung. (2. Tag., Lima, Sitzg. v. 20.—25. III. 1939.) Jornadas neuro-psiquiátr. panamer. **1**, 439—464 (1939) (Portugiesisch].

Verf. hebt das initiative Verdienst der Republik Peru auf dem Gebiete der sozialen Versicherung hervor, spricht dann von der ärztlichen Geheimhaltung mit Berufung auf diesbezügliche italienische, französische, deutsche und schweizerische Arbeiten. Er behandelt die freie Ärztewahl, spricht besonders eingehend von dem Rechte des Arztes, operativ einzugreifen, ohne vom Patienten aufgefordert zu werden, und von der Wichtigkeit der Autopsie. *Révész* (Sibiu, Rumänien) °°

Werner Lauber, Ärztliche Mitwirkung bei der richterlichen Urteilsfindung in Sozialversicherungssachen. Schweiz. med. Wschr. **1940 I**, 541—549.

Unter Berücksichtigung ausschließlich der schweizerischen Versicherungsrechtsprechung wird ausgeführt, daß bei allen Kausalzusammenhangsfragen, auf dem Gebiet der Unfallversicherung, ob und in wieweit der Unfall einen Körperschaden nach sich gezogen hat, auf dem Gebiet der Krankheitsversicherung, ob und in wieweit eine Erkrankung ausschließlich oder vorwiegend infolge Einwirkung eines Giftstoffes (Berufskrankheit) bzw. ob und in wieweit die Gesundheitsschädigung auf den Militärdienst zurückzuführen ist, bei der Frage der wirtschaftlichen Folgen eines Unfalles, einer Berufs- oder Militärdienstkrankheit, welche Funktionen dem Verletzten oder Erkrankten nicht mehr oder nur noch in welchem beschränkten Maße möglich sind, der Richter unbedingt auf die Mitwirkung des Arztes angewiesen ist.   *G. Flatau* (Dresden).

M. Schwellnus, Versicherungsmord oder Unglücksfall? Eine neuartige Unfallkonstruktion. (Gerichtsärztl. Inst., Städt. Gesundheitsamt, Köln. Arch. Kriminol. **106**, 55—67 (1940).

Ein Versicherungsbetrüger erdrosselte das von ihm gegen Unfall versicherte und als seine Braut ausgegebene Mädchen, konstruierte als medizinischer Laie eine tödlich verlaufende Luftembolie nicht ganz ungeschickt und beschrieb klassisch ihre Symptome.   *G. Flatau* (Dresden).

H. Bergstrand, Die Bedeutung der Tabakvergiftung in der Lebensversicherung und der Präventivbehandlung. (II. Internat. Kongr. f. Lebensversicherungsmed., Paris, Sitzg. v. 18.—21. V. 1939.) Bl. Vertrauensärzte Leb.versich. **28**, 62—66 (1939).

Nach *Pearl* (1938) sollen starke Raucher im Alter von 30—50 Jahren eine bedeutende Übersterblichkeit aufweisen. Ganz offenbar ist, daß die konstringierende Wirkung des Nicotins auf die Extremitätenarterien einen sehr schädlichen Einfluß auf Kranke ausübt, welche an Thromboangitis obliterans leiden. Der blutdrucksteigernde Effekt des Nicotins bringt eine gesteigerte Herztätigkeit mit zunehmenden Ansprüchen an die Blutzufuhr mit sich, welche bei an Kardiosklerose leidenden Personen Angina pectoris auslösen kann. Auch bei Ulcus pepticum hat das Nicotin eine schädliche Wirkung, welche wahrscheinlich auf Störungen der Salzsäuresekretion und Motilität beruht. Die Behauptung, daß Tabakrauchen zur Entstehung von Carcinomen Anlaß geben kann, ist a priori nicht unwahrscheinlich, da ja der Tabak oft zu chronischen Reizzuständen in den oberen Speise- und Luftwegen führt. Außer für den Lippenkrebs und einige Mundhöhlencarcinome sind keine zuverlässigen Statistiken vorhanden, die wirklich beweisen, daß die Frequenz des Krebses bei Personen, welche dem Tabakgenuß fröhnen, größer ist als bei anderen. Für die Versicherungsärzte liegt Grund vor, die Rolle des Tabaks als ätiologischen Krankheitsfaktor zu berücksichtigen.   *Haehner.*

Rudolf Hecker, Krebs und Lebensversicherung. Mschr. Krebsbekpfg **7**, 153—171 (1939).

Für die Lebensversicherung ist der Krebs deshalb nicht von so großem Einfluß, weil ein erheblicher Teil der Krebstodesfälle in ein Alter fällt, in welchem die vorwiegend abgeschlossenen „gemischten" Lebensversicherungen entweder schon abgelaufen sind oder doch die unter Risiko stehende Summe nur noch einen kleinen Teil der Versicherungssumme darstellt. Die Bedeutung der Krebssterblichkeit wird aber auch für die Lebensversicherung steigen, weil durch die Fortschritte der Medizin die allgemeine Sterblichkeit in den jüngeren und mittleren Altersklassen weiter sinken wird. Für die Lebensversicherung spitzt sich das Krebsproblem im Grunde auf 2 Fragen zu: ist der Krebs vererbbar bzw. wie hoch ist die Krebsbelastung einzuschätzen? Wie ist die Heilbarkeit und somit die Prognose des Krebses und seiner einzelnen Formen? Die erbliche Belastung wirkt sich wohl in einer stärkeren Krebsbeteiligung im Kreise der Belasteten aus, diese Auswirkung ist aber schwächer als bei anderen Krankheiten. Für Personen, deren beide Eltern an Krebs gestorben sind oder wahrscheinlich hieran gestorben wären, wenn nicht eine andere Todesursache zuvorgekommen wäre, hat sich ergeben, daß der hierdurch verursachten Risikoerhöhung Rechnung getragen wird, wenn man für die Prämienberechnung das Eintrittsalter um ungefähr 3 Jahre erhöht. Die Versicherung eines Krebsfalles kann gewagt werden, wenn mindestens 3 Jahre seit der Operation oder Bestrahlung verflossen sind außer bei gewissen Kankroiden, wo schon 1—2 Jahre und weniger genügen. Die radikale und erfolgreiche Behandlung muß ärztlich bestätigt, die derzeitige Rezidivfreiheit durch eine neuerliche Untersuchung nachgewiesen sein. Der Antragsteller darf seit der Behandlung nicht an Gewicht verloren haben.   *Haehner* (Frankfurt a. M.).

Ullmann, Über die Beurteilung der Ohrbefunde in der Lebensversicherung, insbesondere über Störungen des inneren Ohres bzw. Ohrschwindel. Bl. Vertrauensärzte Leb.versich. **29**, 16—22 (1940).

Zusammenstellung der Ohrerkrankungen, die 1. im allgemeinen die Aufnahme in eine Lebensversicherung dauernd ausschließen, die 2. im allgemeinen die Aufnahme unter erschwerenden Bedingungen angezeigt erscheinen lassen, die 3. eine zeitige Zurückstellung der Aufnahme erfordern und schließlich derjenigen, welche 4. die unbedenkliche Aufnahme gestatten.   *G. Flatau* (Dresden).

H. Bartelmai, Betrachtungen zur „Gesundheitsehrlichkeit in der Krankenversicherung". Vertrauensarzt u. Krk.-kasse 8, 17—19 (1940).

Verf. wendet sich gegen das „Beratungsverfahren" und die „Beitragsrückvergütung" in der *Hofbauer*schen Schrift und macht neue Vorschläge, die hauptsächlich in der Ablehnung des Krankengeldbezuges für eine bestimmte Gruppe von Kassenmitgliedern gipfeln.   *G. Flatau* (Dresden).

Alfred Hofbauer, Bemerkungen zu vorstehendem Beitrag von Dr. Bartelmai. Vertrauensarzt u. Krk.kasse 8, 19—21 (1940).

Verf. nimmt in ablehnendem Sinne Stellung zu den Einwänden *Bartelmais*.
                                                      G. Flatau (Dresden).

Lorenz Böhler, Einiges über das berufsgenossenschaftliche Heilverfahren. Wien. klin. Wschr. **1940 II**, 722—724.

Die Berufsgenossenschaften haben die Verpflichtung, Unfälle zu verhüten, Unfallverletzungen zu heilen, Unfallverletzte zu fördern und Unfallfolgen zu entschädigen. Zur Durchführung des Heilverfahrens haben sie im Altreich das Durchgangsarztverfahren, das Verletzungsartenverfahren, die sog. zugelassenen Krankenhäuser und besondere Unfallkrankenhäuser eingerichtet. Durch die Begutachtung von Unfällen ist die Ursache verschiedener früher als traumatisch angesehener Erkrankungen, wie z. B. der Osteomyelitis, der Knochen- und Gelenktuberkulose und des Hexenschusses geklärt worden.   *G. Flatau* (Dresden).

6. Rechtsfragen.

Paech und *Trembur*, Aus der neuesten höchstrichterlichen Rechtsprechung auf dem Gebiete des Arztrechts. Dtsch. med. Wschr. **1939 I**, 382 bis 385, 727—729 u. 765—767.

Die Entscheidungen betreffen die zweckmäßigste Behandlung infizierter oder infektionsgefährdeter Wunden, die Frage der Haftung für Impfschäden, die Operationsduldungspflicht, die Rentenneurose, der Begriff der Entbindung i. S. der RVO., die Zurechnungsfähigkeit, den Begriff der Medizinalpersonen, das Verschaffen von Abtreibungsmitteln, den Verlust des Sehvermögens bei Körperverletzungen, die Fortpflanzungsfähigkeit, verschiedene Erbkrankheiten, Ehetauglichkeitszeugnisse, Unfruchtbarmachung vor Inkrafttreten der Erbgesundheitsgesetze, Syphilis, Rausch- und Schlafmittelsucht, die nichtharmonische Ehe, Ablehnung des amtsärztlichen Antrages auf Einholung eines Gutachtens, Fristversäumnis des Amtsarztes und die persönliche Anhörung des Erbkrankverdächtigen.
                                                      G. Flatau (Dresden).

Otto Finger, Die Strafbarkeit unrichtiger ärztlicher Zeugnisse. Dtsch. Ärztebl. **1940 II**, 375—378.

Das Strafgesetz (§ 278 StGB.) verlangt als Voraussetzung für die Strafbarkeit eines unrichtigen ärztlichen Zeugnisses, daß es 1. über den Gesundheitszustand eines Menschen, 2. zum Zwecke des Gebrauches bei einer Behörde oder Versicherungsgesellschaft, 3. wider besseres Wissen, also subjektiv und objektiv vorsätzlich falsch ausgestellt sein muß. Eine Strafverfolgung der Ausstellung wissentlich unrichtiger privatärztlicher Zeugnisse, die nicht für Behörden oder Versicherungsgesellschaften bestimmt sind, kennt das geltende Recht nicht. Auf die besondere strafrechtliche Verantwortlichkeit des *beamteten* Arztes wird hingewiesen. Die ärztlichen Standesvorschriften gehen bei der Ausstellung unrichtiger ärztlicher Zeugnisse weit über die Bestimmungen des öffentlichen Strafrechts hinaus. „Ärztliche Zeugnisse können nur richtig, d. h. wahrhaftig sein — oder das Gegenteil!"   *G. Flatau* (Dresden).

A. Hübner, Zur Frage der Behandlungsduldung. Chirurg **12**, 253—258 (1940).

Die in der Arbeit aufgestellten Richtlinien des Verf. über die Voraussetzungen zur Duldungspflicht, die nur für operative Behandlung gelten, wobei eine Narkose als unbedenklich angesehen wird, beleuchten die allgemein notwendigen Einschränkungen, um den Rahmen der zulässigen Eingriffe abzugrenzen.

G. Flatau (Dresden).

Franz Kazda, Das „Schmerzensgeld". Wien. klin. Wschr. **1939 I**, 490—492.

Eine Entschädigung für überstandene Schmerzen durch Geld entspricht liberalistischem Gedankengut. Zweckmäßiger ist ein dem Grad der Schmerzen entsprechender Aufenthalt in einem Erholungsheim im Anschluß an die Heilbehandlung.   *Hoffschild* (Hamburg).

Steinwallner, Zum übergesetzlichen Notstand des Arztes. Münch. med. Wschr. **1939 II**, 1629.

Die arztrechtlich sehr wichtige Frage, ob sich ein Arzt, um schnellstens einem lebensgefährlich Erkrankten Hilfe zu bringen, bei Kraftwagenfahrten über wichtige Verkehrsvorschriften hinwegsetzen darf, ist entschieden zu verneinen.

G. Flatau (Dresden).

Schläger, Die ärztliche Schweigepflicht in der Gesetzgebung. Dtsch. Ärztebl. **1940**, 343—347.

Die Abänderungen, die die neue im § 13 der Reichsärzteordnung verankerte Gesetzgebung hinsichtlich der ärztlichen Schweigepflicht gegenüber dem früher geltenden Recht erfahren hat, werden im einzelnen besprochen. So ist z. B. das Strafmaß verschärft, der Kreis der Personen, denen die Pflicht zur Verschwiegenheit obliegt, erweitert. Endlich sind Bestimmungen über die Schweigepflicht nach dem Tode des Kranken, und unter welchen Voraussetzungen die Geheimnisoffenbarung straffrei ist, eingefügt.   *G. Flatau* (Dresden).

Schläger, Rechtsfragen aus Anlaß der Blutübertragung. Dtsch. med. Wschr. **1940 I**, 660—661.

Zu achten ist auf die Gesundheit des Blutspenders, die richtige Bestimmung der Blutgruppe. Die Entnahme von Blut ist an die Einwilligung des Spenders geknüpft. Der Blutspender, bei dem sich infolge der Blutübertragung eine Infektion zeigt, kann bei Verschulden des Arztes von diesem Ersatz seines Schadens fordern. Schließlich werden noch die Vergütungsfragen erläutert. Für die Krankenkasse ist die gesamte Leistung der Blutübertragung einheitlich als ärztliche Behandlung anzusehen. Das Blut ist als Arznei von der Kasse zu bezahlen.

G. Flatau (Dresden).

Rudolf Klapp, Bemerkungen zur erweiterten Operationspflicht des Soldaten. (Chir. Univ.-Klin., Marburg a. d. L.) Zbl. Chir. **1940**, 559—561.

Eine erweiterte Operationspflicht des Soldaten bedingt eine erhöhte Verantwortlichkeit der Chirurgen. Aussprache und gesetzliche Regelung wird gefordert.

Metge (Wismar).

Erich Schwinge, Das militärärztliche Behandlungsrecht. Zbl. Chir. **1940**, 555—559.

Richtunggebend kann nicht die Unterscheidung zwischen erheblichem und unerheblichem Eingriff sein, sondern allein das, was im Sinne möglichster Erhaltung und Stärkung der Schlagkraft der Wehrmacht steht. Sicherstellung gegen Fehlentscheidung und Irrtum muß gewährleistet werden. Die erweiterte Duldungspflicht erstreckt sich auch auf den noch nicht in den aktiven Wehrdienst Eingetretenen. *Metge* (Wismar).

Franz Schweighäuser, Zur Haftung des Tierarztes. Tierärztl. Rdsch. **1940**, 204—205.

Die Frage, ob der zur Behandlung eines kranken Tieres zugezogene Tierarzt auch für die mit dem Tier befaßten Personen zur Verhütung einer Ansteckung Sorge zu tragen hat, wird vom Reichsgericht in der Entscheidung **102**, 373 angeschnitten und mit eingehender Begründung bejaht. *G. Flatau.*

Ernst Bach, Zur Frage der Schädlichkeit der Röntgenstrahlen beim Röntgenpersonal und bei den Patienten. (Univ.-Frauenklin., München u. Marburg a. d. L.) Strahlenther. **69**, 95—120 (1941).

„Die Röntgenstrahlen sind nun einmal gefährlicher als das Feuer ..." Sehr zum Nachdenken und zur Beherzigung anregende Ausführungen, begründet auf ausgedehnten Tierversuchen. Nicht nur die Oberflächendosis ist zu berücksichtigen, sondern ebenso ist die Masse des durchstrahlten Raumes zu bewerten. Das gilt für Kranke wie für das Röntgenpersonal. Nach einem halben Jahr Tätigkeit in Röntgenräumen muß mindestens eine Pause von 3 Monaten eintreten.
Lossen (Frankfurt a. M.).

Schläger, Haftung für Röntgenschaden. Dtsch. med. Wschr. **1941** I, 154—155.

Kurzer Überblick über einschlägige Haftpflichtfragen des Arztes bzw. Röntgenarztes bei schuldhafter Anwendung oder auch Nichtanwendung von Röntgenlicht und dadurch verursachter Schädigung des Kranken, den aber unter Umständen eine Mitschuld treffen kann. Schaden kann sowohl bei der Röntgendiagnostik als auch der Röntgentherapie entstehen. Die Hautüberempfindlichkeit spielt eine nicht zu unterschätzende Rolle. Die Pflicht, vollständige Aufzeichnungen über die getroffenen Röntgenmaßnahmen zu machen, kann immer nur wieder in Erinnerung gebracht werden. *Lossen* (Frankfurt a. M.).

Gerichtliche Leichenöffnungen. RdErl.d.RMdI. v. 14. 2. 1940 — IV f 36 II/40 — 4396. Minist.bl. Minist. Inn. A **1940**, 313—315.

Die Ausführung einer gerichtlichen Leichenöffnung gehört „zu den Pflichtaufgaben der Gesundheitsämter". Der Amtsarzt (Gerichtsarzt) hat sich auch dann den Gerichtsbehörden dienstlich zur Verfügung zu stellen, wenn er als alleiniger Arzt um die Vornahme der gerichtlichen Leichenöffnung ersucht wird. Die dafür vereinnahmte Gebühr ist an den Kostenträger seines Gesundheitsamtes abzuführen. *Funccius* (Wuppertal-Elberfeld).

Franz Schweighäuser, Krankenanstalt und Leichensektion. Med. Welt **1939**, 1609—1611.

Für das Reichsgericht (Bd. 64, S. 313) kommt eine strafrechtliche Verfolgung des Arztes, der ohne Einwilligung der nächsten Angehörigen an einer in einer Klinik verstorbenen Person eine Sektion vornimmt, nicht in Frage. *Funccius.*

Wilhelm Becker, Handlungsfähigkeit vor dem Tode nach Verletzungen mit tödlichem Ausgang. (Inst. f. Gerichtl. u. Soz. Med., Münster i. W.) Münster i. W.: Diss. 1939. 38 S.

Eine tödliche Verletzung ruft nicht gleich Handlungsunfähigkeit hervor. Bei der Beurteilung müssen alle Momente wie Zeugenaussagen, Leichenbefund, Sektionsbefund usw. herangezogen werden. Regeln für einzelne Verletzungsarten werden abgeleitet. *zur Verth†* (Hamburg).

W. Becker, Die Beseitigung des Begriffs „Berufsfahrer". Med. Welt **1940**, 748—749.

Durch die Verordnung des Ministerrats für die Reichsverteidigung vom 2. IV. 1940 ist die strafrechtliche Sonderbehandlung der von einem Berufsfahrer fahrlässig verschuldeten Körperverletzung beseitigt worden, da die Unterscheidung zwischen Berufsfahrern und Nichtberufsfahrern nicht mehr den Anschauungen unserer Zeit entspricht. Entscheidend für die Frage der Strafbarkeit und Strafzumessung ist der Grad der Fahrlässigkeit und der Gefährdung der Allgemeinheit.
H. E. Kersten (Gelnhausen).

Ermel, Haftung eines Pferdehändlers für Einschleppen der Druse durch verkaufte Pferde in den Pferdebestand des Käufers. Dtsch. landw. Tierzucht **1940**, 52.

Ein Pferdehändler hatte beim Verkauf von Pferden die Garantie übernommen, daß die Pferde nicht drusekrank wären. Es wurde aber die Druse durch die frischgekauften Pferde in den Stall des Käufers eingeschleppt. Die Gegenrechnung des Käufers, dem ein Pferd an Druse einging, gegen die Kaufpreisforderung des Händlers erkannten Land- und Oberlandesgericht als berechtigt an. *Haehner*.

7. Berufliche Gesundheitsschäden.

Ludwig Teleky, Die Versicherung der Berufskrankheiten. Gesdh. u. Wohlf. (Zürich) **20**, 349—357 (1940).

Es handelt sich hier um eine historisch vergleichende Studie. Es muß uns Deutsche mit Genugtuung erfüllen, daß dieser Aufsatz des früher in Deutschland, jetzt in Chicago lebenden Verfassers, in einer Schweizer Zeitschrift der deutschen Sozialversicherung, insbesondere der Versicherung, Entschädigung und Verhütung der Berufskrankheiten, die größte Anerkennung zollt. Zwischen den Zeilen liest man, daß die Deutsche Versicherung in dieser Hinsicht die beste ist. Es wird auf die historische Entwicklung in den einzelnen Ländern eingegangen. Die Einrichtungen in Frankreich werden als recht unvollkommen dargestellt. Äußerst uneinheitlich sind sie ferner offenbar in USA. Dort sollen aber die größeren Abstufungen der von den Betrieben wegen ihrer verschiedenen Gefährlichkeit an die privaten Versicherungsgesellschaften zu zahlenden Prämien sich besonders vorteilhaft auf die Durchführung von Arbeitsschutzmaßnahmen in Betrieben ausgewirkt haben. *Symanski* (Saarbrücken).

E. Winkler, Über Berufskrankheiten und Berufsschutz des Schädlingsbekämpfers. Prakt. Desinfektor **32**, 96—97 u. 123—125 (1940).

Im Hinblick auf die Berufstätigkeit des Schädlingsbekämpfers werden Gefährdungen durch Umgang mit schwefeliger Säure, Schwefelkohlenstoff, T-Gas (Äthylenoxyd), Tritox (Trichlorazetonitril), Illo-Spezial (im wesentlichen Tetrachlorkohlenstoff) erörtert. Die Wirkungsweise dieser Gifte wird kurz dargestellt. *Kötzing*.

O. Frhr. v. Verschuer, Anlage und Abnutzung in ihrer Bedeutung für Unfall- und Berufsschädigung. (Univ.-Inst. f. Erbbiol. u. Rassenhyg., Frankfurt a. M.) (Frankfurt a. M., Sitzg. v. 26. bis 30. IX. 1938.) Ber. 8. internat. Kongr. f. Unfallmed. u. Berufskrankh. **1**, 239—252 (1939).

Zwillings- und Familienforschung lassen heute in manchen Fällen klarer erkennen, wieviel Einfluß dem Unfall bzw. der Berufsschädigung oder der vorhandenen Erbanlage bei der Entstehung einer Krankheit zuzuschreiben ist. Für die Krankheitsverhütung sind die Untersuchungsergebnisse von besonderem Wert. *Schulz*.

Gesundheitsschutz der Arbeiter in der Sprengstoffindustrie. Der
Reichsarbeitsminister. IIIa 287/41. Der Reichswirtschafts-
minister. III/G 7128/41. Reichsarb.bl. 21 (N. F.), I 75 (1941).

Die Richtlinien enthalten für den Betrieb Bestimmungen über Einstellung
und gesundheitliche Überwachung der Arbeiter in der Sprengstoffindustrie. In
dem Merkblatt für Ärzte sind die wichtigsten Sprengstoffe, ihre Giftwirkung, die
Erkennung und Behandlung der Vergiftungen, die ärztliche Überwachung und
zum Schluß die wichtigsten Methoden zur Untersuchung von Blut und Urin zusammenfassend dargestellt. *Kötzing* (Dessau).

Wilhelm Liesegang, Das Verhalten von Abgasen in der Luft. (Landesanst. f.
Wasser-, Boden- u. Lufthyg. [Chem. Abt. I], Berlin-Dahlem.) Kl. Mitt. Ver.
Wasser-usw. Hyg. E. V. 15, 185—203 (1939).

Bei der Verteilung von Abgasen in der Luft spielen Windrichtung, Wind-
geschwindigkeit, Turbulenz, Sperrschichten in der Luft, Luftfeuchtigkeit, Nieder-
schläge, Temperatur der einzelnen Luftschichten, Gestaltung des Bodens, chemische und physikalische Eigenschaften der Abgase eine wichtige Rolle. Diese
Punkte sind bei der Untersuchung von Abgasschäden in der Umgebung industrieller
Betriebe zu beachten. *Kötzing* (Dessau).

Jakob Jakobsen, Die Gefahren beim Farbspritzen. Eine klinische und
experimentelle hämatologische Studie mit besonderer Berücksichtigung der Veränderungen des Differentialblutbildes. (Reichsgesundheitsamt, Kopenhagen.) Arch. Gewerbepath. 10, 109—116 (1940).

Die Gefahren bei dem Spritzen von Nitrocelluloselacken beruhen auf dem Ge-
halt der hierfür erforderlichen Lösungsmittel an Toluol. Die Blutveränderungen
äußern sich hauptsächlich in einer Leukopenie (Granulocytopenie) und einer to-
xischen Schädigung der Granulocyten. Deklarationspflicht über die Zusammensetzung der Cellulose-Lacklösungen durch die Hersteller wird für notwendig gehalten. *Kötzing* (Dessau).

H. E. Büttner, Erkrankungen durch Mangan und seine Verbindungen
mit besonderer Berücksichtigung der Lungenentzündungen.
(Med. u. Neurol. Klin., Stadtkrankenh., Görlitz.) Erg. inn. Med. 58, 1—28
(1940).

Die Arbeit gibt zunächst eine Übersicht über das aus dem bisherigen Fach-
schrifttum bekannte Krankheitsbild des „Manganismus" und über die industrielle
Verwendung des Mangans. Dann wird der Zusammenhang zwischen Einwirkung
von Manganoxyden und Erkrankungen an Lungenentzündungen eingehend erörtert. Sehr wahrscheinlich gibt die capillarschädigende Wirkung des Mangans
die Grundlage für die Häufigkeit und Schwere der Pneumonien bei Manganarbei-
tern. *Kötzing* (Dessau).

Über Zinkstaubexplosionen. Chemik.-Ztg 1940, 289.

In einer Zinkstaubsieberei ereignete sich eine Explosion, bei der ein Arbeiter
ums Leben kam. Während trockener, auf einem Haufen liegender Zinkstaub sich
nur schwer entzünden läßt, brennt aufgewirbelter Zinkstaub mit lebhafter Flamme
und neigt feuchter Zinkstaub zu Selbstentzündungen. *Kötzing* (Dessau).

Karl H. Butzengeiger, Über periphere Zirkulationsstörungen bei chronischer Arsenvergiftung. (Med. Univ.-Klin., Bonn.) Klin. Wschr.
1940 I, 523—527.

An einem Beobachtungsmaterial von 180 Winzern wurden in 15 Fällen periphere Zirkulationsstörungen objektiv nachgewiesen. Darunter war es 6mal zu
einer Extremitätengangrän gekommen. In weiteren 27 Fällen werden Zirkulationsstörungen als Folge chronischer Arsenschädigung angenommen, so daß ins-

gesamt 22,8% der beobachteten Kranken periphere Gefäß-Störungen aufwiesen. Endarteriitische Veränderungen werden als Ursache dieser Störungen vermutet.
Kötzing (Dessau).

Karl Humperdinck, **Untersuchungsergebnisse von Druckern und Hilfsarbeiterinnen an Maschinen mit Druckbestäubern.** (Wirtschaftsministerium, Stuttgart.) Arch. Gewerbepath. 9, 559—565 (1939).

Unter der Einwirkung von Spritzflüssigkeiten bei Druckbestäubern (Gummi arabicum, Spiritus) wurden asthmatische Erscheinungen, Bronchitiden, trockene Nasen- und Rachenkatarrhe beobachtet. Verbesserung der Raumbelüftung bei dem Bestäubungsverfahren wird gefordert.
Kötzing (Dessau).

M. Duvoir, R. Fabre et *F. Layani*, **L'intoxication par le bromure de méthyle.** (Frankfurt a. M., Sitzg. v. 26.—30. IX. 1938.) Ber. 8. internat. Kongr. f. Unfallmed. u. Berufskrankh. 2, 851—860 (1939).

Nach einer Erörterung der chemischen Eigenschaften, der Herstellungsweise und der Verwendung des Methylbromids werden die Vergiftungsmöglichkeiten und die klinischen Erscheinungen behandelt. Die häufigsten Vergiftungen ereignen sich bei der Benutzung der Substanz als Feuerlöschmittel. Die klinischen Erscheinungen erklären sich aus der Wirkung des Methylbromids auf das Sensorium und auf die sensiblen und motorischen Zentren. Therapeutisch käme die Anwendung von Adrenalin und Glutathion in Frage.
Kötzing (Dessau).

G. Hopf, **Die Entstehungsursache der Ölacne.** (19. Tag. [1. Großdtsch. Tag.] d. Dtsch. Dermatol. Ges., Breslau, Sitzg. v. 18.—21. VIII. 1939.) Arch. f. Dermat. 180, 53—54 (1940).

Hopf ist der Ansicht, daß die Ölacne durch das Zusammenwirken verschiedener Faktoren zustandekommt: mechanische und chemisch-toxische Einwirkung stehen im Vordergrund. — In der Aussprache: *Moncorps* machte ähnliche Beobachtungen bei einem Gesichtswasser mit hohem Phenolgehalt. *Bering* glaubt, daß die Inhalation bei der Entstehung eine Rolle spielt. *Linser* beschreibt einen schweren Fall von Comedonenbildung durch eine kosmetische Creme.   *L. Peters* (Köln).

O. M. Faber, **Prüfung der Staubabscheidefähigkeit von Staubschutzmasken.** Staub H. 10, 238—246 (1939).

Es wird eine Apparatur zur Messung der Staubabscheidefähigkeit von Staubschutzmasken beschrieben. Besonders hervorzuheben ist es, daß mit dieser Apparatur die Masken als Ganzes geprüft werden können und daß sich Staubluftgemische herstellen lassen, deren Staubgehalte regelbar sind und konstant gehalten werden können.
Kötzing (Dessau).

Achilles Müller, **Bemerkungen zur Pathogenese der Anilintumoren. Mitteilung eines Falles von Ureterpapillom nach Benzidinschädigung.** (Krankenh., Diakonissenanst., Riehen.) Schweiz. med. Wschr. 1940 I, 232—233.

Beschrieben wird ein Papillom des linken Ureters bei einem Arbeiter, der 8 Jahre mit Benzidin gearbeitet hatte. Ein ursächlicher Zusammenhang zwischen Berufstätigkeit und Erkrankung ist fraglich. Das Wesen der Entstehung von Blasengeschwülsten durch gewerbliche Schädigungen ist noch nicht geklärt. *Kötzing.*

F. K. Bauer, **Experimentelle Vergiftung mit Selen unter besonderer Berücksichtigung der Wirkung auf das Knochensystem.** (Path. Inst., Univ. Genf.) Arch. Gewerbepath. 10, 117—132 (1940).

Metallisches Selen ist gar nicht oder nur sehr wenig toxisch, während die Toxizität der Selenverbindungen für viel größer gehalten wird als die der Bleiverbindungen. Die im Tierversuch beobachteten Organschädigungen, insbesondere die der Knochen, werden beschrieben.
Kötzing (Dessau).

Ernst Göbell, Das Erysipeloid in seiner Bedeutung als Fischrose. (Anschar-
Krankenh., Kiel.) Kiel: Diss. 1939. 18 S.

An der Nordsee tritt die Erkrankung gelegentlich endemisch auf und nimmt
den Charakter einer Gewerbekrankheit an. Der Verlauf dieses auch als „Fischrose"
bezeichneten Erysipeloids ist besonders schwer. Die parenterale Rotlaufimmun-
serumtherapie ist wegen der drohenden Serumkrankheit abzulehnen und nur bei
schwersten Fällen anzuwenden. Als rationelle Therapie ist die lokale äußere
Serumtherapie, die mit Ruhigstellung verbunden wird, zu empfehlen. *zur Verth†.*

Güntz, Arbeitsschäden am Haltungs- und Bewegungsapparat. (33. Kongr.
d. Dtsch. Orthop. Ges., Gießen, Sitzg. v. 3.—5. X. 1938.) Z. Orthop. **69**,
Beil.-H., 46—55 (1939).

Unter 26 Erkrankungen, die als Berufsschäden von der Reichsunfallversiche-
rung entschädigt werden, ist nur eine, die die Bewegungsorgane betrifft: Erkrankungen der Muskeln, Knochen und Gelenke durch Arbeiten mit Preßluftwerkzeugen.
Daneben gibt es aber zahlreiche andere Veränderungen am Haltungs- und Bewegungsapparat, die unter dem Einfluß von Arbeitsschäden stehen. Wichtig
sind 2 Momente: 1. die Arbeit, ihre Schwere, ihre Art und die Dauer ihrer Einwirkung. 2. Die Leistungsfähigkeit des Körpers, die Beschaffenheit und Beanspruchung
des Gewebes, die Abnützungsvorgänge und Erholungsfähigkeit, sowie die psychische
Einstellung des Menschen. Bei Arbeitsschäden besteht stets ein Mißverhältnis
zwischen Arbeitsforderung und Leistungsfähigkeit des Körpers. Letztere unter-
liegt im Leben gewichtigen Schwankungen. Richtige Berufswahl unter ärztlicher
Beratung sowie ständige Überwachung, insbesondere am 2. Wendepunkt des
Lebens, bei Beginn des 5. Lebensjahrzehnts, können die Zahl der Arbeitsschäden
vermindern. *Graßmück* (Prag).

8. Arbeitshygiene.

H. Leymann, Die Entwicklung der Unfallhäufigkeit seit 1924 und der
Erfolg des Arbeitsschutzes im Lichte der Unfallstatistik.
Zbl. Gewerbehyg. N. F. **27**, 73—76 (1940).

Der starke Rückgang der Unfallhäufigkeit muß als ein Erfolg des Arbeitsschutzes angesehen werden. *G. Flatau* (Dresden).

Johannes Weicksel, Krankheit und Arbeitsunfähigkeit. (Veröff. d. Inst.
f. Versicherungswiss. a. d. Univ. Leipzig.) Leipzig: Felix Meiner 1941. 74 S.
RM. 3.50.

Verf. erörtert zunächst den Begriff der Krankheit und Arbeitsunfähigkeit,
dem er wichtige diagnostische Maßnahmen anfügt. Es werden dann in großen
Zügen besprochen die wichtigsten Krankheiten oder Krankheitsgruppen, Berufs-
und Unfallerkrankungen, die mit Arbeitsunfähigkeit einhergehen. Zum Schluß
folgt ein kurzes Kapitel über Heilverfahren, die vor Arbeitsunfähigkeit oder Invalidität schützen können. Das Ganze ist kurz in groben Strichen erörtert. Einzelheiten sind nirgends berücksichtigt. Das kleine Heft ist ein erfreulicher Baustein
im großen Werk der sozialen Medizin. *zur Verth†* (Hamburg).

9. Kriegschirurgie, Militärsanitätswesen.

G. Métivet, Chirurgie du temps de paix et chirurgie de guerre. (Friedens-
chirurgie und Kriegschirurgie.) Mém. Acad. Chir. **65**, 490—492 (1939).

Die allgemein anerkannten Gesetze der Chirurgie lassen sich im Kriege nicht
immer einhalten. Häufig muß man, um das Leben zu erhalten, im Kriegsfall zu
verstümmelnden Operationen greifen, wo im Frieden ein konservatives Vorgehen
noch zum Erfolg führen würde. *Graßmück* (Prag).

Otto Hoche, Die wehrchirurgische Behandlung der Verwundeten. Erste
Behandlung der Bauchschüsse. (Chir. Abt., Staatskrankenh. d.
Polizei, Berlin.) Med. Klin. **1940 I**, 67—68.

Bauchschüsse mit Eröffnung der Bauchhöhle sind unbedingt operativ anzugehen. Nach Ablauf von 12—18 Stunden seit der Verwundung wäre jedoch ein
operativer Eingriff zwecklos bzw. beim Fehlen peritonitischer Erscheinungen störend.
Vorgefallener, unverletzter Bauchinhalt wird nach Abspülen mit Kochsalzlösung
reponiert, danach werden die Bauchdecken durch Situationsnähte geschlossen.
Bei Leberdurchschüssen wird das Durchziehen eines Stückes des großen Netzes
durch den Schußkanal zur Blutstillung empfohlen. Beim Bauchschuß mit Nieren-
verletzung sind zunächst die intraperitonealen Verletzungen zu versorgen. Die
Nierenwunde erfordert in der ersten Zeit keine operative Behandlung.

König (Bonn).

Otto Hoche, Die wehrchirurgische Behandlung der Verwundeten. (Chir.
Abt., Staatskrankenh. d. Polizei, Berlin.) Med. Klin. **1940 I**, 94—95 u.
265—266.

I. Die erste Behandlung thermischer Kriegsschäden. Leichtere Verbrennungen
1. und 2. Grades können für die erste Versorgung mit der Wismutbrandbinde behandelt werden. Bei ausgedehnterer Verbrennung mit Verschmutzung kann primäre
Säuberung erfolgen, jedoch nur in Narkose. Brandblasen sollen erst bei Auftreten
einer Infektion eröffnet bzw. abgetragen werden. Vorzüge der Tannin- und Eisen-
chloridbehandlung. Epithelisierung durch *Thier*sche Plastik oder Pfropfung.
Tetanusantitoxin wird in jedem Falle empfohlen. Durch Leuchtspurgeschosse
entstandene Wunden sind radikal zu excidieren und mit Kaliumpermanganat-
aufschlägen weiter zu behandeln. Symptomatologie und Therapie des Sonnenstichs
und des Hitzschlags. II. Die gebräuchlichsten Methoden der Blutübertragung.
Alle Apparaturen beruhen auf den Grundsystemen entweder von *Oehlecker* oder
von *Percy*. Für den Feldgebrauch eignet sich der Apparat von *Braun* (Melsungen)
am besten.   *König* (Bonn).

Otto Hoche, Die wehrchirurgische Behandlung der Verwundeten. Die
erste Behandlung thermischer Kriegsschäden. Med. Klin. **1940 I**,
154—156.

Pathologie der Verletzungen durch elektrischen Strom und der Erfrierungen
1., 2. und 3. Grades. Maßnahmen zur Verhütung von Frostschäden. Spätfolgen
nach Erfrierungen. Der Körper gefriert bei Gewebstemperaturen unter 5°. Bei
Mastdarmtemperaturen unter 20° muß der Verunglückte als verloren gelten. Behandlung von Erfrierungen im allgemeinen. Örtliche Erfrierungserscheinungen
1. und 2. Grades wie bei den Brandwunden. Bei Nekrosen und Gangrän grundsätzlich konservatives Vorgehen. Bei drohender Sepsis dagegen baldmöglichste
Absetzung des betroffenen Gliedes.   *König* (Bonn).

Otto Hoche, Die wehrchirurgische Behandlung der Verwundeten. (Chir.
Abt., Staatskrankenh. d. Polizei, Berlin.) Med. Klin. **1940 I**, 291—293.

Bericht über Erfahrungen an Verwundeten des polnischen Feldzugs 1939.
Warnung vor Tamponade, primärer Naht und vor Salbenbehandlung. Bei Schußfrakturen soll die Korrektur der Stellung eine sekundäre Frage sein. Bei infizierten
schweren Oberschenkelschußbrüchen rechtzeitig amputieren und Stumpf offen
lassen. Bei Gelenkschüssen bewährte sich die Spülung mit Rivanollösung gut. Bei
allen septischen Prozessen waren Bluttransfusionen sehr wertvoll. Der Bluttransfusionsapparat von *Braun-Melsungen* hat gute Dienste geleistet.

König (Bonn).

Otto Hoche, Die wehrchirurgische Behandlung der Verwundeten. Chemische Verletzungen und ihre Behandlung. (Chir. Abt., Staatskrankenh. d. Polizei, Berlin.) Med. Klin. **1940 II**, 857—860.

Operativer Eingriff bei Gaskranken wenn irgend möglich in örtlicher Betäubung ohne Adrenalin. Allgemeinnarkose zweckmäßig mit Evipan. Bei Phosgenkranken keine künstliche Atmung. Gelbkreuzkranke vor der Operation entgiften.

Gollasch (Hamburg).

Otto Hoche, Die wehrchirurgische Behandlung der Verwundeten. (Chir. Abt., Staatskrankenh. d. Polizei, Berlin.) Med. Klin. **1939 II**, 1448—1450.

Abhandlung über die durch verschiedene Waffenarten im menschlichen Körper entstehenden Verletzungen. Bei Pfählungsverletzungen ist unbedingt der ganze Pfählungskanal freizulegen. Schußwunden sind kombinierte Stich-, Riß- und Quetschwunden, pathologisch-anatomisch betrachtet, mit drei Hauptzonen (*Borst*). Der Wundschmerz wird individuell ganz verschieden empfunden. Der nach der Verletzung eintretende Schock bedarf meist keiner besonderen Therapie. Bei Verletzungen mit schwerer äußerlicher Blutung besteht Kollapsgefahr, bei der größere chirurgische Eingriffe nicht vorgenommen werden dürfen. *König* (Bonn).

Georg Schöne, Vorbeugende operative Wundbehandlung an der Front. Med. Klin. **1940 I**, 559—561 u. 588—590.

Jede Schußverletzung verlangt Maßnahmen gegen das Aufkommen der Infektion und eine spezifische Frakturbehandlung. Die Schwierigkeit im Kriege liegt darin, beides in Einklang zu bringen. Auch bei Schußbrüchen läßt sich durch rechtzeitige vorbeugende Wundbehandlung der Ausbruch einer schweren Infektion in der überwiegenden Mehrzahl der Fälle verhindern. Dem Ideal entspricht es, wenn vorbeugende Wundversorgung und Durchbehandlung der Fraktur bis zu ihrem Festwerden in einem stationären Lazarett in ein und derselben ärztlichen Hand vereinigt werden. Voraussetzung ist, daß sich der Abtransport schonend und ohne einen Effekt der Wundbehandlung wesentlich beeinträchtigenden Zeitverlust bewerkstelligen läßt. Unter den Kriegsverhältnissen muß oft eine Zweiteilung eintreten. 1. Wundversorgung bei den vorderen Sanitätsformationen, 2. Frakturbehandlung im rückwärtigen Lazarett. Bei dem Transport empfiehlt es sich dringend, einen ausreichenden Bericht über Befund, Operation, Infektionslage usw. mitzugeben. *H. E. Kersten* (Gelnhausen).

E. K. Frey, Über Wundversorgung im Gefechtsbereich. (Chir. Klin., Med. Akad., Düsseldorf.) Chirurg **11**, 808—813 (1939).

Im Kriege, vor allem im Bewegungskriege, wird es sehr oft nicht möglich sein, innerhalb der ersten Stunden eine aseptisch-chirurgische Wundbehandlung vornehmen zu können. Es werden auch nicht immer ausreichend geschulte Ärzte vorhanden sein, und oft wird die Zeit für eine solche Wundversorgung fehlen. Wer nicht über sehr große Erfahrungen in der Behandlung von Kriegsverletzten verfügt, soll die primäre Wundnaht unterlassen. Im Vordergrund chirurgischer Behandlung der Kriegswunden wird die Spaltung und Drainage stehen. Bauchverletzungen sollen so frühzeitig wie möglich operiert werden. Dieselbe Eile ist geboten bei vielen Formen von Brustschüssen. Der offene Pneumothorax ist alsbald in einen geschlossenen zu verwandeln. Hier ist also ausnahmsweise der primäre Wundschluß richtig und notwendig. Operierte mit Brust- und Bauchschüssen sollen nicht sofort abtransportiert werden. Die Oberschenkelschußfrakturen stellen nach den Schädel- und Bauchschüssen die gefährlichsten Verletzungen dar. Hier ist die Frage des Transportes untrennbar mit der Frage der Behandlung verbunden. Hervorragende Bedeutung besitzt die Schmerzbekämpfung. Auch die Bluttransfusion soll eine wesentlich größere Beachtung erfahren als im Weltkriege. Die prophylaktische Tetanusimpfung bietet einen sehr hohen Schutz und muß deshalb durchgeführt werden.   *H. E. Kersten* (Gelnhausen).

H. Wildegans, **Kriegschirurgische Erfahrungen im polnischen Feldzuge.** Dtsch. med. Wschr. **1940,** 343—347.

Trotz des im Polenfeldzug anfänglichen Vorherrschens von Infanteriegeschoßverletzungen waren fast alle, auch kalibergroßen Wunden, infiziert. Fast alle frischen Schußwunden bedurften der operativen Behandlung. Warnung vor der primären Naht, außer beim offenen Pneumothorax und Gelenkverletzungen. Gasbrand wurde selten und nur bei Extremitätenschüssen beobachtet. Die Anwendung der Blutleere ist bei der operativen Behandlung des Gasbrandes zu vermeiden. Das polyvalente Gasbrandserum hat nicht überzeugt. Tetanus trat bei den deutschen Verwundeten äußerst selten auf im Gegensatz zu den meist nicht geimpften polnischen Verwundeten. Chloräthylrausch, Äthernarkose, Evipankurznarkose und Lokalanästhesie waren die meist angewandten Schmerzstillungsarten. Schußverletzungen von Knochen und Gelenken waren' die weitaus häufigsten Verwundungen. Als bester Transportverband hat sich der gutgepolsterte Gipsverband bewährt. Von den operierten Bauchschußverletzten sind schätzungsweise über 70% ad exitum gekommen. Bauchverletzte sollen deshalb bei Massenandrang zunächst zurückgestellt werden. Schädel- und Hirnverletzte konnten meist erst im Kriegslazarett befriedigend versorgt werden. Die prophylaktische Tracheotomie bei Trachea- und Kehlkopfschüssen kam nicht genügend zur Anwendung. Von 43 Aneurysmen, die Verf. sah, heilte nur ein solches der Art. axillaris spontan aus. Von der Bluttransfusion wurde wider Erwarten wenig Gebrauch gemacht. Konserviertes Blut kam nicht zur Anwendung.   *König* (Bonn).

Wilh. Lohmüller jr., Der Steckschuß (zugleich ein Beitrag zur Frage der Geschoßwanderung. (Münch. med. Wschr. **1940 II,** 829—832.

Für Entfernung eines im Körper eingedrungenen Geschosses muß grundsätzlich ein triftiger Grund vorhanden sein. Ortswechsel von Steckschüssen darf nur behauptet werden, wenn die frühere Lage vorher genauestens bekannt war. Alle Anfänge von Ortswechsel bleiben symptomlos oder werden zunächst verkannt. Die Ursache von Lageveränderungen ist nach wie vor in Dunkel gehüllt. Der anat.- histol. Grundlage ist mehr Beachtung zu schenken wie bisher. Es sind stets eindeutige, klare erste Befunde niederzulegen mit Röntgenuntersuchung. Ein chirurgischer Eingriff darf nicht ohne Indikation vorgenommen werden. Die Steckschußträger sollen möglichst in Beobachtung ein und desselben Arztes bleiben. Häufigere Kontrollen sind nötig.   *H. E. Kersten* (Gelnhausen).

Paul Kurzweg, Beurteilung von Spätfolgen bei Steckschüssen. (Versorgungsamt I, Berlin.) Ärztl. Sachverst.ztg **66,** 41—47 (1940).

Nicht jede Lageänderung eines Steckgeschosses ist auf echte Wanderungsvorgänge zurückzuführen, es kommen eine Reihe von Ortsveränderungen vor, die rein passiven Ursprungs sind (Absacken in natürliche oder pathologische Hohlräume, bei Absceßbildung). Nach Abzug derartiger Fälle von Ortsveränderungen, bei denen es sich also um rein passiven Geschoßtransport handelt, verbleiben nur wenige Beobachtungen echter Geschoßwanderung. Wenn es überhaupt zu einer echten Wanderung kommt, so erfolgt dieselbe immer caudalwärts, nie in entgegengesetzter Richtung, wobei es gleichgültig ist, in welcher Richtung das spitze Ende eines Geschosses weist. Auch spielen dabei Gewebseigenschaften des Geschoßbettes eine wichtige Rolle. Was nun die örtlichen Auswirkungen von Steckgeschossen anbelangt, so ist auch diese in der Mehrzahl der Fälle überraschend gering. Einer besonderen Beachtung bedürfen die Hirnsteckschüsse, die fast immer eine schwere Beeinträchtigung der Gesundheit und Leistungsfähigkeit darstellen und auch zu folgeschweren sozialen Auswirkungen führen können. Spätfolgen von Steckschüssen liegen trotz verhältnismäßiger Seltenheit doch in manchen Einzelfällen durchaus im Bereich der Möglichkeit. *H. E. Kersten.*

G. Axhausen, Über die Versorgung der Gesichts-Kieferverletzungen des Krieges. Chirurg **11**, 801—807 (1939).

Auch für die Gesichts-Kieferverletzungen fordert Verf. die primäre operative Wundversorung. Sie erspart den Schwerverletzten Wochen und Monate der Qual und der Verzweiflung. Sie kürzt die Heildauer in jedem Falle um ein Vielfaches ab und endigt im jeweils möglichen Heilungsoptimum. *H. E. Kersten.*

W. Reichhold, Erfahrungen einer Sanitätskompanie in Polen. Dtsch. Mil.arzt **5**, 109—110 (1940).

Die motorisierte Sanitätskompanie ist in ihrer jetzigen Zusammensetzung leistungsfähig genug, die ihr gestellten Aufgaben zu meistern. *Metge* (Wismar).

L. Schredl, Als Chirurg bei einer bespannten Sanitätskompanie in Polen. (Chir. Abt., Städt. Oberlandkrankenh., Frankf a. d. O.) Chirurg **12**, 486 bis 490 (1940).

Fronterfahrungen im Polenfeldzug auf dem Gebiet der allgemeinen und speziellen Kriegschirurgie. *Reckling* (Straßburg).

Paul Moritsch, Erfahrungen während des Einsatzes des Feldlazarettes im Polenkrieg. Dtsch. Mil.arzt **5**, 110—117 (1940).

Organisatorisch interessant die Umgestaltung einer Trage zum Behelfsoperationstisch durch Anbringen eines Brettes in der Mitte, „Austausch" des Spirituskochers vom Feldsterilisiergerät gegen einen Spiritusgaskocher und Ergänzung des Gerätes durch einen Weckeinkochtopf. *Metge* (Wismar).

A. Tudor Hart, War wounds and air raid casualities. War surgery in spain. 2. Treatment of septic wounds. (Kriegschirurgie in Spanien. Behandlung septischer Wunden.) Brit. med. J. Nr **4091**, 1146—1149 (1939).

Die Grundsätze für die Behandlung frischer Wunden sind: Entfernung aller Fremdkörper und des nicht lebensfähigen Gewebes. Ruhigstellung und offene Wundbehandlung. Zur Entfernung nekrotischen Gewebes ist Madenbehandlung sehr geeignet. Gummidrainage für wenige Tage. Reichlich schmerzstillende Mittel (Morphium). Sulfanilamide haben keine besonders hervortretende Wirkung gezeigt. Auf jeden Fall ist sehr hohe Dosierung notwendig (14 g in 24 Stunden). Die massive Gasgangrän, die innerhalb weniger Stunden zum Tode führt, bildet nur einen geringen Prozentsatz der Anaerobierinfektionen. Nie darf im Felde bei Amputationen primär genäht werden. Auch Durchblutungsstörungen erhöhen die Gefahr der Gangränentstehung. Deshalb Vorsicht mit Gipsverbänden. Die Toxizität der Anaerobierinfektionen ist sehr verschieden. Man sieht oft abgekapselte Gasabscesse ohne jede Allgemeinerscheinung. Daneben findet sich häufig Metastasenbildung. Nur bei massiver Gasgangrän ist die Amputation angezeigt. In allen übrigen Fällen genügt die breite Wundspaltung und Entfernung der Nekrosen. Serum wird am besten lokal angewandt. Bei Verletzungen der oberen Extremität ist selten die Amputation notwendig. Bei der Ruhigstellung immer auf die Abduktion achten. Bei Verletzungen der unteren Extremität hat im Felde die *Braun-Böhler*-Schiene den Vorrang vor allen anderen Verbänden. Bei Extensionsverbänden hat sich am besten der *Kirschner*-Draht durch die Femurkondylen bewährt. *Graßmück.*

Werner Geisthövel, Kriegserfahrungen aus der chirurgischen Abteilung eines Reservelazaretts. (Reservelaz., III. Chir. Univ.-Klin., Frankfurt a. M.) Münch. med. Wschr. **1940 II**, 933—935.

Hirn- und Rückenmarkverletzte vertrugen den Lufttransport durchweg gut. Ebenso Lungenschußverwundete mit gut geschlossenem Pneumothorax und an ständig geschiente Extremitätenschußverletzte. Bauchschüsse „sollten möglichst schnell an der Front operiert" werden. Unversorgte Bauchschußschäden werden durch jede Transportart äußerst verschlimmert. Die Wundstarrkrampfschutz-impfung soll an der Front grundsätzlich bei allen Verwundungen angewandt werden. Bei großen Gesäß- und Bein-Fleischwunden ebenfalls Versorgung mit Gasbrand-Serum. Gasbrand im Anfangstadium röntgenologisch durch Gas in den interstitiellen Räumen der Muskulatur festzustellen, wenn noch kein Knistern vorhanden ist. Behandlung des pulsierenden Hämatoms bzw. Aneurysmas durch Unterbindung des zu- und abführenden Gefäßabschnittes nach abwartender Vor-behandlung (Ausbildung des Kollateralkreislaufes), soweit dies möglich. Anzeige zur Amputation in der Kriegschirurgie nicht so zurückhaltend wie im Frieden. Nicht immer ist der Gipsverband mit Fenster und Eisenbügeln anwendbar. Der einfache Infanteriedurchschuß und der Steckschuß traten in diesem Kriege gegen-über der Spickung mit zahlreichen Splittern zurück. Zurückhaltung bei der Ent-fernung der Splitter! Nur die größeren und in der Nähe von Gefäßen und Nerven liegenden Splitter sowie die leicht erreichbaren und eine Eiterung unterhaltenden wurden entfernt. Bei großen und verschmutzten und schon einige Tage alten Wunden keine Ausschneidung mehr, da der Schutzwall zerstört und eine Infektion der neuen Wunde gesetzt wird. Daher auch Zurückhaltung bei Trepanation der-artiger Schädelverletzungen. Bei Lungenschüssen mit großen Granatsplittern in den Lungen ebenfalls „recht konservativ". Punktion des Hämothorax nur bei größerer Verdrängung und stärkeren Beschwerden. — Bei Unfällen im Front-bereich waren infolge langen und schwierigen Transportes z. T. mehr blutige Ein-richtungen erforderlich als in der friedensmäßigen Unfallbehandlung. Die *Lane*-sche Platte wurde gerne angewandt und teilweise nur mit 2—3 dicken Katgut-fäden (gedoppelt) an den Bruchenden umwickelt. Je nach Hebelarm und kräf-tiger Muskelzugwirkung bei Schrägbruch tritt die Drahtumschlingung in ihr Recht.

Reckling (Straßburg).

J. Dubs, Die Amputation in der Kriegschirurgie. (26. Jahresvers. d. Schweiz. Ges. f. Chir., Lausanne, Sitzg. v. 13.—14. V. 1939.) Helvet. med. Acta **6**, 842—844 (1940).

Bei schweren Schußverletzungen wird man sich eher zur Amputation ent-schließen als bei Friedensverletzungen. Oberster Grundsatz ist, das Leben zu retten. Dann kommt erst die Sorge für einen brauchbaren Stumpf. Die osteo-plastischen Amputationen gehören nicht in die Kriegschirurgie. *Engelke.*

C. Max Page, Amputations under war conditions. Brit. med. J. Nr **4096**, 77—80 (1939).

In der Technik der Amputation steht bei septischen Zuständen die Rücksicht auf die Sepsis im Vordergrund. Die einzeitige Amputation nach Art der Guillotine ist nur beim Gasödem zweckmäßig. Der zweckmäßige Oberschenkelstumpf ist 9—10 Zoll lang, Unterschenkelstumpf 6—7 Zoll lang. Der beste Oberarmstumpf mißt bis 2 Zoll oberhalb des Epicondylus. Der beste Unterarmstumpf ist 6—7 Zoll lang. Der Syme empfiehlt sich besonders bei Kindern. Der größte Teil der Syme-stümpfe bleibt nur im Durchschnitt $7^1/_2$ Jahre tragfähig. *zur Verth †.*

Fritz Härtel, Allgemeine chirurgische Technik im Kriege. Dtsch. med. Wschr. **1939 II**, 1677—1680.

Zusammenfassende Abhandlungen über die vielseitigen Aufgaben des Chirurgen im Felde und des Kriegschirurgen in der Heimat. Technik der primären Wund-revision nach *Friedrich*. Die primäre chemische Desinfektion wird verworfen. Kurze Hinweise zum Verhalten bei Blutungen, Erstickungsgefahr, Schußfrakturen, Gesichtsverletzungen und Verbrennungen (Tannin). Warnung vor Lebertransalbe bei frischen Verletzungen und vor zu häufigem Verbandwechsel. Für die Operationsbetäubung kommt Chloroform als Zusatznarkoticum in Frage, für Kurznarkosen Chloräthyl und Evipan. In der Heimat arbeitet der Kriegschirurg friedensmäßig, meist in Speziallazaretten mit dem Nachteil, daß er die Verwundeten meist nicht aus erster Hand bekommt. *König* (Bonn).

H. Eggers, Über Kriegschirurgie auf dem Hauptverbandplatz. Münch. med. Wschr. **1940 I**, 113—117.

Soll, wo möglich, dem Feldlazarett vorarbeiten. *Metge* (Wismar).

R. Klapp, Mein Beitrag zur Kriegschirurgie. (Chir. Klin., Univ. Marburg a. d. L.) Zbl. Chir. **1940**, 51—78.

1. Drahtextension, zumal auch in der Anwendung bei abhängigen Weichteilwunden. 2. Tiefenantisepsis, heute Wundumspritzung genannt, früher mit Vuzin, heute mit Rivanol. 3. Die behutsame Behandlung der Gelenkempyeme. 4. Physiologische Entfernung von Knochensplittern und Sequestern bei Knochenschüssen. 5. Behandlung der Unterkieferschußbrüche. 6. Der Tennisschlägerverband.

Metge (Wismar).

Closed method of treating war wounds. (Die geschlossene Behandlung von Kriegsverletzungen.) Lancet **1939 II**, 655—656.

Es wird darunter die Behandlung von Wunden und insbesondere Schußfrakturen unter einem geschlossenen Gipsverband verstanden. *Trueta* hatte dabei unter 1000 Fällen 90% gute Erfolge und nur 0,5% Todesfälle. Die Gefahren liegen darin, daß eine einsetzende Infektion nicht rechtzeitig erkannt wird. Nur ein sehr erfahrener Arzt wird diese Methode mit Erfolg anwenden können.

Graßmück (Prag).

Hermann Schneider, Prognose und Behandlung der Bauchschüsse. (Chir. Univ.-Klin., Freiburg i. Br.) Med. Welt **1939**, 1525—1527.

Jeder Bauchschuß mit Verdacht auf Darm- oder Organverletzungen ist auch bei unbedeutenden klinischen Erscheinungen so rasch und schonend als möglich operativ zu behandeln. Die Prognose der Bauchschüsse hängt weitgehend vom Ausmaß der Blutung und Darmverletzung sowie von der Entwicklung eines traumatischen Schocks ab. Zur Vermeidung des postoperativen Schocks mit der Gefahr des tödlichen Kollapses ist nach Stillung der Blutung insbesondere der Kreislauf zu stützen, für Wärmeschutz Sorge zu tragen und von Bluttransfusion Gebrauch zu machen. Warnung vor Chloroform als Betäubungsmittel.

König (Bonn).

J. Trueta, Treatment of war fractures by the closed method. (Behandlung von Kriegsfrakturen mit geschlossener Methode.) (Dep. of Surg., Gen. Hosp. of Satalunya, Barcelona.) Brit. med. J. Nr **4117**, 1073—1077 (1939).

Die Hauptpunkte der Behandlung, die sich vor allem auf die Erfahrungen im Spanienkriege stützt, sind Vermeidung von Infektion und bestmögliche Reposition der Bruchenden. Außer von Tetanus- und Gasbrandserum wurden von Serumbehandlungen keine Erfolge gesehen. Auch der Wert von antiseptischen Mitteln ist fraglich. Sulfanilamide sind nur bei Pneumonien und Meningo-Encephalitiden angezeigt. Die Ausschneidung von gequetschten Muskeln ist wichtiger als die der Haut und des Knochens. Primärversorgung ist in manchen Fällen auch später als nach 8 Stunden noch möglich, in anderen Fällen ist die Infektion schon nach 4 Stunden eingedrungen. Die Komplikationen der Wundheilung bestehen in Zellgewebsentzündung und in Lymphgefäßentzündung. In diesen Fällen muß der ungepolsterte Gipsverband entfernt werden. Gasbrand ist zu erkennen, bevor noch schwerere Erscheinungen bestehen. Tiefe Incisionen und Entfernung von nekrotischem Gewebe. Fensterungen des Gipsverbandes sind nicht vorteilhaft.

Nach Ausschneidung nach *Friedrich* sind von offener Wundbehandlung gute Erfolge gesehen worden. Eine solche ist vor einer Gipsanlegung ratsam, wenn Zweifel bestehen, ob ein Glied infolge Gefäßschädigung erhalten werden kann. Die erreichten Erfolge sind im großen und ganzen als befriedigend zu bezeichnen.
Schosserer (Stolzalpe).

M. zur Verth†, Unfallchirurgie, Kriegschirurgie, Seekriegschirurgie. Med. Welt **1940**, 521—523.

Kurze und klare Herausarbeitung der Eigentümlichkeiten der Unfall-, Landkriegs- und Seekriegsverletzung und der sich daraus ergebenden auf die Besonderheiten der genannten Kategorien abgestimmten Aufgaben der friedensmäßigen Unfallchirurgie, der Landkriegs- und Seekriegschirurgie. Eine interessante Gegenüberstellung der Verletzungsarten, Infektionsgefahr, Transportmöglichkeiten, Art und Zeit der Versorgung, Weiterbehandlung, Rücktransport und des Arztwechsels auf diesen drei Gebieten. Insbesondere sind die Ausführungen über die Seekriegschirurgie für den Marinearzt sowohl wie für den Nichtmarinearzt von großem Interesse.
Reckling (Straßburg).

Paul Falk, Praktische Winke zur Behandlung der Kriegsverletzungen des Kehlkopfes. (Univ.-Klin. f. Ohren-, Nasen- u. Kehlkopfkrankh., Marburg a. d. L.) Med. Welt **1940**, 81—84.

Bei einer Commotio des Kehlkopfes steht nach Ausschluß eines organischen Atemhindernisses die Behandlung der durch sie bedingten Ohnmachtsanfälle, Krämpfe und Shockzustände im Vordergrund. Die Kontusionen und Distorsionen des Kehlkopfes bedürfen meist nur symptomatischer Behandlung. Kehlkopfbrüche verursachen fast immer Atemnot, so daß als erste Hilfe die Nottracheotomie in Frage kommt. Nach Herstellung der Transportfähigkeit ist die Überführung in ein Heimatspeziallazarett erforderlich. Die glatten Infanteriedurchschüsse des vorderen Kehlkopfbereiches machen meist fast keine sichtbaren Veränderungen, die im hinteren Bereich der Stimmbänder liegenden Schußverletzungen sind dagegen immer als sehr ernst zu beurteilen. Alle Kehlkopfverletzten sind vordringlich zu behandeln. Blutstillung und Nottracheotomie müssen am Ort der Verletzung ausgeführt werden. Auch wenn eine Tracheotomie nicht sofort notwendig ist, muß vor einem Weitertransport auf jedem Fall eine prophylaktische obere Tracheotomie gemacht werden. Bei unstillbaren Blutungen und schweren Verletzungen des Luftweges ist die frühzeitige Laryngofissur angezeigt. *König* (Bonn).

H. v. Haberer, Behandlung der Darmschüsse im Kriege. (Chir. Univ.-Klin., Köln.) Z. ärztl. Fortbildg **37**, 193—196 (1940).

Als Ideal wäre die Errichtung entsprechend eingerichteter Sanitätsanstalten in Höhe der Feldlazarette anzusehen, wo Fachchirurgen sich ausschließlich mit Bauchschüssen zu beschäftigen hätten. Dabei müßte die Möglichkeit gegeben sein, die Kranken so lange zurückzuhalten, bis ihnen der gefährliche Abtransport nicht mehr schaden könnte. Besonders wird betont, daß gerade bei Bauchschüssen ein Verhaltungsschema nicht gegeben werden kann, daß vielmehr die ärztliche Verantwortung im Einzelfalle auf Grund der besonderen ärztlichen Kunst zu entscheiden hat.
Purrucker (Berlin).

Georg Schöne, Vorbeugende operative Wundbehandlung an der Front. Med. Klin. **1939 II**, 1475—1477.

Weichteilwunden ohne Beteiligung von größeren Gefäßen und Nerven werden radikal im Gesunden exstirpiert, aber nicht primär genäht. Fremdkörper sind ohne langes Suchen möglichst zu entfernen. Warnung vor der Tamponade des Schußkanals. Bei Steck- und Durchschüssen Wundkanal soweit als möglich excidieren, evtl. Hautbrücke spalten oder Gegenincisionen machen. *König* (Bonn).

S. Lenner, Erfahrungen mit Gasbranderkrankungen im Felde. Aus einem Feldlazarett im Westen. Chirurg **12**, 481—486 (1940).

Unter 750 Verletzten 18 einwandfreie Gasbrandinfektionen. Hauptsächliche Ursache war Granat- und Minensplitterverletzung. Minensplitter meist gefährlicher (Lagerung im Erdboden!). Gasbrand nach Pistolen-, Infanterie- und Maschinengewehrschüssen wurde nicht beobachtet. Zwei Gasbrandinfektionen nach Verkehrsunfällen auf Straße und Feldweg. Gasbrand an Schädel- und Rumpfwunden wird tödlich ausgehen, an den Gliedmaßen kann er unter Umständen beherrscht werden. Große Wundtaschen mit ausgedehnter Gewebszertrümmerung sind gasbrandbedroht. Auch kleine harmlos anmutende Wunden mit Splittern in der Tiefe sind gasbrandverdächtig. Subfascialer Gasbrand ist prognostisch und hinsichtlich der Beherrschung ungleich ernster zu beurteilen als der epifasciale Gasbrand. Nach 6 Stunden wurde bereits Gasbrand beobachtet, die Infektion tritt also praktisch sofort ein, während die klinischen Erscheinungen erst am 2. Tag auftreten. „Es spannt" ist immer die erste Angabe des Verletzten. Verfallener Gesichtsausdruck bei noch gutem Allgemeinzustand ist alarmierend. Bei größeren äußeren Wunden mit Gasbrand fehlt nie ein „widerlich-süßlicher Geruch" ähnlich dem bei Leichenfäulnis. Die typischen Symptome des Knisterns, der Gasblasen und der schwarzbraunen Verfärbung dürfen vor dem Eingriff nicht erst abgewartet werden. Von 18 starben 4, amputiert wurde 4mal. Im übrigen rücksichtslose breite Eröffnung und Anwendung von *Dakin*scher Lösung. Virulenz der Erreger und Lokalisation spielen prognostisch eine große Rolle. Der Gasbrandanaerobier darf nicht unter Wundnahtverschluß gelegt werden. Keine Tamponade, die verstopft, sondern ableitende Drainage! Ruhigstellung. Allergründlichste Wundbeobachtung. Amputationsanzeige gewissenhaft abwägen. Stumpf unbedingt offen halten. Keine gekünstelte Lappenbildung. Endgültige Stumpfversorgung nicht Aufgabe des Feldlazarettes. Gasbrandserum wurde weder therapeutisch noch prophylaktisch verwandt! Besondere Wirkung durch Bluttransfusionen wurde weder vorübergehend bei den tödlich verlaufenen Fällen noch unmittelbar beim Heilverlauf der übrigen beobachtet. Rechtzeitige Erkennung und zielsicher abwägendes chirurgisches Vorgehen bedeuten alles. *Reckling* (Straßburg).

W. Nonnenbruch, Über die Kriegsniere. (Med. Univ.-Klin., Frankfurt a. M.) Med. Welt **1939**, 1499 1500.

Die Kriegsnephritis ist eine akute diffuse Glomerulonephritis und als solche nach den *Volhard*schen Richtlinien zu behandeln. *Schuntermann* (Hamburg).

Carl Franz, Die verzögerte Naht und die Sekundärnaht bei Schußwunden. Zbl. Chir. **1940**, 1525—1530.

Die „verzögerte Naht" ist berufen, die im Kriege verpönte Primärnaht abzulösen. Darüber hinaus muß stets an Sekundärnaht gedacht werden. *Metge.*

Fritz Schwarz, Sprenggasvergiftungen, ein vernachlässigtes Kapitel der Kriegstoxikologie. (Gerichtl.-Med. Inst., Univ. Zürich.) Schweiz. med. Wschr. **1940 I**, 78—81.

Die Sprenggase als Verbrennungsprodukte der Sprengstoffe können besonders in mehr oder weniger abgeschlossenen Räumen lebensgefährlich werden. Die Diagnosestellung soll an eine vorausgegangene Explosion oder Detonation gebunden sein. Selbst im Freien sind bei Windstille tödliche Sprenggasvergiftungen möglich. Die Hauptbedeutung kommt dabei dem Kohlenoxyd zu, daneben der Blausäure und dem Kohlendioxyd. Symptomatologie und Therapie der Vergiftungen durch Kohlenoxyd, Nitrosegase, Blausäure und Kohlensäure. An die Vergiftungsgefahr durch Auspuffgase der Explosionsmotoren wird erinnert.

König (Bonn).

Juraj Körbler, Krebsbildung nach Kriegsverletzungen. (Staatl. Radium-
   Inst., Zagreb.) Klin. Wschr. **1940 I**, 665.

Ein 54jähr. Arbeiter kommt 20 Jahre nach einer Granatsplitterverletzung
an der Hüfte mit einer Krebsgeschwulst in der alten Narbe in ärztliche Behandlung.   *Pillet* (Hamburg).

G. Kreglingler, Zur Wahl der Betäubungsverfahren im Krieg und Frieden. (Chir. Abt., Elisabeth-Krankenh., Koblenz.) Zbl. Chir. **1940**, 1153
   bis 1159.

Betrachtet als fürs Feld angängig nur die Chloroformnarkose und empfiehlt
dafür das Gerät nach *Kappeler*.   *Metge* (Wismar).

Max Krabbel, Die Narkose des Feldarztes. (Chir. Klin., Städt. Krankenh.,
   Aachen.) Med. Klin. **1939 II**, 1591—1592.

Für Feldverhältnisse kommen als Narkosemittel nur Chloräthyl-Äther, Pantocain und Evipan in Frage. Vor Chloroform wird gewarnt.   *König* (Bonn).

Richard Goldhahn, Schmerzausschaltung unter besonderer Berücksichtigung der Kriegsverhältnisse. (Kreiskrankenh., Liegnitz.) Med.
   Welt **1940**, 1—6.

Lokalanästhesie und Lumbalanästhesie haben unter Kriegsverhältnissen nur
eine geringe Bedeutung. Für Kriegsverhältnisse ist eine gewisse Einheitlichkeit
des Patientengutes anzuerkennen, das allerdings durch wechselnde äußere Verhältnisse infolge Erschöpfung, psychischen Traumen, Shock und Blutverlust auch
wieder sehr unterschiedlich sein kann. Kriegserfahrungen wechseln, das zeigt der
Weltkrieg, in dem vom Chloroform zum Äther, nicht wegen mangelhafter Erfahrungen, sondern wegen der veränderten allgemeinen Widerstandsfähigkeit der
Soldaten im Laufe der Jahre Rechnung getragen werden mußte (sog. Soldatenherz,
Herzerweiterung durch Überanstrengung oder Unterernährung). Schwierige
Apparatnarkosen kommen für Kriegsverhältnisse nicht in Frage. Mit den Nach-
teilen des Äthers gegenüber dem Chloroform muß man sich auseinandersetzen, sie
sind zu überwinden. Der „gute alter Äther" kommt den Forderungen nach einem
brauchbaren Feldnarkoticum noch am meisten entgegen. Es ist eine Narkose
der Auswahl, nicht eine Narkose der Wahl anzustreben.   *H. Schmidt.*

E. Fritzsche und *Rolf Stadler*, Über eine neuartige Lagerungs- und Ex-
   tensionsschiene für kriegschirurgische Zwecke. (Kanton. Krankenanst., Glarus.) Schweiz. med. Wschr. **1939 II**, 879—881.

Die neue Lagerungsschiene ähnelt der *Braun*schen Schiene, kann von jedem
Schlosser aus gewöhnlichem Bandeisen angefertigt und raumsparend zerlegt
werden. Sie läßt sich rasch montieren, ist nach Körpergrößen verstellbar und eignet sich zur Extension auch während eines Transportes des Verletzten. Gewicht
4 kg.   *König* (Bonn).

W. Schulz, Fahrräderbahren zum Krankentransport. Dtsch. Mil.arzt 5,
   239—241 (1940).

Zur Herstellung einer „Fahrradbahre" werden 2 Fahrräder durch 4 Latten,
Besenstiele oder stärkere Äste mit Bindesträngen in einer Entfernung von 80 bis
100 cm fest miteinander verbunden und die Trage längs darauf gesetzt. Aus
einem Fahrrad läßt sich eine „Fahrradbahre" herstellen, indem beide Räder ab-
montiert und von Achse zu Achse durch ein 70 cm langes, an beiden Enden recht-
winkelig abgebogenes, durchbohrtes Flacheisen fest verbunden werden. Die
Krankentrage wird dann mit dem Fußende auf die Flacheisenachse gesetzt und
durch einen Krankenträger vom angehobenen Kopfende aus geschoben.
                                                         König (Bonn).

Wilhelm-Otto Schaefer, Der neue Schlitten der Gebirgstruppe für den Verwundetentransport. Dtsch. Mil.arzt **5**, 238—239 (1940).

Beschreibung eines zweckmäßigen Schlittengerätes, das im wesentlichen aus einer Krankentrage 37, ein Paar Schneeschuhen und 4 Lenkstützen aus Stahlrohr mit runden Handgriffen besteht, wie ein Hörnerschlitten bedient und hälftengleich zerlegt werden kann. *König* (Bonn).

G. E. Neligan, War wounds and air raid casualties: War injuries to the genitourinary. tract. (Kriegswunden und Bombenverletzungen. Kriegsverletzungen des Urogenitaltraktes.) Brit. med. J. Nr **4100**, 291—293 (1939).

Die Erfahrung ergab, daß es besser ist, mit einer eventuellen Operation zu warten, bis der erste Shockzustand vorüber ist, ein Ereignis, das meist einige Stunden nach der Einlieferung ins Lazarett eintritt. Bei einfachen Durchschüssen der Niere kann konservativ vorgegangen werden. Es muß aber immer mit der Verletzung anderer abdominaler Organe gerechnet werden. Diagnose ist häufig schwierig, da auch das retroperitoneale Hämatom schwere abdominale Erscheinungen macht. Bei großen Zerreißungen der Niere ist die Exstirpation erforderlich. Nur bei kleineren Verletzungen der Randpartien kann man durch Naht das Organ eventuell erhalten. Verletzungen des Ureters sind sehr selten. Ureterfisteln heilen meist spontan aus. Bei der Blase muß man intra- und extraperitoneale Verletzungen unterscheiden. Bei ersteren muß immer laparotomiert werden, während bei letzteren meist das Anlegen einer suprapubischen Fistel genügt. *Graßmück* (Prag).

Ramstedt, Über die primäre Versorgung der Schußwunden mit besonderer Berücksichtigung der Fremdkörper. Chirurg **12**, 478—481 (1940).

Nichtmetallene Fremdkörper, besonders Kleiderfetzen, sind frühzeitig aus den Schußwunden zu entfernen. Zur Kontrolle sind Kleidungsstücke, um auf Löcher nachgesehen werden zu können, dem Verletzten bei Verlegungen mitzugeben. *Tyrell* (Hamburg).

W. Manninger, Die Hypochlorite in der Kriegschirurgie. Dtsch. med. Wschr. **1940** I, 169—170.

Verf. hat ein Natriumhypochlorit-Borsäure-Gemisch (Hypnabor-Lösung) hergestellt, das der *Dakin-Carrel*schen Lösung gleichwertig sein soll. Das Stammgemisch (5 ccm Natriumhypochloritlösung zu 100 ccm 3proz. Borlösung) soll zum Berieseln von Wunden mit 4 Teilen abgekochtem Wasser verdünnt werden und hat selbst bei der Behandlung schwerster Rippenfelleiterung keine Vergiftungserscheinungen verursacht. *König* (Bonn).

Lange-Sundermann, Die Madentherapie in ästhetischer Form zur Behandlung schwer infizierter Kriegsverletzungen. Münch. med. Wschr. **1940** II, 1017—1019.

Provocin-Wundpulver aus Harnstoff, Lactose und Harnstoffsuperoxyd ersetzt die Madenbehandlung bei gleicher Wirkung. *Gollasch* (Hamburg).

Hugo Adam, Die Nachbehandlung Kriegsverletzter mit physikalischen Mitteln. Dtsch. med. Wschr. **1940** II, 819—821.

Hinweis auf die gebräuchlichen Mittel der neuzeitlichen physikalischen Nachbehandlung. *Reckling* (Straßburg).

O. Engelke, Das Orthopädie-Handwerk im Dienst der Wehrmacht. Chirurg **12**, 12—14 (1940).

Die Fachärzte der orthopädischen Versorgungsstellen bestimmen im Benehmen mit den Chefärzten der Reservelazarette die Art der orthopädischen Behelfe. Vom Verein Deutscher Ingenieure erfolgt eine laufende Überprüfung der orthopädischen Hilfsmittel. Gegen 1918 ist durch den von *Görlach* und *zur Verth* entwickelten Lotaufbau in der Kunstgliedanfertigung ein wesentlicher Fortschritt erzielt. *Gollasch* (Hamburg).

Adolf Fuchs, Über Krankheitszeichen, chirurgische Behandlung und Wesen der Kausalgie. Wien. klin. Wschr. **1940 II**, 632—636.

Die mit Kausalgie bezeichneten, sehr heftigen und anhaltenden Schmerzzustände nach Schußverletzungen werden an 7 Beobachtungen bei Verwundeten aus dem jetzigen Kriege geschildert. Sie traten nicht nur in dem verletzten Glied, sondern auch in dem korrespondierenden Arm und Bein bei Körperbewegungen, Berühren von trockenen Gegenständen, sensorischen Reizen usw. auf. Das Leiden wurde schlagartig durch Sympathektomie geheilt. Das Krankheitsbild ist besonders eingehend von *O. Förster* studiert worden. Die Kausalgie entsteht durch Irritation des peripheren sympathischen Geflechts. *Pillet* (Hamburg).

H. Nase, Poliomyelitis acuta anterior und' Wehrdienstbeschädigung. Münch. med. Wschr. **1941 I**, 293—295.

26jähriger Soldat, der am Tage nach einem Fall auf den Hinterkopf beim Turnen an einem sportlich durchgeführten Waldlauf teilnahm, erkrankte im Anschluß daran an einer *Heine-Medin*schen Krankheit und starb an einer akut einsetzenden Atemlähmung. Unter Berücksichtigung der im Schrifttum niedergelegten Beobachtungen wurde angenommen, daß der durch den Waldlauf erschöpfte Organismus ein aufnahmebereiter Nährboden für den bereits im Körper befindlichen Erreger der Krankheit gewesen ist und daß deshalb ein mittelbarer Zusammenhang im Sinne einer Verschlimmerung der *Heine-Medin*schen Krankheit durch eine Wehrdienstbeschädigung (dienstlich angesetzte Sportveranstaltung) besteht. *G. Flatau* (Dresden).

Rachold, Hautkrankheiten und Wehrdienstbeschädigung. (Städt. Krankenh., Linden-Hannover.) Dtsch. Mil.arzt **4**, 322—325 (1939).

Es ist häufig nicht einfach, zwischen den verschiedenen Möglichkeiten der Wehrdienstbeschädigung a) durch Dienstverrichtung, b) durch Unfall während des Dienstes oder c) durch dem Wehrdienst eigentümliche Verhältnisse klar voneinander zu trennen. So'sind natürlich Ekzeme im Sinne der Gewerbedermatosen, die durch Substanzen hervorgerufen sind, mit denen der Wehrmachtsangehörige durch seine Diensttätigkeit in Kontakt kommen muß, ohne weiteres als Dienstbeschädigung nach Ziffer 2a anzuerkennen, während eine Verätzung durch die gleiche Substanz im Anschluß an eine Explosion nach Ziffer 2b zu entschädigen wäre. Relativ einfach zu beurteilen sind die durch Unfall verursachten Hautschädigungen, wie sie durch Verätzungen von Kampfstoffen, durch Verbrennungen und Erfrierungen usw. zustande kommen können. Bei den entzündlichen Dermatosen sind allergische und obligat-toxische Reaktionen zu unterscheiden. Die Allergisierung kann bei dem Soldaten auch vor dem Diensteintritt stattgefunden haben. Trotzdem muß WDB. angenommen werden, wenn der erste Krankheitsausbruch während der Dienstzeit auftritt. Auch eine Verschlimmerung vorher bestehender Leiden kann durch die ganze Lebensführung des Soldaten im allgemeinen bedingt sein. Das Auftreten von Dermatomycosen und Pyodermien im weitesten Sinne kann ebenfalls durch die besonderen Verhältnisse des Wehrdienstes (z. B. starkes Schwitzen usw.) verursacht sein. Das gleiche gilt für die Ungeziefererkrankungen. Wesentlich schwieriger ist die Beurteilung allergischer Hautveränderungen, wie etwa der Urticaria, bei der versucht werden muß, das auslösende Allergen zu finden, um festzustellen, ob die Ursache unter die dem Wehrdienst eigentümlichen Verhältnisse fällt. Die Tatsache, daß eine Urticaria erstmalig während der Dienstzeit auftritt, genügt nicht, um WDB. anzunehmen. *G. Hopf* (Hamburg).

R. Scherb, M. R. Francillon und *E. Burckhardt*, Fußbeschwerden im Militärdienst. Schweiz. med. Wschr. **1940 II**, 701—705.

In der Schweiz werden Wehrmänner mit Fußbeschwerden in der sog. zentralen Krankenabteilung fachärztlich untersucht. Hier wird entschieden, ob der Truppenarzt oder eine fachärztliche Abteilung der Militärsanitätsanstalt die Behandlung durchführt. Bei leichten Fällen von Knick-Plattfuß werden die Schuhabsätze um 5—12 mm erhöht, wozu häufig noch der Innenrand der Sohle und des Absatzes um 3—5 mm erhöht wird. Im übrigen werden Maßeinlagen verordnet. Hinzu kommen Massage und Bewegungsübungen. Gegebenenfalls wird der Kranke einer anderen Waffengattung zugeteilt. *Engelke* (Berlin).

H. Döllken, Über „dienstliche" Hautkrankheiten bei den motorisierten Truppen. (Univ.-Hautklin., Leipzig.) Dtsch. Mil.arzt **5**, 278—281 (1940).

Es wird darauf hingewiesen, daß bei motorisierten Truppen durch Treibstoffe, Motoren- und Getriebeöle, Wasch- und Reinigungsmittel Ekzeme entstehen können. Wichtig sind deren Behandlung und Verhütung, Entfernung des Kranken aus seiner Tätigkeit, um Verschlimmerung und längere Dienstunfähigkeit zu vermeiden.

L. Peters (Köln).

A. Pillat, Gibt es eine Kriegshemeralopie? (Univ.-Augenklin., Graz.) Münch. med. Wschr. **1940 I**, 225—229.

Im Gegensatz zu der verbreiteten Anschauung, wonach die im Kriege auftretende Nachtblindheit eine Manifestierung vorher latenter Störungen der Dunkelanpassungsfähigkeit, also kein Leiden sui generis, sei, betont Verf. die spezifisch ursächlichen Faktoren einer echten Kriegshemeralopie. Sie tritt unter allen Umständen als Folge eines Vitamin A-Mangels auf, und zwar bei vermehrtem Verbrauch oder Entzug durch körperliche Erschöpfung, Blutverlust, Erkrankungen, klimatische Einflüsse (Tropen!), sowie unter herabgesetztem Sauerstoffdruck (Flieger), andererseits bei ungenügendem Angebot im Hunger bzw. infolge A-Mangel der Nahrung (Konserven), weiterhin bei ungenügender Resorption vom Darm aus (Intestinalerkrankungen usw.) und schließlich bei herabgesetztem Speicherungsvermögen der Leber, z. B. als Folge von Gasvergiftung. Eine größere Variationsbreite der sog. „normalen" Adaptationskurve sei unwahrscheinlich. Es wird die Bedeutung physiologischer Altersunterschiede bei der D.A. herausgestellt und besonders der nachteilige Einfluß der Blendung, bei der infolge vermehrten Verbrauches des Sehpurpur eine vorzeitige Erschöpfung der A-Reserven der Netzhaut stattfinde. Die Kriegshemeralopie ist also ein Ernährungsproblem, ihre Prognose gut, Spätfolgen ausgeschlossen, daher auch Versorgungsansprüche abzulehnen. *Siegert* (Hamburg).

Sitzler, Deutschlands Jugend im Krieg. Soz. Prax. **49**, 546—547 (1940).

Unsere Jugend hat sich im Kriege zum weitaus größten Teil bewährt. Hinsichtlich der Frage und manchmal geäußerter leiser Zweifel, ob sie auch die Kraft haben wird, in der kommenden Friedenszeit die geistige Kultur Deutschlands zu tragen und zu mehren, dürfen wir darauf bauen, daß das Schicksal, das uns eben noch das einzigartige Genie eines Adolf Hitler geschenkt hat, uns immer wieder auch die Dichter und Denker, die Forscher und Former senden wird, ohne die das deutsche Wesen seines besten Teiles beraubt wäre und niemals seine hohe Aufgabe erfüllen könnte. *G. Flatau* (Dresden).

Ernst Poeck, Das Biersche Glüheisen. (Eine alte Methode kriegschirur-
gischer Behandlung in neuem Gewande.) Münch. med. Wschr.
1940 I, 661—662.

Die Verwendung des Glüheisens (Thermokauter, Paquelin) bei komplizierten
Wundverletzungen mit starker Verunreinigung und Infektion zeigt günstige
Heilungsergebnisse.   *Pillet* (Hamburg).

J. G. G. Borst und *H. P. Veening*, Die Aufgabe des Internisten bei der Behandlung von Kriegsverwundungen. (Clin. v. Interne Ziekten, Univ.,
Amsterdam.) Nederl. Tijdschr. Geneesk. **1940**, 914—922 u. dtsch. Zusammenfassung 922 [Holländisch].

Der sekundäre Shock verläuft meist ungünstig. Allgemein wird angenommen,
daß der s. S. auf einer Kreislaufinsuffizienz infolge schlechter Füllung des Gefäßsystems beruht. Das Krankheitsbild gleicht dem einer langsamen Verblutung.
Intravenöse Kochsalzinfusionen bringen nur vorübergehende Besserung. Allgemein günstig wurden intravenöse Infusionen von Gummi arab. (Acacia) gefunden. Sie hat aber verschiedene Nachteile. Die Behandlung mit sog. Stimu-
lantien ist bei sek. Shock zwecklos. Nachhaltige Wirkung ist nur durch große
Mengen Blut zu erzielen. Die Zufuhr von Blut wird so lange angewandt, bis der
Blutdruck wieder normale Höhe erreicht hat. Nicht selten sind dafür einige
Liter Blut erforderlich.   *Haehner* (Frankfurt a. M.).

J. von Geschwanden, Ernährung und körperliche Leistung bei Soldaten.
Schweiz. med. Wschr. **1940 I**, 167—175.

Während eines 14 tägigen Wiederholungskurses im Mai 1939 wurden in einer
Abteilung von Gebirgsgrenzschutztruppen Untersuchungen durchgeführt, um festzustellen, ob durch Verabreichung eines vitaminreichen Nahrungsmittels die körperliche Leistungsfähigkeit verbessert oder erhalten werden kann im Vergleich zu
denjenigen Soldaten, welche dieses Nährmittel nicht erhielten. In diesem wurden
gereicht die Vitamine A, B, C, D. Die Ergebnisse sprachen dafür, daß in einer sog.
vitaminreichen Zeit oder bei einer vitaminarmen Ernährungsweise, sowie bei
schwerer körperlicher Arbeit eine entsprechende Ausgleichnahrung notwendig und
angezeigt ist.   *H. E. Kersten* (Gelnhausen).

Oskar Dost, Lazarettzüge in verschiedenen Staaten. Dtsch. Mil.arzt 4,
521—525 (1939).

Die kurze Übersicht zeigt, daß die Vereinigten Staaten in der Fürsorge für die
Verwundeten am weitesten gegangen sind; zu den besten Zügen gehören der
italienische und der deutsche, sie sind übersichtig und luftig wie geräumig, während
der englische und französische Lazarettzug an und für sich gut ausgestattet, zu
eng belegt sind. Diesen so zahlreichen Lazarettzügen der verschiedensten Länder,
die im Kriegsfall improvisiert eingerichtet werden, stehen nur 3 ständige Lazarettzüge gegenüber, und zwar in dem ehemaligen Polen, Rußland und in der Türkei.
Der ständige Lazarettzug bietet den größten Vorzug der sofortigen Einsatzbereit-
schaft. Wenn sie trotz dieses Vorzuges so selten sind, ist das mit der Kostspieligkeit
der Anlagen zu erklären.   *H. E. Kersten* (Gelnhausen).

Paul Kubitzki, Das Große Lazarettschiff, seine Einrichtung und Verwendung. Dtsch. Mil.arzt 4, 513—521 (1939).

Das große Lazarettschiff, das durch zweckmäßigen Umbau allen modernsten
Erfordernissen in sanitärer Ausrüstung und personeller Besetzung entspricht, stellt
ein schwimmendes Marinelazarett unter besonderer Betonung der chirurgischen

Fächer dar. Der Dienst an Bord, Krankenübernahme, ärztliche Versorgung der Verletzten und Kranken, Verpflegung und Krankenabgabe unter Beschreibung der Transportmittel und -wege und das marineärztliche Berichtswesen wurden eingehend erörtert. Die Verwendung dieses Schiffes hat sich bewährt. Es hat seine Aufgabe, ärztliche Versorgung von zum größten Teil Schwerverwundeten und Abtransport zur Entlastung der sich in Ostpreußen füllenden Lazarette, voll erfüllt und somit dazu beigetragen, durch sachgemäße Wundversorgung beste Heilungsmöglichkeiten zu schaffen und durch Abkürzung der Heilungsdauer die baldmöglichste Dienstfähigkeit wieder herzustellen und so letzten Endes die Schlagkraft der Wehrmacht zu erhöhen. *H. E. Kersten* (Gelnhausen).

10. Behandlung und Prophylaxe.

C. Reimers, Über die Versorgung von Bombenverletzten in einem Basislazarett. Nach Erfahrungen auf dem chinesischen Kriegsschauplatz. Chirurg **12**, 145—152 (1940).

Die von Bomben gesetzten Wunden unterscheiden sich in keiner Weise von denen der Artillerie. Als Besonderheit kann lediglich die Verletzung durch abgerissene Bombenflügel gelten. Wenn es der Zufall will, kann es dadurch zu langen Schnittwunden führen. Meistens verursachen die Bombensplitter buchtige Rißquetsch- oder Trümmerwunden, wie bei den Splittern der Artilleriewaffen. Man kann deshalb nicht erwarten, daß sie sich hinsichtlich der Infektion gutartig verhalten. Entscheidend ist die Schwere der Muskelzertrümmerung und die Größe des entstandenen Hautverlustes, wobei man die abgelederten und unterminierten Hautpartien mitzurechnen hat. Trotz Wundausschneidung war die Sorge um den kommenden Gasbrand groß. Die Infektion trat rasch ein und schritt rasch vor. Es wurden konsequent sowohl bei schon ausgebrochenen Gasbränden als auch bei den gasgefährdeten Trümmerschüssen eine Blutleere angelegt, sobald die Entscheidung zur Gliedabsetzung gefallen war. Bei ausgebrochenem Gasbrand tritt die Infektion in überraschend kurzer Zeit bis an den absperrenden Schlauch heran. Eine Überschreitung der Sperre wurde bisher nicht gesehen. Die Wundversorgung von Bombensplitterverletzungen war besonders aussichtsreich unter Benutzung aller modernen Hilfsmittel. Die Wundausschneidung wurde durchgeführt. Es wird jedoch vor allzu großem Optimismus gewarnt hinsichtlich Infektionsbehandlung bei frischen Bombensplitterverletzungen. Auf eine baldige und vollständige Schmerzausschaltung wurde der allergrößte Wert gelegt. *H. E. Kersten.*

M. zur Verth, Heilgymnastik in der Nachbehandlung Schwerverletzter. Jkurse ärztl. Fortbildg **30**, 15—19 (1939).

Der Wert der Heilgymnastik für den Schwerverletzten wird aufgezeigt. Die Vorzüge gegenüber der reinen Arbeitstherapie werden beleuchtet. Die Heilgymnastik ist heute das Mittel der Wahl, dem Schwerverletzten das Vertrauen zur eigenen Kraft zurückzugeben und ihn von der Sorge um die Zukunft abzulenken. *Schulz.*

Gukelberger, Zur therapeutischen Anwendung der Gasmaske. Schweiz. med. Wschr. **1940 II**, 1022—1023.

Wenn andere physikalisch-therapeutische Maßnahmen aus äußeren Gründen nicht angewandt werden können, wird für den Truppenarzt im Gebirge die Behandlung der trockenen Bronchitis nach Ablauf des fieberhaften Stadiums mit Gasmaskenatmung zur Nachahmung empfohlen. *G. Flatau* (Dresden).

11. Röntgenwesen.

Hermann Greune, Fehlerquellen durch Verpackung von Röntgenfilmen
   mit Holzwolle. (Kreiskrankenh., Gerbstedt.) Röntgenprax. **12**, 194
   (1940).

Die beim Verpacken von Röntgenfilmen von manchen Firmen benutzte
Holzwolle kann beim Öffnen der Kartons in kleinen Teilchen unbeachtet auf und
zwischen die Filme gelangen und in die geöffneten Kassetten fallen. Diese
Teilchen können Verschattungen im Röntgenbilde herbeiführen, welche
Fehldeutungen im Gefolge haben. Es wird eine solche Aufnahme mit dem
entsprechenden Fremdkörperschatten von der Mittelhand abgebildet.

A. Hintze (Berlin).°°

R. Pape, Wie lese ich Röntgenbefunde? Wien. klin. Wschr. **1940 II**, 625—627.

Röntgenbilder werden objektiv beschrieben und subjektiv gedeutet. Bilder
mit klaren, eindeutigen Röntgenzeichen bereiten keine Schwierigkeiten. Negative
Röntgenzeichen lassen meist nur eine Wahrscheinlichkeitsdiagnose zu. Grenzfälle
zwischen Norm und Pathologischem erfordern einen erfahrenen Untersucher. Bei
positiven krankhaften Röntgenbefunden, deren Ursache aus dem Röntgenbild
nicht zu ersehen ist, sind für die Differentialdiagnose neben dem klinischen Befund die Vorgeschichte, die Dauer des Leidens usw. maßgebend.   *Pillet.*

Elmar Türk, Über Röntgenbeobachtungen an den Knochen nach dem
   Vitamin D-Stoß. (Univ.-Kinderklin., Wien.) Med. Klin. **1940 II**, 976
   bis 978.

Einige Kinder, die mit Vitamin D-Stößen als Rachitisprophylaxe behandelt
worden waren, zeigten einige Zeit nachher röntgenologisch nachweisbare Quer-
streifenbildung am Extremitätenskelet. Ein ähnlicher Fall wurde nach Quarz-
lampenbestrahlung beobachtet. Es handelt sich um Vitaminwirkung, nicht aber
um Vitaminschaden.   *Schütz* (Regensburg).

Ralph S. Bromer, Significant skeletal changes in low back and sciatic
   pain: Roentgenologic observations. (Wichtige Knochenverände-
   rungen im Kreuz und Ischiasschmerz; Röntgenbeobachtungen.) Radiology
   33, 688—694 (1939).

Unter den Veränderungen der Wirbelkörper im unteren Rückenteil werden
hervorgehoben: Defekte im Wirbelbogen, Veränderungen an den Wirbelgelenken,
zusätzliche Gelenkfortsätze, enger Zwischenwirbelraum zwischen 5. Lendenwirbel
und Kreuzbein. Alle diese Dinge sind röntgenologisch gut zu erkennen. Ihre Beurteilung nur auf Grund von Röntgenbildern ist jedoch nicht möglich. Über den
Zusammenhang von Veränderungen mit Beschwerden kann nur Röntgenbild und
klinische Untersuchung gemeinsam Auskunft geben.   *Schütz* (Regensburg).

Walter Schulte, Deutung einer eigentümlichen Linie im Röntgenbild des
   Schenkelhalses. (Orthop. Abt., Univ.-Klin., Münster i. Westf.) Münster
   i. W.: Diss. 1938. 16 S. u. 3 Abb.

Die hin und wieder im Röntgenbild des oberen Femurendes auftretende Linie,
die in einem leicht nach unten konvexen Bogen vom unteren Kopfrand an be-
ginnend den Schenkelhals durchsetzt, ist das diagnostische Zeichen eines nach vorn
abgerutschten Kopfes und stellt die Projektion der senkrecht auf ihrer Unterlage
stehenden Partien der Corticalis des Schenkelhalses dar. Ihr Erscheinen im
Röntgenbild ist abhängig von dem Grad der Fehlbildung und von der Stellung des
Oberschenkelknochens bei der Photographie.   *zur Verth†* (Hamburg).

W. Edward Chamberlain and *Barton R. Young*, Air myelography in the diagnosis of intraspinal lesions producing low back and sciatic pain. (Luftmyelographie bei der Diagnose von Veränderungen im Wirbelkanal mit Kreuz- und Ischiasschmerz.) (Dep. of Radiol., Temple Univ. Med. School a. Hosp., Philadelphia.) Radiology **33**, 695—700 (1939).

Zur Feststellung von Retropulsionen der Zwischenwirbelscheiben, Verdickungen der Ligg. flava oder Geschwülsten im unteren Teil des Rückenmarksackes eignet sich die Luftfüllung sehr gut. Sie läßt sich auch in mehr Fällen zur Anwendung bringen, als es bei der Verwendung anderer Kontrastmittel möglich ist. Die Luft wird in *Trendelenburg*scher Lage eingefüllt. *Schütz* (Regensburg).

12. Tuberkulose und Syphilis.

H. Gougerot et *Jean Guex*, Syphilis cutanée post-traumatique après brulûre. Ann. Mal. vénér. **35**, 37—40 (1940).

Es wird 1 Fall von ausgedehnter tertiärer, papulo-ulcero-serpinginöser Form der Lues am Unterarm beschrieben. Im Anschluß an eine Nagelverletzung traten die ersten Hauterscheinungen auf, heilten mit einer Narbe nach einem Jahr etwa wieder ab. — 4 Jahre später traten Hautveränderungen nach einer Verbrennung mit Öl auf und einen Monat später kam wieder eine Nagelverletzung dazu, die „sich infizierte". Erst jetzt wurde die Diagnose „Lues" gestellt und spezifische Behandlung wurde eingeleitet. *L. Peters* (Köln).

13. Hautschäden.

H. Aretz, Die Frostschäden der Haut. Med. Klin. **1940 I**, 96—97.

Frostbeulen werden häufig bei Menschen mit konstitutioneller Minderwertigkeit, unter dem Einfluß von Unterernährung, Alkohol- und Nicotinmißbrauch beobachtet, wenn wiederholte Kältereize Hautstellen mit ungenügender Durchblutung (Druck oder Abschnürung) treffen. Davon zu trennen ist die Erythrocyanosis crurum puellarum bei jungen kräftigen Mädchen in Form von flächenhafter Schwellung und Cyanose, eiskalt anzufühlen, im Bereich der Wade zwischen Schuh und Rocksaum. Diese Veränderungen gehen im Sommer kaum zurück und beruhen meist auf Störungen der Ovarialfunktion. Gegen die Frostschäden werden Wechselbäder, Wärmebestrahlungen, Ichthyolsalben, Dermotherma, Pernionin usw. empfohlen, bei Geschwüren zunächst feuchte Verbände, dann Schwarzsalbe. *Pillet.*

G. M. Findlay and *F. O. MacCallum*, Recurrent traumatic herpes. (Wiederkehrender traumatischer Herpes.) (Wellcome Bureau of Scient. Research, London.) Lancet **1940 I**, 259—261.

Nach einer Hohlhandverletzung trat bei einem Kinde ein rezidivierender Herpes auf. Kaninchen, denen der Blaseninhalt in die Cornea übertragen wurde, erkrankten an Encepahlitis; 60% der Mäuse, denen der Blaseninhalt intracerebral eingebracht wurde, starben, ebenso 20 Mäuse, bei denen die Übertragung intraperitoneal erfolgte. Das Virus scheint sich in den terminalen Nervenendigungen zu halten. Beim erwähnten Fall scheint die Infektion durch den Speichel der Eltern erfolgt zu sein. *Schosserer* (Stolzalpe).

Bernard I. Comroe, George W. Chamberlin and *F. William Sunderman,* Interstitial calcinosis. Report of a case and review of the literature. (Interstitielle Calcinosis. Fallbericht und Literaturübersicht.) (Div. of Med., Radiol., Research Med. a. Pepper Laborat. Hosp., Univ. of Pennsylvania, Philadelphia.) Amer. J. Roentgenol. **41**, 749—757 (1939).

Man versteht darunter die Ablagerung von Kalksalzen in der Haut und im subcutanen Gewebe. Ätiologie noch unbekannt. Kälteschaden, Trauma, Nierenerkrankung, D-Hypervitaminose und endocrine Störungen kommen ätiologisch in Betracht. Nach *Barr* handelt es sich nicht um eine allgemeine Störung des Kalkstoffwechsels, sondern um den Ausdruck lokaler Gewebsschädigungen, wie sie bei Ernährungsstörungen bei *Reynaud*scher Erkrankung und Sklerodermie vorkommen. Klinisch findet man im Anfang eine Schmerzhaftig- und Druckempfindlichkeit lokalisierter Hautbezirke. Bei der Untersuchung findet man einzelne oder zahlreiche harte Knötchen, die im Anfangsstadium verschieblich, später unverschieblich sind. Lokalisation an den Fingern, Ellenbogen, Kniegelenken und am Gesäß. Bei Kindern kommt eine generalisierte Form vor, deren Prognose sehr ungünstig ist. Außer einer gelegentlichen Erhöhung des Phosphatgehaltes im Blut, keine Veränderungen im Blut und Harn. Röntgenologisch sieht man verschieden große kalkdichte Schatten, die in der Hauptsache den großen Gelenken gegenüber liegen. Ein Zusammenhang mit den Knochen besteht nicht. Eine wirksame Therapie ist unbekannt. Bei Bewegungsbehinderung kommt die chirurgische Entfernung einzelner Knoten in Frage. *Graßmück* (Prag).

H. Fuhs, Hautschäden durch Brandbomben und chemische Kampfstoffe. Wien. klin. Wschr. **1940 I**, 40—44.

Symptome der Verbrennungen I. bis III. Grades. Ihre Prognose ist bei Erwachsenen günstiger als bei Kindern. In der Allgemeinbehandlung sind bei Hoffnung auf Erhaltung des Lebens Morphium und Wasserbett in der ersten Zeit nach dem Unfall kontraindiziert. Vordringlich sind Maßnahmen gegen Shock, Flüssigkeitsverlust und die Giftwirkung der Eiweißspaltprodukte. Die Bluttransfusion nach vorangehendem Aderlaß stellt oft einen allein noch lebensrettenden Eingriff dar. Als örtliche Therapie empfehlen sich bei Hautschäden durch Phosphorbrandbomben zunächst Spülungen oder Umschläge mit 5 proz. Na-Bicarbonatlösung, bei allen anderen Verbrennungen hat sich die Gerbsäurebehandlung (Thymolkalköl mit 50 proz. wässeriger Tanninlösung) bewährt. In der Nachbehandlung spielen *Thiersch*sche Transplantationsläppchen oder *Braun*sche Stecklinge eine besondere Rolle. Hautveränderungen durch chemische Kampfstoffe der Blau- und Grünzeuggruppe sind belanglos und heilen meist ohne spezifische Behandlung. Die durch Gelbkreuzstoffe verursachten Krankheitserscheinungen der Haut werden ausführlich geschildert. Die Ausführungen über erste Hilfe und ärztliche Behandlung der Gelbkreuzschäden halten sich an die allgemein bekannten diesbezüglichen Richtlinien. *König* (Bonn).

W. Lutz, Ein wahrscheinlich durch milbenhaltiges Stroh hervorgerufenes Exanthem bei Soldaten. Schweiz. med. Wschr. **1939 II**, 1233.

Es wurden 5 Soldaten mit einem scabiesähnlichen Exanthem behandelt, das auf durch Milben (Pediculoides ventricosus?) infiziertes Stroh zurückgeführt wird. Der Nachweis der Milbe an dem verdächtigen Stroh des Strohlagers im Wachtlokal ist jedoch nicht gelungen. *König* (Bonn).

Friedrich Gönnert, Artefakte unter dem Bild eines Pemphigus vulgaris. (Dermatol. Univ.-Klin., Göttingen.) Dtsch. Z. gerichtl. Med. **32**, 109—114 (1939).

Verf. beschreibt Artefakte, die unter dem Bilde eines Pemphigus vulgaris auftraten: Blasen zeigten sich nicht nur an der Haut, sondern auch an der Schleimhaut der Scheide und des Mundes. Ursache war Cantharidenpflaster. *Peters*.

H. Wilde, Hautveränderungen durch Insektenstiche und -bisse. (Hautklin., Städt. Krankenanst., Essen.) Med. Klin. **1939 II**, 1003—1005.

Schilderung der Hautveränderungen und Behandlungsmaßnahmen nach Insektenstichen. *Hoffschild* (Hamburg).

Walther Krantz, Artefakte und multiple neurotische Hautgangrän. (Dermatol. Univ.-Klin., Göttingen.) Med. Klin. **1939 II**, 1001—1003.

Die Diagnose multiple neurotische Hautgangrän kann nur nach Ausschließung des Artefaktes und anderer Entstehungsmöglichkeiten gestellt werden.

Gollasch (Hamburg).

Fr. Koch, Fokalinfektion und Gewerbeekzem. (19. Tag. [1. Großdtsch. Tag.] d. Dtsch. Dermatol. Ges., Breslau, Sitzg. v. 18.—21. VIII. 1939.) Arch. f. Dermat. **180**, 47—50 (1940).

Es werden 72 Personen, die wegen Gewerbeekzems begutachtet wurden, und 16 Kontrollpersonen auf Fokalherde untersucht. — Ergebnis: bei der Entstehung von berufsbedingten — also exogenen — Ekzemen spielen die Fokalinfektionen keine ursächliche Rolle. *L. Peters* (Köln).

A. Jordi, Verätzungen durch Fluß-Säure. (Gewerbeärztl. Dienst, Schweiz. Unfallversicherungsanst., Luzern.) Gesdh. u. Wohlf. (Zürich) **20**, 238 bis 243 (1940).

Beschrieben werden Schädigungen (Verätzungen, Gangrän) der Finger bei den Arbeiten mit Fluß-Säure. Die schädigende Wirkung wird auf das HF-Molekül zurückgeführt. *Kötzing* (Dessau).

W. Burckhardt, Der heutige Stand des Gewerbeekzemproblems. Z. Unfallmed. u. Berufskrkh. (Bern) **34**, 22—33 (1940).

Es werden in sehr klarer Form gegenübergestellt: das toxische Kontaktekzem (Ursache, klinisches Bild), die dazugehörigen Ekzemproben und auf der anderen Seite das allergische Ekzem und seine Proben. Für die Prophylaxe ist das Reinigen der Hände wichtig. Ekzematogene Stoffe sollten nach Möglichkeit aus dem Arbeitsprozeß ausgeschieden werden. — In den Begutachtungsfragen werden vor allem die Ziffer 15 der neuen deutschen Gewerbeekzem-Verordnung und ,,Giftlisten'' der Schweiz besprochen. *L. Peters* (Köln).

Willi Schneider, Beitrag zur Frage der Ätiologie des Erythema nodosum. Gießen: Diss. 1940. 19 S.

In jedem einzelnen Fall ging der Entwicklung des E. n. ein Infekt voraus, und zwar handelte es sich bei 8 Patienten um eine spezifische Infektion. Als häufigster Ausgangsherd der unspezifischen Infektion ließ sich eine Angina feststellen (Fall 1, 2, 4, 5 und 9). In zwei Fällen ist das beschädigte Gebiß als Ausgangspunkt der Erkrankung anzusehen. *zur Verth†* (Hamburg).

Finkenrath, Unfall und Haut. (19. Tag. [1. Großdtsch. Tag.] d. Dtsch. Dermatol. Ges., Breslau, Sitzg. v. 18.—21. VIII. 1939.) Arch. f. Dermat. **180**, 44—46 (1940).

Es werden die Fälle besprochen, bei denen im Gefolge eines chirurgischen Unfalles Hautveränderungen entstehen können: durch feuchte Verbände, durch chemisch-toxische Wirkung von Salben oder durch allergische Einwirkung von Medikamenten. Es besteht deswegen die Forderung an die Berufsgenossenschaft, solche Hauterkrankungen, die im Anschluß an Unfälle auftreten, möglichst frühzeitig einer dermatologischen Behandlung zuzuführen. *L. Peters* (Köln).

14. Infektion.

J. Zeissler, Der heutige Stand des Problems der Bekämpfung der anaëroben Wundinfektionen. Dtsch. med. Wschr. **1940 I**, 340—343.

Wir kennen jetzt nicht nur gut die einzelnen im etwaigen Kampfgebiet zu erwartenden Arten von Gasödembacillen und ihre Häufigkeit, sondern ebenso auch die spezifischen Gifte dieser Bacillenarten, ihre Toxine. Es steht dem Chirurgen heute im Gasödemserum ein Helfer bereit, der seinen chirurgischen Eingriffen, die auch heute noch im Kampfe gegen die Gasödeme die erste Stelle einnehmen, in vielen Fällen erst zum Erfolg helfen wird. Die vielfach sehr kurze Zeitdauer vom Augenblick der Verwundung bis zum Ausbruch des Gasödems erfordert ein entsprechend schnelles, das heißt ein möglichst sofortiges Handeln des Arztes. Die chirurgische Wundtoilette ist so gründlich wie möglich durchzuführen. Bei ausgebrochenem Gasödem sind kleine Serumgaben nutzlos und meist auch unzulänglich als Prophylaxe. Es sind Dosen von 300—500 ccm von Gasödemserum zu verwenden. Es werden sehr beachtliche Erfolge erreicht mit diesen, in der Hauptsache als Tropfinfusion intravenös gegebenen Dosen von Gasödemserum. Auf die Unwirksamkeit jeglicher lokalen Chemotherapie wird hingewiesen.

H. E. Kersten (Gelnhausen).

Roland Müller-Suur, Über die Möglichkeit der Tetanusprophylaxe mittels aktiver Immunisierung. Entwicklung und gegenwärtiger Stand. Potsdam: Akad. Verlagsges. Athenaion 1940. 31 S. RM. 1.—.

Das aktive Immunisierungsverfahren ist einfach, unschädlich und in seiner Wirkung sicher, in der Praxis schon mit Erfolg angewandt (franz. u. ital. Armee). Ein endgültiges Urteil wird nach dem jetzigen Krieg gesprochen werden.

Gollasch (Hamburg).

Drenkhahn, Fünfzig Jahre Erfahrung über Tetanus. Münch. med. Wschr. **1939 II**, 1809—1810.

Man muß individualisieren: dort, wo Tetanus endemisch ist, ist weitgehende Schutzimpfung angebracht, wo er ganz selten sporadisch auftritt, kann man zurückhaltend sein. Die Serumkrankheit ist nicht immer nur belästigend und hinderlich, sondern bisweilen auch gefährlich.   *Gollasch* (Hamburg).

Friedrich Esser, Der Wundstarrkrampf als Betriebsunfall in Gießereien. (Inst. f. Gerichtl. u. Soz. Med., Univ. Kiel.) Kiel: Diss. 1938. 25 S.

Dem Formmaterial dieser Werke wird aus rein gießereitechnischen Gründen unter manchen anderen Beigaben auch Pferdedung zugesetzt. Sie sind die Quelle von Tetanus-Infektionen, die jedoch äußerst selten beobachtet werden.

zur Verth † (Hamburg).

A. Hübner, Unfall und Recht. Nachbehandlung. — Tetanusprophylaxe. Chirurg **12**, 168—172 (1940).

Behandlung und Nachbehandlung gehören in eine Hand. Gelenkkontrakturen schließen sich, was vielfach nicht oder zu spät erkannt wird, an scheinbar harmlose Verletzungen an. Alter des Verletzten! Der aktiven Tetanusschutzimpfung zusammen mit der vervollkommneten Wundbehandlung gehört die Zukunft.

Gollasch (Hamburg).

D. Rees Jensen, Essential principles in the treatment of tetanus. (Wesentliche Grundzüge in der Behandlung von Tetanus.) West. J. Surg. etc. **48**, 146—150 (1940).

Es ist nicht sichergestellt, ob das Tetanustoxin auf dem Wege der peripheren motorischen Nerven oder auf dem Blutlymphwege fortgebracht wird. Die Früherscheinungen sind Schmerzen und Schwierigkeit beim Schlucken, Schwierigkeit beim Öffnen des Mundes und Steifheit zwischen den Schulterblättern. Bei jeder Verletzung mit schmutzigen Gegenständen ist prophylaktisch eine Injektion von Tetanusantitoxin zu geben. Bei Mischinfektionen mit Gasgangrän oder Eitererregern ist die prophylaktische Injektion in 10 tägigen Pausen zur Hintanhaltung eines Spättetanus zu wiederholen. Die Injektion ist subcutan, intramuskulär und intralumbal zu geben. Die Wunden sind weitgehend zu eröffnen und freizulegen und mit in Tetanusantitoxin getauchte Gaze zu packen. *Schosserer.*

Paul Rostock, Wert und Gefahren der prophylaktischen Tetanusschutz- impfung. (Chir. Univ.-Klin., Berlin.) Arch. klin. Chir. **197**, 820—847 (1940). Im Einzelfalle muß sich der Arzt überlegen, ob eine Antitoxinschutzimpfung angezeigt ist. Sie ist zu unterlassen, wenn die Wunde lege artis ausgeschnitten werden konnte. Anzeige zur Impfung: erdbeschmutzte, Fremdkörper enthaltende, buchtige Wunden, grobe Zertrümmerungswunden, Wunden der Füße und des Unternagelraumes. *Gollasch* (Hamburg).

Herbert v. Karnitschnigg, Ein Beitrag zur Serumprophylaxe beim Tetanus. (I. Chir. Univ.-Klin., Wien.) Wien. klin. Wschr. **1940 I**, 403—405. Die Tetanusprophylaxe gehört unbedingt zur modernen Wundbehandlung. Der Wundstarrkrampf läßt sich durch Wundrandexcision nicht allein vermeiden. In 11 Jahren bei 16269 mit Tet. Antitoxin behandelten Verletzten kein Wundstarr- krampf. Die Serumreaktion ist auf den Eiweißgehalt des Serums zurückzuführen. Mit Verringerung des Eiweißgehaltes im Serum ist eine Abnahme der Serum- reaktion zu erwarten. *Reckling* (Straßburg).

Georg Schöne, Wandlungen der Tetanusprophylaxe? (Landhausklin., Berlin-Wilmersdorf.) Ther. Gegenw. **80**, 469—473 (1939). Die prophylaktische Seruminjektion grundsätzlich abzulehnen ist nicht erlaubt. Gutes Präparat in genügender Menge und absolut alkoholfreie Spritze! Bei früheren Gaben von Pferdeserum (Diphtherie in Kindheit) kann der Serumschutz schon nach 5—6 Tagen schwinden; daher rechtzeitige Wiederholung. Die Gefahren sind trotz ihres Ernstes übertrieben worden. Es wird oft nicht streng unterschieden zwischen anaphylaktischem Shock und Serumkrankheit. Bei Reinjektion neues Tierserum oder das eiweißarme Pferdeserum. Sehr langsam spritzen — bis 15 min — unter Vermeidung von Gefäßen. Evtl. vorher Quaddel- oder Ophthalmoreak- tion. Anschließend Wundausschneidung. — Im Felde erhält jede blutige Ver- letzung, jede Brandwunde, jede Gangrän so früh wie möglich passiven Serum- schutz; daneben geht, soweit zeitlich und örtlich ausführbar, die Wundexcision. — Es ist zu hoffen, daß die aktive Schutzimpfung in absehbarer Zeit über das Ver- suchsstadium hinauskommt. *Kissinger* (Darmstadt).

A. M. Harvey, The peripheral action of tetanus toxin. (Die periphere Wir- kung von Tetanustoxin.) (Nat. Inst. f. Med. Research, Hampstead, Lon- don.) J. of Physiol. **96**, 348—365 (1939). Nach Injektion von Tetanustoxin in einer Stärke von $^1/_{200}$—$^1/_{50}$ der töd- lichen Dosis in den Muskeln trat bei Katzen lokaler Tetanus auf. Die dadurch hervorgerufenen ständigen Muskelzusammenziehungen, die graphisch darstell- bar sind, entstehen in der Gegend der neuromuskulären Verbindung, sind unab- hängig von einer zentralen Einwirkung des Tetanustoxins und setzen die Unver- sehrtheit der motorischen Endigungen im Muskel voraus. *Schosserer.*

H. J. Parish and *C. L. Oakley,* Anaphylaxis after injection of tetanus toxoid. Report of a case. (Anaphylaxie nach Injektion von Tetanus- toxoid. Bericht über einen Fall.) (Wellcome Physiol. Research Laborat., Beckenham, Kent.) Brit. med. J. Nr **4129**, 294—295 (1940). Nach der 2. Injektion von Tetanustoxoid trat ein anaphylaktischer Shock auf. Versuche mit den verschiedenen Stoffen, in denen das Toxoid gelöst war, ließ den Schluß zu, daß das Witte-Pepton das die Anaphylaxie auslösende Agens war. Durch die erste Injektion scheint die Sensibilisierung erfolgt zu sein. *Schosserer* (Stolzalpe).

Herbert Piepenbrink, Klinische Beobachtungen über Tetanus im Kindesalter. (Univ.-Kinderklin., Freiburg i. Br.) Arch. Kinderheilk. **106,** 65—103
   (1939).

Bei 3 Fällen von Tetanus neonatorum war zweimal eine Nabelinfektion durch
dieselbe Hebamme die Krankheitsursache. Neben dem üblichen Krankheitsbild
und einem Vaginal- und Rectalprolaps zeigten sich tetanisch-spastische Erscheinungen des Magen-Darmkanals. 1 Kind, das im vorgerückten Stadium eingeliefert
wurde, starb an Atemlähmung infolge Schädigung durch Magn. sulf. Von 8 Te-
tanusfällen bei älteren Kindern verliefen 3 tödlich. Die Prognose des Leidens
scheint etwas günstiger zu sein als früher. Die Therapie bestand in mittelhohen
Dosen Antitoxin, beim Säugling 12500 E um den Nabel herum, beim älteren
Kind bis 50000 E intramuskulär, daneben Magn. sulf. (25proz. Lösung) 0,3 g
auf Kilogramm Körpergewicht umgerechnet, und Schlafmittel (Hedonal und
Luminal) in dem Alter entsprechenden Dosen.   *Pillet* (Hamburg).

José M. de Miguel, Tetanus im Gefolge einer·20 Monate alten Schrap-
   nellverletzung. (Hosp. Prov., Albacete.) Rev. Clin. españ. **1,** 346—348
   (1940) [Spanisch].

27jähr. Mann, seit 10 Tagen Versteifung des linken Beins, der Kaumuskulatur,
dann der Schulter, Krämpfe. In letzter Zeit keine Verletzungen, vor 20 Monaten
Schuß in den linken Glutäus, der schnell heilte. Kein Serum? Seither Wohlbefinden bis jetzt. Sofortige Einspritzung von 32000 Einheiten Antitetanusserum
intravenös, intramuskulär und in den Rückenmarkskanal; physiologisches
Serum, Campher, Coffein, Digitalis, Chloroformnarkose, Chloralhydrat; dann
täglich 120000—24000—8000 Einheiten, im ganzen in 36 Tagen 625000 Einheiten.
Keine Nebenerscheinungen. Geheilt.   *Abegg* (Zürich).°°

R.-M. Moore und *A. O. Singleton,* Tetanus at the John Sealy Hospital.
   Observations upon the distribution of tetanus throughout
   the United States. (Tetanus im John Sealy-Krankenhaus. Beobachtungen über die Verteilung von Tetanus über die Vereinigten Staaten.)
   (Dep. of Surg., Univ. of Texas School of Med., Galveston.) Surg. etc. **69,**
   146—154 (1939).

Tetanus hat noch immer ungefähr 1000 Todesfälle im Jahr zur Folge (besonders unter der schwarzen Bevölkerung der Südstaaten). Die Gründe liegen
mehr auf sozialer, ökonomischer und beruflicher Seite als auf einer rassisch bedingten größeren Empfindlichkeit. Das feuchte subtropische Klima scheint das
Wachstum des Bacillus in der Erde zu fördern. In den Jahren 1905 bis 1938
wurden 102 Fälle mit einer Sterblichkeit von 50% behandelt. Die Sterblichkeit
war größer bei Verletzungen der oberen Extremität und bei langer Inkubationszeit. Bei den letzten 25 Fällen konnte die Sterblichkeit durch eine intensive Behandlung, vor allem mit hohen Antitoxindosen, auf 24% herabgedrückt werden.
Erörterung der Behandlung.   *Schosserer* (Stolzalpe).

E. S. W. Peatt, The treatment of tetanus by forced exercise. (Die Behandlung von Tetanus durch erzwungene Bewegung.) J. roy. Army vet. Corps **10,**
   161—163 (1939).

Bei Pferden und Maultieren wurde außer von Antitoxin von frühzeitiger Bewegung Gebrauch gemacht. Es wurde dabei von der Überlegung ausgegangen,
daß durch die verstärkte Tätigkeit des Herzens infolge der Bewegung die damit
vermehrte Blutzirkulation und nicht zuletzt durch die gesteigerte Muskeltätigkeit
das Tetanustoxin schneller im Körper verbreitet wird, dadurch das Zentralnerven-
system in verdünnterer Form erreicht und leichter ausgeschieden werden kann.

Schosserer (Stolzalpe).

H. Wildegans, Über das Auftreten von Tetanus im Deutsch-Polnischen Feldzuge. Dtsch. med. Wschr. **1940 II**, 869—871.

Im deutsch-polnischen Krieg sind im polnischen Heer ungleich mehr Tetanusfälle aufgetreten als im deutschen, was zweifellos auf die bei den Polen höchst mangelhaft durchgeführte Prophylaxe zurückzuführen ist. Auf 10000 verwundete Polen entfallen 66 Tetanuserkrankungen, auf 10000 deutsche Verwundete dagegen nur 3,6. Die Serumprophylaxe ist also im Krieg unentbehrlich.

König (Bonn).

Otto Maier, Über Wundstarrkrampf und andere Anaerobeninfektionen. Schweiz. med. Wschr. **1939 II**, 1220—1222.

Der Ausbruch einer Starrkrampfinfektion hängt sehr viel von der körperlichen und seelischen Verfassung des Verletzten ab. Die Wirkung der prophylaktischen Serumgaben beruht nicht nur auf dem Antitoxingehalt, sondern auch auf der Steigerung der Abwehrkräfte durch die Einverleibung von artfremdem Eiweiß. Die Serumprophylaxe ist unter allen Umständen gewissenhaft durchzuführen, und zwar mit 3000 Einheiten, bevor an der Wunde etwas unternommen wird. Weiterhin wird Ausspülung der Wunde mit H_2O_2-Lösung, Excision, Auswischen mit Perubalsam und breites Offenlassen der Wunde empfohlen. *König* (Bonn).

F. Jaeger, Tetanus, seine Klinik, Behandlung und Prophylaxe. (Chir. Univ.-Klin., München.) Med. Welt **1940**, 645—649.

Umreißt die heute allgemeinen Auffassungen kurz, übersichtlich und fesselnd. *Metge* (Wismar).

G. Desbonnets, Un cas de tétanos mortel consécutif à un avortement provoqué semblant débuter par une luxation de la mâchoire. (Ein Fall von tödlichem Tetanus nach artifiziellem Abort, bei dem es scheinbar als Erstsymptom zu einer Unterkieferluxation kam.) (Serv. de Clin. Chir., Univ., Lille.) J. de Chir. **53**, 49—55 (1939).

2 Tage nach einem artifiziellen Abort trat bei einer 26 jähr. Frau beim Essen eine Kieferluxation ein, die sich erst in tiefster Narkose reponieren ließ. In den nächsten Tagen fiel zunächst nur eine psychische Veränderung der Patientin, die sich in einer starken Apathie äußerte, auf. Der Genitalbefund war ohne Besonderheiten. Nach 3 Tagen kam es zu einem starken Opistotonus und asphyktischen Anfällen, gleichzeitig traten Temperaturen bis 40° und Pulssteigerungen auf. Am 5. Tag starb die Kranke in einem asphyktischen Anfall. Ein Trismus wurde während des ganzen Krankheitsverlaufes nicht beobachtet. Bakteriell konnten im Uterus Tetanusbacillen nachgewiesen werden. Verf. ist der Ansicht, daß die Kieferluxation, die ohne jeden äußeren Anlaß auftrat, das erste Symptom des Tetanus war, und durch einen Krampfanfall der Kaumuskulatur hervorgerufen wurde. Auffällig ist auch die kurze Inkubationszeit. *Graßmück* (Prag).

N. Guleke, Die vorbeugende Behandlung des Gasödems nach Schußverletzungen. Dtsch. med. Wschr. **1940 I**, 337—340.

Es muß alles geschehen, was den Gasödemerregern die Entwicklungsmöglichkeit zu nehmen imstande ist, vor allem muß also der Luftzutritt zu allen Teilen der Wunde gesichert und alles abgestorbene oder geschädigte, sauerstoffarme Gewebe beseitigt werden. Vor allem aber muß als oberste Regel gelten, daß derartige Wunden nicht genäht werden dürfen. Außerdem muß das Gasödemserum an erster Stelle herangezogen werden, auch wenn die Ansichten über die Wirksamkeit desselben sowohl bezüglich seiner vorbeugenden als auch seiner heilenden Kraft noch geteilt sind. Als Vorbeugungsmittel sind 40—60 ccm Serum zu verwenden, bei ausgebrochenem Gasödem aber in den ersten 4—5 Tagen bis zu

400 ccm Serum intravenös. Bei Ausgebluteten sind Blutübertragungen zu machen. Schnürende Verbände dürfen nicht angelegt werden. In den ersten gefährlichsten Tagen ist eine dauernde Kontrolle durch den Arzt notwendig. Das Schwergewicht liegt aber bis auf weiteres bei der sachgemäßen ersten Versorgung der Wunde, deren Ziel es sein muß, den Gasbildnern den Boden für ihre Weiterentwicklung zu entziehen.   *H. E. Kersten* (Gelnhausen).

E. Dunbar Newell, Gas gangrene. (Gasgangrän.) Ann. Surg. **110**, 100—106 (1939).

Poröse, sandige, hügelige Gegend gibt dem Gasbrandbacillus geringere Gelegenheit zum Wachstum als das Flachland. Die Diagnose muß gestellt werden, bevor Crepitation im Gewebe auftritt. Nur bei frühzeitiger Behandlung kann die Sterblichkeit auf 5—15% herabgedrückt werden (gegen 49—80%). Gasbrandverdacht besteht, wenn in einer ursprünglich verschmutzten Wunde Schmerzen auftreten, der Puls schneller wird, als der Temperatur entspricht, die Wunde geschwollen ist und die Wundränder eine bräunliche Verfärbung zeigen. Die Wunde verbreitet einen süßlichen Fäulnisgeruch (Mausgeruch). Frühzeitige Diagnose ist durch Röntgenuntersuchung möglich; sie ist nicht schwer zu stellen, sofern an die Möglichkeit einer Gasbrandinfektion gedacht wird. Verschmutzte Wunden sind weitgehend auszuschneiden und nur zu schließen, wenn dies ohne Spannung und Taschenbildung möglich ist. Prophylaktisch ist Tetanus- und Gasbrandserum zu geben. Therapeutisch sind hohe Dosen von Gasbrandantitoxin zu verabreichen. Gut bewährt hat sich Röntgenbestrahlung und zur Bekämpfung allfälliger Sekundärinfektion Gaben von Sulfanilamid. Lokal Umschläge mit Wasserstoffsuperoxyd, Dakin-Lösung oder übermangansaurem Kali. Bei Störung der Blutversorgung ist die zirkuläre Amputation durchzuführen. *Schosserer.*

Nikolai Guleke, Die Chirurgie der Gasödemerkrankungen. Dtsch. Mil.arzt 5, 49—50 (1940).

Hinweis auf das Verbot der primären Naht bei Muskelwunden durch Granat- und Minenverletzung. Ausgiebige Wundtoilette evtl. mit Gegenschnitten. Gasödemserum soll prophylaktisch in Dosen von 40—60 ccm intravenös gegeben werden. Bei aufgetretenem Gasödem rücksichtslos evtl. quer durch die Muskulatur spalten. Rechtzeitige Amputation ohne Naht. Neben der chirurgischen Behandlung 100—200 ccm Gasödemserum täglich injizieren.   *König* (Bonn).

Richard Bieling, Die Bakteriologie und Serologie der Gasödemerkrankungen. Dtsch. Mil.arzt 5, 50—51 (1940).

In den meisten Kriegswunden sind Gasödembacillen zu finden, deren Anwachsen durch Fremdkörper, geschädigte Muskulatur und totes Gewebe begünstigt wird. Mit der Vermehrung der Bacillen beginnt die rasch zunehmende Toxinbildung, die ihrerseits durch Giftwirkung auf die benachbarten Gefäße zur Ödembildung und über die Nekrose der Muskulatur zur brandigen Zersetzung führt. Zusammenstellung der verschiedenen Arten der Gasödemerreger mit der Wirkungsweise ihrer Toxine.   *König* (Bonn).

Hubley R. Owen and *Wesley D. Thompson jr.*, Gas gangrene. (Gasgangrän.) (Univ. of Pennsylvania Med. School, Philadelphia.) Amer. J. Surg., N. s. 44, 39—45 (1939).

Die Prophylaxe besteht in Spaltung und sorgfältiger Reinigung frischer Wunden, sowie in der Applikation einer minimalen therapeutischen Dosis von polyvalentem Antitoxin bei Schußwunden, Verletzungen mit ausgedehnten Weichteilzerstörungen, komplizierten Frakturen und großen Verbrennungen. Die Behandlung der akuten Infektion besteht in Incision und Drainage aller Eitertaschen und toten Räume mit Excision aller Nekrosen. Eine Amputation ist nur notwendig, wenn die ganze Gliedmasse infiziert ist oder Zirkulationsstörungen vorliegen. Polyvalentes Serum intravenös in einer Dosis von 100000—150000 Einheiten. Die Anwendung von Sulfanilamiden und Röntgenstrahlen hat sich bewährt.

Graßmück (Prag).

Fritz Müller, Beitrag zur Behandlung der Gasphlegmone. Erfahrungen aus dem Weltkrieg. Münch. med. Wschr. **1939 II**, 1797—1799.

Ausgehend von 2 Weltkriegserfahrungen über den Tod nach Amputation wegen Gasphlegmone hat Verf. 20—25 Fälle von Gasphlegmone so behandelt, daß er grundsätzlich auf die Amputation verzichtete, dagegen zahlreiche 2—3 cm lange Einschnitte durch Haut und Fascie bis in die Muskulatur auch im noch gesunden Gebiet erkrankter Gliedmaßen anlegte, Ortizonstäbchen einlegte, möglichst weitgehend das Gewebe mit Sauerstoff durchblies und mit Wasserstoffsuperoxyd verband. Selbst schwer toxische Kranke ertrugen diesen Eingriff gut bei entsprechender Allgemeinbehandlung. Der Verf. hat später mit dieser Behandlungsmethode keinen Todesfall an Gasphlegmone gesehen und mußte nur einmal nachträglich eine Oberschenkelamputation nach *Gritti* vornehmen. Er nimmt an, daß alle diese Kranken, mit primärer Amputation behandelt, dem mörderischen Gasbrand zum Opfer gefallen wären. *Perrucker* (Berlin).

D. K. Wielenga, Posttraumatischer Shock und Gasgangrän erfolgreich behandelt mit wiederholten Bluttransfusionen und Sulfanilamid. (II. Chir. Afd., Binnengasth. en Univ.-Clin. van Inwendige Ziekten, Amsterdam.) Nederl. Tijdschr. Geneesk. **1939**, 4740—4746 u. dtsch. Zusammenfassung 4746 [Holländisch].

13jähriger Junge wird nach Überfahren in schwerem Shockzustand ins Krankenhaus eingeliefert. Zunächst Besserung des Shockzustandes durch Blut- und Kochsalzinfusion. Am folgenden Tag wieder schwerer Shockzustand, der wiederum mit Bluttransfusion bekämpft wurde. Am 3. Tag entwickelte sich eine Gasgangrän des verletzten Beines. Patient erhielt Sulfanilamid, ferner nochmals 500 ccm Blut und im Anschluß daran 150 ccm 5proz. Glykose und 900 ccm physiologische Kochsalzlösung intravenös. Bei nochmaliger Verschlechterung erneut Blut- und Kochsalzinfusion und im Anschluß daran 1200 mg Sulfanilamid intravenös. Die Sulfanilamidgaben wurden fortgesetzt, 500 mg per os, im ganzen 3900 mg am 4. Tag. Die Gasgangrän kam an diesem Tag zum Stillstand. Trotz Nachweis von Sulfhämoglobin wurde die Zufuhr von Sulfanilamid fortgesetzt. Die Verhütung eines Fortschreitens der Gasgangrän wird der Anwendung des Sulfanilamids zugeschrieben. *Haehner* (Frankfurt a. M.).

W. Haas, Zur Behandlung der Wunddiphtherie. (Chir. Abt., Stadtkrankenh., Offenbach a. M.) Zbl. Chir. **1940**, 150—152.

Ideales Mittel: schweflige Säure (SO_2). *Gollasch* (Hamburg).

Joachim Siegen, Wunddiphtherie und Hauttuberkulose. (Univ.-Klin. f. Haut- u. Geschlechtskranke, Gießen.) Gießen: Diss. 1940. 29 S.

Wenn auch das Allgemeinbefinden der Patientin durch ihre Wunden kaum beeinträchtigt wurde, so beeindruckt doch die $2^1/_2$ Jahre lang durchgeführte Klinikbehandlung Arzt und Patient sehr. Als Grundmorphologien der Hautdiphtherie wurden die epidermalen und epidermal-cutanen Formen von den cutanen, cutansubcutanen und tieferen Formen unterschieden und das diphtherische Panaritium anhangsweise danebengestellt. Die Zweckmäßigkeit eines solchen Einteilungsversuches ist wenig offensichtlich. *zur Verth†* (Hamburg).

M. Gundel und *W. Heine,* Wunddiphtherie, ihre Klinik, Behandlung
und Prophylaxe. (Hyg. Inst. d. Ruhrgebiets, Gelsenkirchen.) Med.
Welt **1940**, 545—547.

Nur der bakt. Nachweis des Diphtheriebacillus rechtfertigt die Bezeichnung
Wunddiphtherie. Isolierung jedes Einzelfalles ist wegen der verschiedensten
Übertragungsmöglichkeiten unumgänglich. Serum ist lokal wechselnd mit Essig-
sauretonerde und intravenös bzw. intramuskulär anzuwenden, neben Bepinselung
mit Arg.nitr. (10% und höher) oder Jodtinktur und Verbänden mit roter Queck-
silbersalbe. Ausgezeichnete Erfolge haben bei gleichzeitiger Verabfolgung intramuskuläre Injektionen von Diphtherieantitoxin gezeigt. Gehäuftes Auftreten von
Wunddiphtherie sollte heute verhindert werden können. Bei höheren Temperaturen ist mit Komplikationen zu rechnen. Tödliche Ausgänge und Lähmungen
einzelner Muskelgruppen sind beobachtet.   *Tyrell* (Hamburg).

Preußen. Bekämpfung der Tollwut. RdErl. d. RMdI. v. 11. 9. 1939 —
III a 6489/39 — 2465. Minsit.bl. Minist. Inn. A **1939**, 1970—1975.

Die Anordnungen betreffen in der Hauptsache Diagnose, Bekämpfungsmaß-
nahmen, Berichterstattung und Statistik.   *G. Flatau* (Dresden).

Frederick M. Allen, Observations on local measures in the treatment of
snake bite. (Beobachtungen bezüglich lokaler Maßnahmen bei Schlangenbiß.) Amer. J. trop. Med. 19, 393—404 (1939).

Auf Grund von Tierversuchen hat sich das Abbinden eines Gliedes beim
Schlangenbiß als erfolglos, ja sogar schädlich herausgestellt. Bei kleinen Wunden
kann weitgehende Wundausschneidung erfolgreich sein, bei großen Bißwunden
ist sie zwecklos und es kann nur die Amputation noch Hilfe bringen. Abkühlung
kommt nur als schmerzstillendes Mittel in Betracht. Sie und die Abbindung ist
allerdings bei Verzögerung einer Gliedabsetzung berechtigt. Das Idealmittel ist
im Schlangenserum gegeben.   *Schosserer* (Stolzalpe).

U. P. Basu, Observations on scorpion-sting and snake bite. (Beobachtungen
bei Skorpionstichen und Schlangenbissen.) (Calcutta Med. Coll. Hosp.,
Calcutta.) Amer. J. trop. Med. 19, 385—391 (1939).

In der Zeit von 1928—1937 wurden 19 Fälle von Skorpionstichen und 27 Fälle
von Schlangenbissen behandelt. Bei Bissen durch Colubrinen herrschen mehr
Lähmungserscheinungen, bei Viperinenbissen Zeichen von Bluthämolyse vor.
5 Todesfälle durch Skorpionstiche (nur bei Kindern). Die Sterblichkeit durch
Schlangenbisse ist hoch (60%). Zum Teil ist auch die verzögerte Behandlungs-
aufnahme daran schuld. Bei Schlangenbissen wird therapeutisch das Schlangenserum empfohlen. Auch die Herstellung eines Skorpionserums wird befürwortet.
                                                         Schosserer (Stolzalpe).

Richard Goldhahn, Furunkelbehandlung. (Kreiskrankenh., Liegnitz.) Dtsch.
med. Wschr. **1940 I**, 265—267.

Keine scheuernden Verbände. Möglichst konservative Behandlung. Der
große Diabeteskarbunkel gehört ins Krankenhaus.   *Gollasch* (Hamburg).

Lerche, Streptokokkenerkrankungen bei Tieren und ihre Übertragbar-
keit auf den Menschen. (Inst. f. Lebensmittelhyg., Univ. Berlin.)
Dtsch. med. Wschr. **1939 I**, 404—407.

Streptokokken sind die Ursache von Einzel- und Seuchenerkrankungen unter
den Tieren. Nabelinfektionen, Pneumonien, Sepsis, Wundinfektion, Druse des
Pferdes, Mastitis des Rindes, Schlafkrankheit der Hühner usw. Meist sind es

β-hämolysierende und Mäuse-pathogene Streptokokken. Die Trennung nach einzelnen Typen, je nach Krankheit und Tierart, ist schwierig. Trotz der deutlichen serologischen Trennung von Tier- und Menschenstreptokokken sind Übertragungen bei Menschen beobachtet worden. Wundinfektionen gehören nicht zu den Seltenheiten. Die Galtmilch-Streptokokken sind nicht pathogen. Infektiöse Berufskrankheiten mit Streptokokken bei Tierärzten sind häufig. In Amerika wurden epidemieartige Erkrankungen festgestellt, bei denen aber überwiegend Scharlachstreptokokken gefunden wurden, die von den Menschen auf die Tiere übertragen worden waren (Scharlachepidemie Pinneberg). In diesem Falle handelte es sich also nicht um tierische, sondern um Menschenstreptokokken, bei denen die Tiere nur Zwischenwirt waren. *H. Schmidt* (Remscheid).

R. Rössle, Über Fokalinfektion. (Anatomischer Bericht.) (51. Kongr., Wiesbaden, Sitzg. v. 27.—30. III. 1939.) Verh. dtsch. Ges. inn. Med. 423 bis 436 (1939).

Ausgangspunkte der Herdinfektionen sind einzelne oder gleichzeitig mehrere umschriebene chronische durch Bakterien bedingte Entzündungsherde mit unvollkommenem Abschluß und dadurch bedingte Fernschädigungen des Körpers. Letzte sind denkbar durch geringfügige Allgemeininfektionen und durch toxische Beeinflussungen mit Toxinen und Allergenen. Welche Form von Allgemeinerkrankung dem Ausbruch folgt, hängt von der Dosis, der Virulenz, der Natur der Stoffe ab, nämlich ob lebende Erreger, ob Toxin oder antigene körperfremde oder körpereigene Substanzen, desgleichen von der Normergie oder irgendeiner bereits erworbenen Form der Pathergie des Befallenen. *Schuntermann* (Hamburg).

Otto Meyer, Zur Lehre der Fokalinfektion. Dtsch. zahnärztl. Wschr. **1939**, 194—195.

Infektionsherde an den Mandeln und Zähnen unterhalten den Zustand einer latenten Sepsis. Sehr oft findet sich eine Phlebitis der Jugularvenen, von welcher aus auch nach Entfernung der Mandeln und kranken Zähne die chronische Sepsis unterhalten wird. Es sind daher nicht nur Mandeln und erkrankte Zähne zu entfernen, sondern auch die Phlebitis der Jugularvenen ist zu behandeln. Dies geschieht mittels Blutegeln. *Schörcher* (München).

K. Kissling, Fokale Infektion. (Klinik und Bakteriologie.) (51. Kongr., Wiesbaden, Sitzg. v. 27.—30. III. 1939.) Verh. dtsch. Ges. inn. Med. 437 bis 455 (1939).

Von der fokalen Infektion sind die von einem chronischen Infektionsherd fortgeleiteten Entzündungen und Erkrankungen unbedingt abzutrennen, weil hierbei nicht mehr „Fernwirkungen" bei einer Herdinfektion, sondern Sepsisbilder im Sinne *Schottmüllers* vorliegen. Die wichtigsten Herde sind die an Tonsillen und Zähnen befindlichen. Es kommen aber auch die in den Nasennebenhöhlen, Bronchien, Gallenblase, Harnwegen, Appendix, Adnexen, Prostata und Samenblasen liegenden in Betracht. Bei der Beurteilung ursächlicher Zusammenhänge ist Vorsicht und Kritik am Platze, weil nicht jeder Fokus Fernwirkungen hervorruft. Die Ursache der Fernwirkungen ist nicht erwiesen. Bakterieneinbrüche im Sinne der Sepsis kommen nicht vor. Toxineinbrüche sind nicht erweisbar. Folgende Erkrankungen werden dem Vorhandensein eines Fokus zugeschrieben: Arthritiden, Neuritiden, Herz- und Gefäßerkrankungen, Nephritiden, endokrine Störungen wie Thyreotoxikosen, fakultativ-allergiebedingte Krankheiten wie Urticaria, manche Anämien; bei Ulcus ventriculi, Gastritiden und Diabetes sind solche Zusammenhänge nicht erwiesen. Die Rolle der Streptokokken ist noch nicht geklärt. Eine elektive Lokalisation und Variantenbildung gibt es nicht. *Schuntermann.*

Reinhold Knepper, Die Fasciennekrose bei den pyogenen Infektionen
der Subcutis. (Chir. Abt., Krankenh. Nordstadt, Hannover.) Münch.
med. Wschr. **1939 I**, 921—922.

Die phlegmonös nekrotisierende Entzündung des subcutanen Fasciengewebes
ist Folge einer pyogenen Infektion der Haut und Unterhaut (Erysipel). Das
Leiden erfordert die vollständige Ausräumung der nekrotischen Fascie. Einzelne
Absceßincisionen genügen nicht.   *Pillet* (Hamburg).

Mircea Constantinescu und *Alex. Vasiliu,* Über fortschreitende Hautnekrose
nach intramuskulärer Injektion. (II. Chir. Univ. Klin., Bukarest.)
Zbl. Chir. **1940**, 859—861.

Behandelt mit weiter Ausschneidung. Bakteriologischer Befund nicht bekannt.
Metge (Wismar).

Kurt Lang, Tödliche Sekundär-Infektionen im Heilungsverlauf schwerer
Gewalteinwirkungsfolgen. (Gerichtl. Med. Inst., Univ. München.)
München: Diss. 1938. 47 S.

Bei Tod durch Trauma ist zwischen direkten und indirekten Todesursachen
zu unterscheiden. Bei direkten Todesursachen ist das Trauma die alleinige Ursache
des meist unmittelbar folgenden Todes (z. B. Gehirnzertrümmerung, Herzzer-
reißung). Zu den indirekten Todesursachen zählen u. a. die entzündlichen Folgen,
d. h. Infektionen, die sekundär zum Tode führen. Die Infektionen können in
eine primäre Form (Infektionserreger gelangen alsbald mit dem Trauma und durch
dieses in den Körper) und in eine sekundäre Form eingeteilt werden. Bei der letzt-
genannten Form kann zwischen Trauma und Tod oft längere Zeit verstreichen.
Die Stelle der Gewalteinwirkung kann in verschiedenen Phasen des Heilverlaufs
exogen oder endogen infiziert werden. Verf. berichtet ausführlich über 3 Fälle
von Sekundärinfektionen.   *Matzdorff* (Berlin).[°°]

15. Silikose.

Theodor Cornelissen, Beiträge zur Frage der Bedeutung der beruflichen
Vorgeschichte für die Entstehung der Silikose. (Staatl. Forsch.-
Abt. f. Gewerbehyg., Hyg. Inst., Univ. Münster i. W.) Münster i. W.: Diss.
1940. 29 S.

Cornelissen berichtet mit einer tabellarischen Übersicht über eine Anzahl von
Gesteinshauern einer Zeche, bei denen besonders die berufliche Vorgeschichte genauer erforscht wurde. Gesteinsalter, Tuberkulose-, Pneumoniehäufigkeit usw.
werden prozentual errechnet.   *Silberkuhl* (Gelsenkirchen-Buer).

E. Gaubatz, Die versicherungsrechtliche Beurteilung der Steinstaub-
lungenerkrankung (Silikose). (Tbk.-Krankenh., Heidelberg-Rohr-
bach.) Beitr. Klin. Tbk. **95**, 286—311 (1940).

Zum mindesten bei Grenz- und Streitfällen bedarf es exakter Funktionsprü-
fungen. Zu diesem Zweck wird eine Kombination der Regulationsprüfung nach
Schellong mit der ergrometrischen Belastung am *Knipping*schen Spirometer vorgeschlagen und an Gutachten belegt.   *Silberkuhl* (Gelsenkirchen-Buer).

Arthur J. Vorwald, Anthony B. Delahant and *Morris Dworski,* Silicosis and
type III pneumococcus pneumonia: An experimental study.
(Silicosis und der Pneumococcus pneumoniae III. Laboratoriumsversuche.)
(Saranac Laborat. f. the Study of Tbc. of the Edward L. Trudeau Found.,
Saranac Lake, New York.) J. industr. Hyg. a. Toxicol. **22**, 64—78 (1940).

In vitro zeigt sich der Kokkus von SiO_2 ganz unbeeinflußt, ebenso im biologischen Versuch mit Kaninchen. Auch verlaufe die Lungenentzündung bei den

Tieren mit silikotischen Lungen nicht anders als bei den Kontrolltieren, sei insbesondere die Lösung prompt und vollständig. — Besprechung der Versuchsanordnung; Gewebsschnitte. *Walther* (Essen).

16. Bleierkrankung.

Jan Reinert-Werner, Über Fälle von Bleivergiftungen ohne Erhöhung des Bleigehaltes im Blut, Harn und Kot. (Med. Klin., Univ. Basel.) Basel: Diss. 1939. 25 S.

An einer Reihe klinisch beobachteter und gründlich untersuchter Bleivergiftungen wird der Nachweis geführt, daß die Bleiwerte im Blut, Harn und Kot nicht erhöht waren. Eine Zusammenstellung der von verschiedenen Untersuchern ermittelten Bleiwerte im Blut, Harn und Kot zeigt beträchtliche Schwankungen. Daher sind diese Werte nur ein Behelf bei der Stellung der Diagnose „Bleivergiftung“. Sie sind im allgemeinen nicht höher einzuschätzen als die klinischen Symptome der Bleivergiftung. *Kötzing* (Dessau).

Gerhard Stroomann, Fragen der Bleivergiftung mit besonderer Berücksichtigung des Nervensystems. Psychiatr.-neur. Wschr. **1939**, 498 bis 499.

Verf. gibt Hinweise auf Gefährdungen durch Bleitetraäthyl, auf die praktische Bedeutung der Bleiwerte im Blut, Urin und Stuhl, auf die Ausscheidung des Bleis aus dem Organismus und auf Schädigungen des Nervensystems durch Blei. *Kötzing* (Dessau).

Otto Spühler, Porphyrie und Bleivergiftung. (Med. Univ.-Klin., Zürich.) Schweiz. med. Wschr. **1940 I**, 369—372.

An einem genau untersuchten Fall von Bleivergiftung werden die Zusammenhänge zwischen Blutveränderungen und Porphyrinausscheidung zu klären versucht. Blutveränderungen gehen der Porphyrie voraus. Schädigungen des kardiovasculären und des Zentralnervensystems werden als typische Porphyrin-Vergiftungserscheinungen gedeutet. *Kötzing* (Dessau).

N. Henning und *H. Keilhack*, Über den Nachweis von basophilgetüpfelten Erythrocyten im Sternalpunktat bei Bleivergiftung. (Inn. Abt., Städt. Krankenh., Fürth i. B.) Dtsch. med. Wschr. **1940 I**, 323—324.

Bei quantitativen Parallelbestimmungen der basophil getüpfelten roten Blutkörperchen im Blut und Knochenmark ergab sich fast in allen Fällen ein höherer Prozentsatz im Knochenmark. Diese Tatsache ist für die Diagnose der Bleivergiftung von Bedeutung. *Kötzing* (Dessau).

17. Verbrennung und Erfrierung.

J.-C. Rudler, Brulures (accidents généraux, traitement). (Verbrennungen.) Presse méd. **1939 II**, 1366—1368.

Der klinische Verlauf der Verbrennungen ist abhängig von ihrer Ausdehnung und Tiefe, dem anfänglichen Shock, der Toxämie in den ersten 4—5 Tagen, einer Infektion und von hinzutretenden Komplikationen. Die Behandlung ist örtlich und allgemein. Zur ersten gehört eine gründliche chirurgische Reinigung der Brandflächen, Eröffnung der Blasen und Entfernung von Hautfetzen und zerstörtem Gewebe. Tannin- und Höllensteinanwendung, bei Verbrennungen 3. Grades heiße Salzbäder, Verbände mit hypertonischer Kochsalzlösung. Im Heilungsstadium Lebertranverbände. Die Allgemeinbehandlung betrifft die Bekämpfung des Anfangsshocks und der Toxämie (hypertonische Kochsalzlösung, tägliche

Bluttransfusionen von 150—250 ccm, intravenöse Magnesiumsulfateinspritzungen, Insulin usw.). *Pillet* (Hamburg).

C. Knapper, Über Verbrennungen dritten Grades. Nederl. Tijdschr. Geneesk. **1940**, 382—387 [Holländisch].

Die souveräne Methode für die Behandlung der Verbrennungen 3. Grades ist die Tanninbehandlung nach *Davidson*. Sie muß sobald wie möglich angewandt werden. Die Toxine in der verbrannten Haut, wahrscheinlich Proteine, verbinden sich mit dem Tannin zu unlösbarem Albumin-Tannat, das vom Körper nicht resorbiert wird. Alle Salben, Bismutbinden usw. sind bei Verbrennungen 3. Grades unnötig und unerwünscht. Angewandt wird 5proz. wäßrige Lösung von Tannin. Die Verbände sind zunächst jede $^{1}/_{4}$, später jede $^{1}/_{2}$ Stunde neu zu befeuchten. Außerdem ist reichliche Flüssigkeitszufuhr geboten, am besten in Form warmer Getränke. Nach Abstoßen der koagulierten Hautpartien folgt Transplantation. *Haehner* (Frankfurt a. M.).

G. Hertzberg, Die Therapie der Verbrennungen. (Städt. Kaiser u. Kaiserin Friedrich-Kinderkrankenh., Berlin.) Kinderärztl. Prax. **10**, 364—370 (1939).

Bericht über 40 Verbrennungen bei Kindern. 8 Todesfälle: Todesursache in 4 Fällen Pneumonie, in 3 Fällen akuter Kreislaufkollaps wenige Stunden nach der Einlieferung, in einem Fall Wundscharlach. Die Tanninbehandlung verhindert durch Gerbung der verbrannten Partien die Toxiämie sowie den Flüssigkeitsverlust durch die verbrannten Flächen. Die Allgemeintherapie besteht in Wärme- und Flüssigkeitszufuhr. Auf ausreichenden Vitamingehalt der Nahrung ist zu achten. Wichtig sind die Vitamine A, C, D, letzteres wirkt antipneumonisch. Die Anwendung des Tannins in Form einer 10proz. Salbe hat sich besser bewährt als in flüssiger Form. Bei Eiterbildung unter dem Schorf muß dieser entfernt werden. Die Wundflächen werden mit Umschlägen von 5proz. Kochsalzlösung gereinigt und dann mit Lebertransalbe weiterbehandelt. Die guten kosmetischen Erfolge werden besonders hervorgehoben. *Graßmück* (Prag).

Richard Goldhahn, Die Behandlung von Verbrennungen. (Kreiskrankenh., Liegnitz.) Dtsch. med. Wschr. **1939 II**, 1472—1474.

Bei Verbrennungen 2. und 3. Grades wird eine indifferente Salbe benutzt. Abbürsten nach *Tschmarke* wird abgelehnt. Wichtig ist die Ruhigstellung und der seltene Verband. Die Behandlung mit Lebertran und Gips nach *Löhr* hat „schon allein den Vorteil, daß sie die Wunde vor dem Zugriff des Arztes schützt. Sie hat weiter den Vorzug, keine chemisch reizenden Stoffe zu enthalten". „Es ist ein Unfug, eine frische Brandwunde mit allen möglichen Ingredenzien zu bearbeiten". (Das gilt nicht nur für Brandwunden. Ref.). „Die namentlich mit landwirtschaftlichen Verhältnissen vertrauten Chirurgen haben sich der Ablehnung der Tetanusprophylaxe durch den Berliner Chirurgen *Hübner* und den Wiener *Böhler* (beide in Großstädten!!) nicht angeschlossen." — „Ich glaube nicht, daß die in den (Münchener) Leitsätzen niedergelegte Angabe, die Abstandnahme von der Tetanusantitoxingabe sei nicht grundsätzlich ein Kunstfehler, den Arzt im Zweifelsfall vor Gericht entschuldigt." *Haase* (Berlin).

Grover C. Penberthy and *Charles N. Weller*, Treatment of burns. (Surg. Serv., Childr. Hosp. of Michigan, Detroit.) Amer. J. Surg., N. s. **46**, 468—476 (1939).

Die Verbrennung muß als chirurgische Wunde behandelt werden. Der Shock bedeutet eine ernste Komplikation. Bei Säure- und Alkaliverbrennungen muß die Wunde sorgfältig mit Wasser abgespült werden, bevor das neutralisierende Medikament aufgetragen wird. Auf die Lagerung der Patienten ist besonders zu achten, um Kontrakturen zu verhindern. Der secundären Anämie muß durch häufige kleine Bluttransfusionen vorgebeugt werden. *Hoffschild* (Hamburg).

Hermann Simon, Die neuzeitliche Behandlung ausgedehnter Verbrennungen. (Chir. Abt., Städt. Allerheiligen-Hosp., Breslau.) Ther. Gegenw. **81**, 295—298 (1940).

Zur allgemeinen Behandlung: Schmerzlinderung durch Scopolamin — Eukodal — Ephetonin. Stützung des Kreislaufs durch Sympatol, Zufuhr von Flüssigkeit in Form heißer Getränke, Kochsalz- und Traubenzuckerinfusionen, ferner durch Bluttransfusionen. Örtlich ist die Lebertransalbe ein einfaches, wirkungsvolles Verfahren. Sehr wirkungsvoll ist die Tanninbehandlung. Die Schorfbildung verhindert den Flüssigkeitsverlust. Schmerzlinderung und gute kosmetische Resultate sind weitere Vorzüge. *Hoffschild* (Hamburg).

James H. S. Morison, Treatment of burns. (Behandlung von Verbrennungen.) Med. Bull. Veterans' Admin **16**, 146—148 (1939).

Verf. berichtet über gute Erfolge bei kombinierter Anwendung von 5proz. Tannin- und 10proz. Silbernitratlösung. Das Silbernitrat wirkt als Antisepticum und vermindert die Entstehung von Infektionsherden unter dem Schorf.

Graßmück (Prag).

Engler, Zur Behandlung von Verbrennungen. (95. Tag. d. Vereinig. Niederrhein.-Westfäl. Chir., Münster i. W., Sitzg. v. 15.—16. VII. 1939.) Zbl. Chir. **1940**, 368—369.

Es sollte mehr gebürstet werden, gelegentlich auch bei Verbrennungen, welche schon einige Tage alt sind. *Metge* (Wismar).

van Cauwenberghe, Quelques considérations sur le traitement des brûlures. Bull. internat. Serv. Santé Armées **13**, 199—200 (1940).

Gründliche Säuberung der Brandflächen mit Wasser und Seife, Bedecken der Wunden mit Gaze, die 3stündlich mit 5proz. Tanninlösung 2—3 Tage lang durchtränkt wird, dann Trockenbehandlung. Schnelle Vernarbung. *Pillet.*

Imre J. Orsós, Rationelle Behandlung von Brandverletzungen. (Franz Josefs-Krankenh. d. Komitats Jász-Nagykun, Szolnok.) Münch. med. Wschr. **1940 I**, 297—299.

Empfiehlt Verkrustung mit 4proz. Tanninlösung. *Gollasch* (Hamburg).

Hugh B. Henry, A new treatment of burns: Case reports. (Eine neue Behandlungsmethode bei Verbrennungen. Fallbericht.) Med. Bull. Veterans' Admin. **16**, 143—145 (1939).

Bericht über 8 Verbrennungen, die mit gutem Erfolg mit Wasserstoffsuperoxyd und trockener Wärme behandelt wurden. *Graßmück* (Prag).

Ernst Majer, Unsere Erfahrungen bei der Behandlung von Verbrennungen mit dem Tanninpuder „Frekasan". (Unfall-Abt., Chir. Abt., St. Marien-Krankenh., Frankfurt a. M.) Münch. med. Wschr. **1939 II**, 1433—1435.

Der Puder enthält nicht künstliche Gerbsäure, sondern Naturlohe mit „Zusatz von zwei Schwermetallen". Alle 3 Grade der Verbrennung wurden seit über einem Jahr damit behandelt. Nur größere Blasen werden abgetragen. Gute Erfahrung in jeder Hinsicht. *Haase* (Berlin).

H. M. Blackfield, Burn contractures of the hand. (Verbrennungskontrakturen der Hand.) (Dep. of Surg., Univ. of California Med. School, San Francisco.) Surg. etc. **68**, 1066—1073 (1939).

Verbrennungskontrakturen an der Hand können durch frühzeitige und sachgemäße Hauttransplantation vermieden werden. Genaue Untersuchung und sorgfältige Funktionsprüfung müssen den Plan zur Wiederherstellung geben. Die einzelnen Operationsmethoden, freie Plastik nach *Blair* und *Wolf*, gestielte Lappenplastik (Muffplastik) werden beschrieben und an Hand von guten Bildern die erreichten Erfolge gezeigt. *Graßmück* (Prag).

F. Osswald, Erfahrungen in der Behandlung von Brandwunden mit Gerbsäure. (Chir. Univ.-Klin., Königsberg i. Pr.) Dtsch. Mil.arzt **4,** 319—322 (1939).

Die Tanninbehandlung führt rasch zur Schmerzfreiheit, zur Überhäutung unter dem Tanninschorf und liefert kosmetisch gute Resultate. *Hoffschild.*

Theodor Wense, Histamin und Verbrennung. (Inst. f. Allg. u. Exp. Path., Univ. Innsbruck.) Z. Immun.forsch. **97,** 100—108 (1939).

An Hand von Tierversuchen wird der Schluß gezogen, daß weder der Verbrennungskollaps noch der sog. Spättod nach Hitzeschädigung als Histaminfolge aufgefaßt werden kann, daß hingegen die örtliche Verbrennungsreaktion durch histaminähnliche Stoffe verursacht wird. *Haase* (Berlin).

P. Topa, Le traitement des brûlures par les, rayons infra-rouges. (Die Behandlung der Verbrennungen mit infraroten Strahlen.) (Soc. de Chir., Bucarest, 14. VI. 1939.) Rev. Chir. **42,** 718—721 (1939).

Bei Verbrennungen 2. und 3. Grades haben infrarote Lichtbestrahlungen schon nach der ersten Sitzung völlige Schmerzlosigkeit zur Folge. Die Absonderung der Brandflächen geht schnell zurück. Nach der 3. oder 4. Bestrahlung Krustenbildung. Morgens und abends je eine Bestrahlung von einstündiger Dauer. Keine Verbände, sondern Freiluftbehandlung. Das Verfahren kann auch angewandt werden, wenn vorher Fettverbände benutzt werden. Je früher die Infrarotbestrahlung einsetzt, desto besser und schneller der Erfolg. Abheilung nach 10 bis 20 Tagen. *Pillet* (Hamburg).

John L. Keeley, John G. Gibson 2nd und *M. Pijoan,* The effect of thermal trauma on blood volume, serum protein, and certain blood electrolytes: An experimental study of the effect of burns. (Der Einfluß von Verbrennungen auf das Blutvolumen, Serumprotein und bestimmte Blutelektrolyten: eine experimentelle Studie über den Einfluß von Verbrennungen.) (Laborat. of Surg. Research a. Dep. of Med., Harvard Med. School, Boston.) Surgery **5,** 872—893 (1939).

Versuche an splenektomierten und nicht entmilzten Tieren. Letztere vertrugen die Versuche besser, weil sie einen Teil des verlorenen Serumeiweißes und der Blutelektrolyten aus der Milz ersetzen konnten. Während bei entmilzten Tieren durch den Flüssigkeitsverlust in das verbrannte Gebiet eine anhaltende Verminderung des Plasmavolumens, der Gesamtzahl der roten Blutkörperchen und des Gesamtblutvolumens eintrat, stieg bei nicht entmilzten Tieren die Blutzahl, um das Blutvolumen dem Kreislauf und dem Sauerstoffbedarf anzugleichen. Der arterielle Blutdruck ging parallel dem Blutvolumen. Die Sauerstoffsättigung war bei allen Tieren herabgesetzt. Übertragen auf menschliche Verhältnisse ergeben die Versuche die Notwendigkeit großer Flüssigkeitszufuhr bei Verbrennungen (Infusionen und Transfusionen). Bei Verbrennungen sind große Gaben schmerzstillender Mittel notwendig, um die Fähigkeit des Organismus, die mechanischen Funktionen zu größtmöglicher Höhe zu steigern, zu vergrößern. *Schosserer.*

B. Karitzky, Zur Begutachtung der Erkältung und der Erkältungskrankheiten. (13. Tag. d. Dtsch. Ges. f. Unfallheilk., Versicherungs- u. Versorgungsmed., Kiel, Sitzg. v. 7.—8. VII. 1939.) Arch. orthop. Chir. **40,** 170—173 (1939).

Bei der Bearbeitung des chirurgischen Erkältungsproblemes haben sich nicht nur allgemein-chirurgisch bedeutsame Tatsachen ergeben, welche die Lehren der inneren Medizin ergänzen und bestätigen. Es sind dabei auch einige für die Begutachtung wichtige Richtlinien festgestellt worden, über die kurz berichtet wird.

G. Flatau (Dresden).

Hayward, Über Erfrierungen. (Chir. Abt., Dominikuskrankenh., Berlin-Hermsdorf.) Z. ärztl. Fortbildg **37**, 44—47 (1940).

Bei Erfrierungen spielt hinsichtlich des Grades der Kälteeinwirkung der Allgemeinzustand eine wichtige Rolle. Kinder und Greise, Kranke und Erschöpfte setzen der Kälte einen geringeren Widerstand entgegen als gesunde Erwachsene. Bei der Erfrierung 1. Grades wird die Blässe der Haut durch die Lähmung der kleinen Arterien am Übergang zu den Capillaren hervorgerufen, die blaue Verfärbung durch die venöse Stase. Erfrierungen 2. Grades erfordern eine Eröffnung und Abtragung der Blasen und eine Fernhaltung der Infektion. Bei der Erfrierung 3. Grades muß die meist feuchte Form des Brandes zur Austrocknung gebracht werden. *Pillet* (Hamburg).

Richard Goldhahn, Erfrierungen. (Kreiskrankenh., Liegnitz.) Dtsch med. Wschr. **1940 I**, 58—61.

Allgemeine Ausführungen veranschlagen zwar Zustand und Bedeutung des Gefäßsystems und seiner autonomen Nerven entsprechend, erwähnen auch gefäßtonisierende Mittel, aber nicht die modernen vasoaktiven. *Metge* (Wismar).

Raymond Greene, Frostbite and trench foot. (Erfrierung und Grabenfuß.) Lancet **1940 I**, 303—305.

Im Grunde genommen sind Erfrierung und Grabenfuß dieselbe Affektion. Erstere entsteht durch starke Kälte, allfällig in Verbindung mit starkem Wind und Sauerstoffmangel. Letztere entsteht bei geringerer Kälte, aber großer Feuchtigkeit und Muskelinaktivität. Die Störungen sind auf Kälte und sekundäre Transsudation aus den Gefäßen zurückzuführen. Die Prophylaxe wird besprochen. In der Behandlung ist Ruhe wesentlich und die Hintanhaltung von Sepsis. Eine Vermehrung der Transsudation durch Anwendung von Wärme oder durch Abreiben ist zu vermeiden. *Schosserer* (Stolzalpe).

L. Saltner, Zur Therapie der Kälteschädigungen der Haut unter militärischen Verhältnissen. (Abt. f. Haut- u. Geschlechtskranke, Marinelaz., Stralsund.) Dtsch. Mil.arzt **5**, 123—127 (1940).

Für Frostgefährdete und ambulant Frostperniotisch Geschädigte Massage mit vasoaktiver Salbe (Akrotherm), evtl. auch innerlich Akrothermpillen durch Truppen- bzw. Schiffsarzt, für ulzerierte Frostschäden Fachbehandlung in Lazaretten: außer örtlicher Behandlung Regelung des Mineralhaushalts; es ist nicht nur der Chloridgehalt des Kochsalzes, sondern auch die übermäßige Zufuhr des Kation Na, welche schädigend wirken. *Metge* (Wismar).

H. Flörcken, Die Behandlung der Kriegsverbrennungen. (Chir. Klin., St. Marienkrankenh., Frankfurt a. M.) Chirurg **12**, 89—92 (1940).

Kritische Würdigung der örtlichen Behandlungsverfahren bei Verbrennungen nach *Tschmarke* (primäre Desinfektion), *Löhr* (Lebertransalbe) und *Davidson* (Tannin). Besonders empfohlen wird eine Kombination des alten *Stahl*schen Brandliniments mit Gerbsäure und für Kriegsverhältnisse besonders die Behandlung mit Tanninpuder. Die Allgemeinbehandlung Verbrannter soll zunächst immer im Vordergrund stehen. SEE., intravenöse Dauertropfinfusion und gegebenenfalls Bluttransfusionen haben sich bestens bewährt. Durch Phosphor-Leuchtspurgeschosse entstandene Wunden sofort radikal ausschneiden. Tetanusserum soll nur in endemischen Wundstarrkrampfgebieten gegeben werden. *Braun*sches Verfahren zur Überhäutung granulierender Flächen. *König* (Bonn).

H. O. Loos, Histamin als Gewebsgift bei Erfrierungen. (Klin. f. Haut- u. Geschlechtskrankh., Univ. Innsbruck.) Dermat. Wschr. 1939, 1017—1023.

Im kältegeschädigten Gewebe entfalten Histaminsubstanzen in vermehrter Menge als Erfrierungstoxine ihre Wirkung, wobei noch nicht entschieden ist, ob diese Stoffe die einzigen Kältegewebsgifte sind. *G. Flatau* (Dresden).

18. Vergiftung.

Heinrich Böttinger, Seltene Fälle von tödlicher Kohlenoxydvergiftung durch fälschliche Benützung oder Fehlkonstruktion von Gasbadeöfen und Heißwasserapparaten. (Ein Beitrag zur Kenntnis der plötzlichen Todesfälle im Badezimmer.) (Gerichtl.-Med. Inst., Univ. München.) München: Diss. 1940. 23 S.

Verf. berichtet über 3 tödlich verlaufene Kohlenoxydvergiftungen durch Abgase von Gas-Wasserwärmern, Gasbade- und Gasheizöfen und gibt Ratschläge zur Vermeidung derartiger Unfälle. *Kärber* (Berlin).°°

O. Schmidt, Der Nachweis kleinster Kohlenoxydmengen im Blut. (Inst. f. Gerichtl. u. Soz. Med., Univ. Bonn.) (28. Tag. d. Dtsch. Ges. f. Gerichtl., Soz. Med. u. Kriminalistik, Bad Ischl, Sitzg. v. 30. V.—2. VI. 1939.) Dtsch. Z. gerichtl. Med. **32**, 404—406 (1940).

Das Verfahren ähnelt dem gasanalytischen Verfahren von *van Slyke*. Es unterscheidet sich von ihm dadurch, daß die im Blut enthaltenen Gase durch mehrfaches Evakuieren gewonnen werden. Das Prinzip ist die direkte Verbrennung der aus dem Blut evakuierten Gase, „wobei die durch die Verbrennung des Kohlenoxyd herbeigeführte Verringerung des Gasvolumens nach Absorption der bei der Verbrennung entstandenen Kohlensäure auf manometrischem Wege gemessen wird". Diese Methode soll sehr genau arbeiten und Bruchteile von Prozenten angeben; die Menge des Kohlenoxyd wird in Kubikzentimeter, in Volumenprozent oder in Prozenten der Sättigungskapazität angegeben. Untersucht wurden vom Verf. die Kohlenoxydmengen, die bei verschiedenen Arten des Tabakrauchens entstehen. *Symanski* (Saarbrücken).

H. Groetschel, Herzschäden durch Kohlenoxyd und zusätzliche körperliche Belastung. Arch. Gewerbepath. **10**, 223—237 (1940).

Die Ausführungen sind für die einschlägige Gutachtermedizin von großer Bedeutung. Pathologisch-anatomische Veränderungen durch Kohlenoxyd werden an den verschiedensten Stellen des Herzens nachgewiesen. Die Veränderungen im Elektrokardiogramm sind dementsprechend keineswegs konstant. So kann es bei gleichzeitiger körperlicher Belastung auch bei leichten Vergiftungen zu Herzschädigungen kommen. Die Ursache ist die hohe Empfindlichkeit des Herzmuskels auf anoxämische Zustände, die z. B. auch durch Kohlenoxyd erzeugt werden. Bei zusätzlicher körperlicher Belastung wird der Sauerstoffbedarf des Herzens noch mehr erhöht und die Versorgung ungünstiger gestaltet. Unter 250 Kohlenoxydvergiftungen des Verf. befanden sich 18 mit Herzschädigungen, die zum Teil in der vorliegenden Arbeit mitgeteilt werden. Therapeutisch ergibt sich die Forderung, im Vergiftungszustand körperliche Anstrengungen zu vermeiden, rasche Sauerstoffbeatmung und Vermeidung medikamentöser Herzbehandlung.
Symanski (Saarbrücken).

Süming, Die Gefahren durch Kohlenoxyd. Reichsab.bl. **20** (N. F.), III 115 bis III 117 (1939).

Nach allgemein bekannten Erläuterungen über das Vorkommen und die Wirkungsweise des Kohlenoxyd in der Industrie schildert Verf. eine Kohlenoxyd-

Massenvergiftung von 15 Personen in einer Eisengießerei, wo provisorische Koksöfen während der kalten Jahreszeit bei ungenügender Entlüftung aufgestellt worden waren. Außerdem werden noch einige weitere Vergiftungen unter genauer Darstellung der technischen Betriebsumstände beschrieben, welche sich bei der Reparatur eines Gasgenerators ereignet hatten. *Symansky* (Saarbrücken).

Symanski, Vergiftungen durch Lösungsmittel. Gesdh.führ. H. **4**, 143—150 (1940).

Die Bedeutung der technischen Lösungsmittel als Ursachen gewerblicher Vergiftungen wird unter Anführung von Beispielen eigener Beobachtungen dargestellt. Auf die Gefahr, daß sich oft unter Phantasienamen Lösungsmittelgemische mit erheblichen Gesundheitsgefährdungen verbergen, wird besonders hingewiesen.

Kötzing (Dessau).

Ferdinand Schoen, Tödliche medizinale Vergiftungen durch Pantocain. (Inst. f. Gerichtl. Med., Univ. Wien.) Wien. klin. Wschr. **1939 I**, 505—511.

21 Fälle von Vergiftungserscheinungen nach Pantocainanästhesien, davon 18 tödlich. In fast allen Fällen waren die von den I. G. Farben herausgegebenen Vorschriften bzw. die bekannten klinischen Erfahrungen nicht voll berücksichtigt.

Hoffschild (Hamburg).

Karl Adolf Metzner, Die Thallium-Intoxikation. (Med. Univ.-Poliklin., Frankfurt a. M.) Frankfurt a. M.: Diss. 1938. 36 S.

Nach einer Übersicht über Thallium-Intoxikationen, Chemie und therapeutische Anwendung des Thalliums wird eine Thallium-Vergiftung eigener Beobachtung eingehend beschrieben. Erheblicher Myokardschaden, Opticusatrophie und eine Leukonychia striata der Zehennägel zeichneten das Krankheitsbild besonders aus. Wirkung des Thalliums auf die einzelnen Organsysteme und Therapie der Vergiftung werden erörtert. *Kötzing* (Dessau).

H. Gärtner, Allgemeinerkrankungen durch Kalkstickstoff in der Landwirtschaft. (Staatl. Forsch.-Abt. f. Gewerbehyg., Hyg. Inst., Univ. Münster i. W.) Münch. med. Wschr. **1939 II**, 1745—1748.

Hauptbestandteil des Kalkstickstoffes ist das Calciumcyanamid mit 60%. Die im Tierversuch untersuchte Wechselwirkung zwischen Cyanamid und Alkohol ergab eine deutliche Verzögerung des Alkoholabbaus bei den mit Kalkstickstoff bestaubten Tieren. Eine Reihe von Vergiftungsfällen mit Allgemeinschädigung wird beschrieben. *Kötzing* (Dessau).

K. Mellinghoff und *D. Thomas*, Kalkstickstoffvergiftung. (Med. Univ.-Klin. Göttingen.) Dtsch. med. Wschr. **1939 II**, 1636—1637.

Ein akuter Anfall einer Kalkstickstoffkrankheit wird dargestellt. Als Ursache gilt nach der heute herrschenden Auffassung eine Verminderung des im Körper disponiblen Glutathions bis zur Erschöpfung. Da nach Kalkstickstoffvergiftungen vorübergehende herdförmige Myelitis und Polyneuritiden beobachtet wurden, sogar einige Todesfälle wahrscheinlich in ursächlichem Zusammenhange mit der Vergiftung stehen dürften, wird eine 8—10tägige ärztliche Überwachung der Erkrankten für notwendig gehalten. *Kötzing* (Dessau).

F. Lüthy, Die peripheren Neuritiden bei den gewerblichen Vergiftungen nebst Beiträgen zur Frage der Exposition. (Med. Klin., Univ. Zürich.) Z. Unfallmed. u. Berufskrkh. (Bern) **34**, 34—63 (1940).

Verf. gibt eine Zusammenstellung des Materials der Medizin. Klinik Zürich aus den letzten 10 Jahren über Krankheitserscheinungen seitens des peripheren Nervensystems durch Einwirkung gewerblicher Gifte. Blei, Quecksilber, Arsen, Kohlenoxyd und technische Lösungsmittel spielen als Ursachen die wesentlichste Rolle.

Kötzing (Dessau).

19. Kreislauf, Blut und Gefäße.

A. Rühl, Das Bild der Höhenkrankheit. (II. Med. Univ.-Klin., Charité, Berlin.) Dtsch. med. Wschr. **1940 I**, 485—488.

Durch Erzeugung von Sauerstoffmangel in der Unterdruckkammer oder durch Atmung sauerstoffarmer Gemische ist eine Belastungsprobe, die wie keine andere das Zusammenspiel von Kreislauf und Atmung zu prüfen gestattet und dadurch auch bei der Fliegertauglichkeitsprüfung wertvolle Dienste leistet, möglich. Das Bild der akuten Höhenkrankheit ist von Atmungs- und Kreislaufgeschehen abhängig und zeigt wechselvolle Erscheinungen, deren Ursachen noch zu klären sind. Die Bedeutung der Erkenntnis dieser verschiedenartigen Erscheinungen für die fliegerische Praxis liegt in der Prophylaxe, die gleichzeitig auch die einzige kausale Therapie darstellt: die rechtzeitige Sauerstoffatmung.   *Schuntermann.*

Arkadius Maximilian Ludwig Birk, Über Schrecktodesfälle bei Jugendlichen ohne den Tod erklärenden organischen Befund mit drei kasuistischen Beiträgen. (Gerichtsmed. Inst., Univ. München.) München: Diss. 1940. 31 S.

Vom Jahre 1831 ab wird der Tod bei Status thymico-lymphaticus auf ein unbekanntes Hormon zurückgeführt und als hormonale Gleichgewichtsstörung gedeutet. Auf Grund eigener Ergebnisse von 3 Obduktionen von an Schreckeinwirkung plötzlich verstorbenen Kindern wird bei völligem Mangel anderer Todesursachen einzig und allein der Status thymico-lymphaticus für den Tod verantwortlich gemacht, und zwar infolge Beeinflussung des Herznervensystems durch ein bis jetzt noch nicht bekanntes Hormon.   *Spiecker* (Trier).°°

Fritz Roth, Bluttransfusionsapparat nach neuem Prinzip. Med. Welt **1940**, 297—298.

Der Apparat besteht aus einer 5 ccm-Spritze mit Doppelkolben und automatischer Kurbel mit Zählapparat, ohne Ventile. Nur die Spritze mit den beiden Schläuchen wird ausgekocht. Bei Blutentnahme mit Vetren als Gerinnungsfaktor können Spender und Empfänger auch getrennt werden. Der Apparat hat sich bei einer größeren Zahl, auch ambulanter Transfusionen, im primitiven Milieu bewährt.   *H. Schmidt* (Remscheid).

E. Domanig, Die Blutübertragung an der Front. Zbl. Chir. **1940**, 49—51.

Wo Zeit und personelle Besetzung zur Transfusion nicht ausreichen, muß die Konserve in Tätigkeit treten.   *Metge* (Wismar).

J. C. Leedham-Green, Transfusion with stored blood. (Transfusion mit konserviertem Blut.) (North Staffordshire Roy. Infirm., Stafford.) Brit. med. J. Nr **4112**, 849 (1939).

Blut der Gruppe II und IV (nach *Moss*) wurde unter negativem Druck in Flaschen abgezogen und verschlossen bei 4° aufbewahrt. Zu je 100 ccm Blut wurden 100 ccm 3,8proz. Natriumcitratlösung zugesetzt. Das Blut wurde nach durchschnittlich 5,5 Tagen, längstens nach 28 Tagen verwendet. Reaktionen zeigten sich bei 12 Patienten in Form von Fieber, Schüttelfrost. Leichte Hämolyse stört nicht die Transfusion. Gewöhnlich nach 10—12 Tagen wurde Hämolyse beobachtet, besonders dann, wenn die Entnahme mit Schwierigkeiten verbunden war oder wenn das Blut dem Eiskasten entnommen, erwärmt, und dann wegen Nichtgebrauch wieder kalt gestellt wurde.   *Schosserer* (Stolzalpe).

K.-E. Herlyn, Die Blutstockung der oberen Gliedmaßen. (Chir. Univ.-Klin., Göttingen.) Bruns' Beitr. **169**, 299—315 (1939).

7 Fälle. In einem Falle wurde operativ die Thrombose der Subclavia, in einem 2. Fall die Verdickung der Venenwand sichergestellt. Vermehrung der

Blutplättchen, Verkürzung der Gerinnungs- und Blutungszeit sind von Bedeutung. *Gollasch.*

W. Jensen, Venöse Stauungszustände am Oberarm und in der Achselhöhle. (Luftwaffenlaz., Rerik.) Zbl. Chir. **1940**, 1198—1208.

Ausführliche Darstellung der Zustände, ihrer bekannten und vermutlichen Gründe. *Metge* (Wismar).

Ejnar Roelsen, La soi-disant thrombose traumatique axillaire et sousclavière. (Policlin, Méd. e Policlin. Chir., Univ., Copenhague.) Lyon chir. **36**, 385—418 (1939).

Die sog. traumatische Thrombose im Gebiet der Vena axillaris und subclavia ist gekennzeichnet durch eine plötzliche teigige Anschwellung und Spannung meist des ganzen rechten Arms, Erweiterung und starke Füllung der subcutanen Venen und Cyanose der Haut, leichte Schmerzempfindlichkeit und Gefühl der Schwere im Arm, Parästhesien. Das Leiden tritt auf nach Überanstrengung bei der Arbeit, ungewohnter Arbeit usw. Verschlimmerung bei Fortsetzung oder Wiederaufnahme der Arbeit, welche die Erscheinungen ausgelöst hat. Keine Thrombophlebitis. Keine Allgemeinerscheinungen, keine nennenswerten Temperatursteigerungen. Die Ursache der Stase ist noch nicht geklärt. Wahrscheinlich handelt es sich um spastische Störungen in der Venenwand. Die Erscheinungen gehen unter konservativer Behandlung meist zurück. Operativ kommt die Venolyse oder die perivenöse Sympathektomie in Frage. *Pillet* (Hamburg).

W. Hammann, Zur Kenntnis der sogenannten Achselvenenthrombose (Claudicatio venosa intermittens der oberen Extremität). (Chir. Abt., Dünkeloh-Klin., Remscheid.) Zbl. Chir. **1940**, 1871—1876.

Fall von früherem akutem Venenstau rezidiviert nach 12 Jahren infolge leichten Traumas, nunmehr sekundäre organische Veränderungen: Fließender Übergang zwischen akutem Stau und sekundärer, echter, wandständiger partieller Thrombose nach Gefäßwandschädigung nicht auszuschließen. *Metge.*

Biebl, Verlängerungsosteotomie des Schlüsselbeins bei chronischer Stauung der Achselvene. (30. Tag. d. Vereinig. Mitteldtsch. Chir., Eisleben, Sitzg. v. 9.—10. VI. 1939.) Zbl. Chir. **1940**, 89—91.

Vielleicht können auch Skeletveränderungen im Gesamtbereiche des Schultergürtels ursächlich sein für die Entstehung der einfachen Achselvenenstauung. *Metge* (Wismar).

J. Neideck, Krampfaderverödung oder Operation? (Stadtkrankenh., Limbach i. Sa.) Med. Welt **1940**, 403—405.

Empfiehlt „als Chirurg" die Verödung. Mittel: 26 proz. Kochsalzlösung. *Metge* (Wismar).

Fritz Engelhard, Zur Injektionstherapie der Varicen-Nachuntersuchungen über Rückfallfreiheit. (Chir. Univ.-Klin., Göttingen.) Göttingen: Diss. 1940. 31 S. u. 20 Abb.

Eine Verödungswirkung ist auch noch nach mehreren Jahren in den allermeisten Fällen nachzuweisen. Sie erstreckt sich besonders auf die Besserung der subjektiven Beschwerden, dann aber auch objektiv auf die Verkleinerung der Blutaderlichtung. Die Rezidivgefahr ist an sich recht groß, allerdings ist auch noch nach Jahren eine Wirkung im oben erwähnten Sinne nachzuweisen, so daß — ganz abgesehen von dem häufig durchschlagenden sofortigen Erfolg — eine Berechtigung dieser mit geringen Mitteln durchzuführenden Behandlung durchaus gegeben ist. *zur Verth †* (Hamburg).

Ernst Müller-Stade, Zur Krampfader-Behandlung. Fortschr. Ther. **16**, 106
  bis 108 (1940).

Außer der üblichen symptomatischen Behandlung: Leistungssteigerung des
Herzens (durch Weißdorn), Bein- und Fußgymnastik, Packungen. Spricht in
anderen Zungen als wir.   *Metge* (Wismar).

D. Kulenkampff, Über Thrombophlebitis. (Chir. Abt., Heinrich Braun-
  Krankenh., Zwickau i. Sa.) Z. ärztl. Fortbildg **36**, 321—323 (1939).

Die operative Entfernung von Thromben aus der Saphena ist ein kleiner,
einfacher Eingriff, der berufen ist, manchen Patienten zu retten oder vor lebens-
bedrohlichen Komplikationen zu bewahren.   *Hoffschild* (Hamburg).

Alton Ochsner and *Michael de Bakey*, Therapy of phlebothrombosis and
  thrombophlebitis. (Behandlung von Phlebothrombose und Thrombophlebitis.) (Dep. of Surg., School of Med., Tulane Univ., New Orleans.)
  Arch. Surg. **40**, 208—231 (1940).

Unterscheidung in Thrombophlebitis mit Entzündung der Venenwand und
Phlebothrombose ohne Entzündung und ohne Fixation des Thrombus (Gefahr der
Embolie). Wasserverlust steigert die Viscosität des Blutes, ebenso vermehrte
Globulinfraktion im Plasma. Erhöhte Viscosität unterstützt die Bildung von
Thromben durch Verlangsamung des Blutstromes. Eine weitere Verlangsamung
der Blutströmung kann stattfinden durch Ruhe, anatomische Abweichungen,
Hypostase, abdominelle Spannung, Lage des Körpers und der Beine und durch
periphere Gefäßzusammenziehung. Die Behandlung wird unterteilt in prophylaktische Maßnahmen (Wässerung, Bewegung, Anregung der Atmung, Verhinderung
der abdominellen Spannung, Hitze, Natrium thiosulfat-Gaben, Blutegel und Anwendung von Heparin), in konservative Maßnahmen (Ruhig- und Hochstellung,
Hitze, Blutegel, Anwendung von Druckverbänden, Anwendung von Gefäßerwei-
ternden Mittel. Technik des Procainblockes zur Unterbrechung des Vasomotoren-
reflexes. Behandlung von 22 Fällen mit gutem Erfolg) und in radikale Maßnahmen
(Ligatur, Ausschneidung der thrombosierten Vene, Spaltung und Drainage, Embol-
ektomie, Thrombektomie.   *Schosserer* (Stolzalpe).

Oskar Hepp, Die Ursachen der venösen Stauung in den Beinen. Münch.
  med. Wschr. **1939 I**, 648—652.

Die Entwicklung des aufrechten Ganges, die unzweckmäßige Körperhaltung
und die Bewegungsarmut des zivilisierten Menschen erschweren die Aufrechterhaltung eines ungestörten Kreislaufs in den Beinen. Die Muskelkraft des Herzens,
der Sog der Lungen, die Funktion der Skeletmuskulatur stehen als Kraftstrom
für den venösen Blutstrom zur Verfügung. Atempulskurven erweisen die Ansaug-
kraft des Herzens, die in zusammengekauerter Haltung stark nachläßt. Die
günstige Wirkung der Atemübungen und der Haltungsgymnastik auf die venöse
Stauung ist offensichtlich. Die Pulsation der Arterie überträgt sich auf die Vene,
die meist eng aneinandergeschmiegt zusammen von einer Gefäßscheide umschlossen
sind. So kommt ein Teil der in der Pulswelle aufgespeicherten Energie dem venösen
Schenkel des Kreislaufs wieder zugute. Daher ist das systematische Training der
Arterien und Arteriolen durch Wechselbäder usw. ein wirksames Mittel auch gegen
die venöse Stauung.   *H. Schmidt* (Remscheid).

W. C. Hyler, Calcification in the arteries of the leg. (Verkalkungen in
  den Arterien des Beines.) Amer. J. Roentgenol. **41**, 784—788 (1939).

Es kommen zwei Typen von Gefäßverkalkungen vor: 1. die unregelmäßige,
nur an einzelnen Stellen auftretende und 2. die diffuse, das Gefäß in seinem ganzen
Verlauf erfassende. Beim 2. Typ finden sich im Gegensatz zu Typ 1 nie Zirkulationsstörungen.   *Graßmück* (Prag).

Richard Goldhahn, Shock und Kollaps. (Kreiskrankenh., Liegnitz.) Med. Welt
1940, 573—576 u. 597—599.

Nach Darlegung, was man unter Shock und Kollaps zu verstehen hat, wird
die Theorie ihres Zustandekommens erläutert und schließlich auf ihre Behandlung
eingegangen. *G. Flatau* (Dresden).

W. Breu, Elektrokardiographische Untersuchungen bei Caissonarbeitern. (II. Med. Univ.-Klin., Wien.) Wien. klin. Wschr. 1940 I,
400—402.

Ein hohes spitzes T trat bei 41% von 120 Caissonarbeitern auf und wird mit
Breu und *Zollner* als Myokardschaden gewertet. Es ist ein Frühzeichen.
Schuntermann (Hamburg).

C. Christ und *W. Löhr,* Zur arteriographischen Diagnose und Therapie
der Folgezustände nach Verletzungen großer Extremitäten-
gefäße. (Zugleich ein Beitrag zur Bewertung der Arteriographie bei der Gefäßdarstellung.) (Chir. Abt., Städt. Krankenh.,
Magdeburg-Sudenburg.) Zbl. Chir. 1940, 194—204.

Die Arteriographie ist geeignet, letzte diagnostische Schwierigkeiten zu überwinden. Eignung und Möglichkeiten bei den einzelnen Gefäßerkrankungen usw.
werden an konkreten Beispielen nachgewiesen. Bei Unmöglichkeit einer Gefäß-
naht: Sympathicusoperation. *Metge* (Wismar).

20. Muskel und Sehnen.

Werner Haase, Subcutane Muskelrisse. (Chir. Univ.-Klin., Berlin.) Z. ärztl.
Fortbildg **37,** 416—417 (1940).

Entstehung, klinische Zeichen und Behandlung. *Gollasch* (Hamburg).

K. Daubenspeck, Muskelaktionsströme bei der ischämischen Muskelkontraktur. (Orthop. Univ.-Klin., Köln.) Arch. orthop. Chir. **40,** 458—472
(1940).

Die ischämische Muskelkontraktur bedingt in der Aktionsstromkurve eine
erhebliche Verringerung des Dauerpotentials bei der willkürlichen Bewegung, eine
Verminderung der Oszillationen, eine Vermehrung der Latenzzeit und eine Häufung der großen Oszillationen. Bei Besserung des pathologisch-anatomischen
Bildes gleicht sich die Kurve der der unveränderten Muskulatur an. *Reckling.*

Alfonso Ligas, Lussazione centrale bilaterale del femore da contrazione
muscolare. (Zentrale, bilaterale Luxation des Schenkelbeins durch
Muskelzusammenziehung.) (Istit. di Clin. Chir., Univ., Cagliari.) Chir. Org.
Movim. **25,** 171—181 (1939).

Es handelt sich um einen Fall bei einer an Schizophrenie leidenden Patientin
von 25 Jahren während der Behandlung mit Insulin-Cardiazol Shock, von dem
Verf. besonders die klinisch-diagnostischen, therapeutischen und pathogenetischen
Probleme auf Grundlage der Daten der Literatur bespricht. Pathogenetisch ist
die Verletzung nach Ligas einer heftigen und synergischen Muskelkontrak-
tion aller Muskeln des kleinen Beckengürtels zuzuschreiben. Therapeutisch wandte man Knochendrahtextension für die großen Trochantere an. Das
Ergebnis war sowohl anatomisch wie funktionell sehr zufriedenstellend.
Galletto (Florenz).

Samuel Kleinberg, Traumatic myositis ossificans. Report of a case following fracture at the elbow. (Traumatische Myositis ossificans. Mitteilung eines Falles nach Ellbogenbruch.) Ann. Surg. **110,** 144—148 (1939).

Wenn nach einem Gelenkbruch oder nach einer Fraktur in der Nähe eines
Gelenkes (besonders am Ellbogen, der am ehesten zur Ausbildung einer Myositis

ossificans neigt) Schwellungen und Schmerzen auftreten, so ist das Glied wieder ruhig zu stellen, wodurch die Resorption der Kalkablagerungen befördert und die Beweglichkeit wiederhergestellt wird. Zur Vermeidung von Verkalkungen in den Geweben ist von passiver Bewegung und Massage Abstand zu nehmen, solange ein Gelenk noch schmerzhaft ist.   *Schosserer* (Stolzalpe).

Bernard Appel, Myositis ossificans. (New England Dermatol. Soc., Boston, 8. II. 1939.) Arch. of Dermat. **41**, 410 (1940).

Vorstellung eines Mannes, bei dem nach weitgehender Haut- und Muskelverletzung ein Geschwür entstand, aus dem sich Knochensplitter abstießen. Röntgenologisch handelte es sich um eine Myositis ossificans. In der Aussprache wird die Möglichkeit eines Zusammenhanges mit einer gleichzeitig bestehenden Lues oder mit einer seinerzeit vorgenommenen Röntgen-Radiumbestrahlung erwogen.

Schosserer (Stolzalpe).

F. v. Bormann, J. Hollack und *E. Kirchhöfer*, Myositis tropica acuta-Staphylokokkensepsis. (Hyg. Inst., Univ. Heidelberg u. Forschungsstelle d. Reichs-Kolonialbundes b. der Tropenmed. Beratungsstelle, Bremen.) Arch. Schiffs- u. Tropenhyg. **44**, 458—474 (1940).

Verff. berichten über 11 eigene Fälle tropischer Myositis, die nur in heißen Ländern vorkommt und alle Rassen befällt. Das Krankheitsbild ist scharf umrissen und ätiologisch durch Staphylokokken bedingt. Dem Anfangsstadium einer fieberhaften Allgemeinerkrankung folgt das Stadium multipler Abszeßbildungen in der Muskulatur, hauptsächlich der Oberarme und Oberschenkel. Der Ausgangspunkt des septischen Prozesses ist möglicherweise ein Nasen-Racheninfekt, keine Hautverletzung, Furunkulose usw. Über die Ursache der ausschließlichen Lokalisation in der Muskulatur herrscht noch völlige Unklarheit.   *Pillet* (Hamburg).

G. F. Nikolaev, Über die Bedeutung der frühen Funktion bei Sehnenplastik nach Bunnel. Nov. chir. Arch. **45**, 327—331 (1940) [Russisch].

Experimentelle Arbeit an Kaninchen, denen eine Sehnenplastik an den Beugern der Zehen nach *Bunnel* angelegt wurde. Während die eine Extremität für 15 Tage eingegipst wurde, wurden an der anderen vom 1. Tage an durch Induktionsströme täglich 5—10 min lange Muskelbewegungen hervorgerufen, so daß eine vergleichende Wertung der Ruhigstellung und der frühen Funktion der genähten Sehnen möglich war. Die Tiere wurden in Zeitabständen von 5—120 Tagen umgebracht, und die genähten Sehnen einer histologischen Untersuchung unterzogen. Im wesentlichen stellte sich heraus, daß bei den früh bewegten Sehnen zwar eine bedeutend schnellere Resorption der Blutungen erfolgte, dafür aber die Einteilung von Sehne und Transplantat in weniger zweckmäßiger Weise erfolgte. Es findet dadurch die Beobachtung mancher Kliniken ihre Erklärung, die bei früher funktioneller Behandlung der Sehnenplastik eine Insuffizienz der Sehnennaht beobachten konnten. Verf. spricht sich daher im Interesse der ungestörten Sehnenregeneration für eine anfängliche Ruhigstellung der Sehnen aus, der dann eine vorsichtige aktive Bewegungstherapie in angemessenem Zeitabstand zu folgen hat.

Hesse (Köln) °°

Hans Keil, Untersuchungen an Gleitsehnen vom Hund und vom Kaninchen. (Anat. Inst., Univ. Freiburg i. Br.) Freiburg i. Br.: Diss. 1940. 24 S. u. 5 Abb.

Beim Stallhund- und bei durchtrennten Kaninchensehnen ließ sich im Vergleich mit der normalen Gleitsehne einheitlich feststellen, daß bereits nach kurzer Zeit die Basophilie der sonst vorwiegend dem Druck ausgesetzten Sehnenabschnitte schwindet. Die Wellung der Fibrillenbündel wird stärker. Die Zellen verlieren ihren vesiculösen Charakter und nehmen gestreckte Formen an.   *zur Verth†.*

Leroy C. Abbott and *John B. de C. M. Saunders,* Acute traumatic dislocation
of the tendon of the long head of the biceps brachii. A report
of six cases with operative findings. (Akute traumatische Verrenkung der langen Bicepssehne. Ein Bericht über 6 Fälle mit Operations-
befunden.) (Dep. of Orthop. Surg., Div. of Surg. a. of Anat., Univ. of
California Med. School, San Francisco.) Surg. etc. **6,** 817—840 (1939).

Das den Sulcus intertubercularis überbrückende Band ist manchmal gar nicht
ausgebildet, in vielen Fällen aber so schwach, daß es die Sehne des Biceps nicht
halten kann. Die Sehne wird zurückgehalten durch die sternocostale Partie des
Deltoideus und durch den verdickten und durch Sehnen und Fascieneinstrahlungen
verstärkten Anteil der Gelenkkapsel, der den obersten Teil des Sulcus überbrückt.
Die Verrenkung erfolgt durch starke Außenrotation. Es besteht nach einer Verletzung sofortige und völlige Arbeitsunfähigkeit, allfällig ein schnappendes Ge-
räusch, Schwellung des vorderen Anteils der Gelenkkapsel, Druckschmerz, Be-
wegungseinschränkung. Pro- und Supination des Vorderarmes sind schmerzhaft.
Differentialdiagnose: Riß der Supraspinatussehne, Entzündung der subcoracidea-
len Bursa, Sehnenscheidenentzündung, schnappende Schulter, Verletzung des
am Rande des Sulcus ansetzenden Muskels und Ausstrahlungen der cervicalen
Nervenwurzeln. Operative Behandlung bei sitzender Stellung in Novocainbetäu-
bung. Schnitt durch den Deltoideus. Verankerung der Sehne im Sulcus oder
Fascienplastik. Bei der Operation konnte die Verrenkung der Sehne nach vorne
über den kleinen Oberarmhöcker festgestellt werden. *Schosserer* (Stolzalpe).

Werner Moll, Über Spontanrupturen der langen Daumenstreckersehne.
(Chir. Univ.-Klin., Münster i. W.) Münster i. W.: Diss. 1939. 24 S.

In vielen Fällen einer Spontanruptur der langen Daumenstreckersehne läßt
sich das Geschehen so deuten, daß es beim Fall auf die Hand zu einer Reflex-
bewegung im Sinne der Extension des Daumens kommt. Dabei erleidet die aufs
Äußerste angespannte Sehne an einem Widerlager — Ligamentum carpi dorsale
oder Crista radii — einen kleinen Einriß, der dann auf die Dauer zu einer völligen
Zusammenhangstrennung der Sehne führt. *zur Verth †* (Hamburg).

John Harold Couch, The principles of tendon suture in the hands. (Die
Grundzüge der Sehnennaht an den Händen.) (Dep. of Surg., Univ. of
Toronto, Toronto.) Canad. med. Assoc. J. **41,** 27—30 (1939).

Gewöhnlich sind es kleine Verletzungen, die senkrecht zum Verlauf der Sehne
liegen, die die Sehne durchtrennen. Die Wunde kann auch abseits der Sehnenverletzung liegen. Die Grundzüge einer erfolgreichen Behandlung liegen in dem
Erkennen der Verletzung, in der Naht und in der Gewährleistung der Beweglichkeit. Bei einem steifen Finger ist eine Sehnennaht zwecklos. Das Nahtmaterial
muß genügende Festigkeit aufweisen. Catgut ist zu vermeiden, weil nach Resorption die Nahtstelle aufgehen kann und weil Catgut als Fremdkörper Granulations-
bildung und damit Vernarbung unterstützt. Das Ausbleiben einer Beweglichkeit
kann bedingt sein durch Narbenverwachsung und durch Versteifung der Fingergelenke. *Schosserer* (Stolzalpe).

Michael L. Mason, Primary and secondary tendon suture. A discussion
of the significance of technique in tendon surgery. (Primäre
und sekundäre Sehnennaht. Eine Besprechung der Wichtigkeit der Technik
in der Sehnenchirurgie.) (Dep. of Surg., Nortwestern Univ. Med. School a.
Passavant Mem. Hosp., Chicago.) (29. ann. clin. congr. of the Americ. coll.
of surg., Philadelphia, 16.—20. X. 1939.) Surg. etc. **70,** 392—402 (1940).

Wichtigkeit der Sterilität und des vorsichtigen Arbeitens. Reinigung mit
Seife und Wasser. Vermeidung von chemischen Mitteln. Der Hautschnitt soll nie

über der zu nähenden Sehne liegen, deshalb Bildung von Lappen·mit dem dazugehörigen Unterhautzellgewebe. Bei Wunden sollen diese so erweitert werden, daß wieder Hautlappen resultieren. Die Erweiterung von Wunden durch Längsschnitte führt zu leicht zu Nekrosen und·störenden Narbenbildungen. Naht mit feinsten Nähten (Roßhaar) in Blutleere. Nach der Operation Hochlagerung. In die Hautfalten und zwischen die Finger werden Gazeschwämme eingelegt. Auf die Wunde wird feuchte Gaze zur Aufnahme des Blutserums gelegt. Bei Durchtrennung der Fingerbeugesehnen soll nur die tiefe Sehne genäht werden. Die Sehnenscheide über der Naht wird ausgeschnitten. Sehnenverletzung, die älter als 2—3 Stunden sind, werden der Sekundärnaht überlassen. Diese kann bei Ausbleiben einer Infektion nach 3—4 Wochen, sonst erst nach 6—8 bzw. nach 12—18 Monaten vorgenommen werden. Vor der Vornahme einer Sekundärnaht muß man sich überzeugen, daß die Fingergelenke beweglich sind. Besprechung der Nahttechnik. *Schosserer.*

21. Knochen und Gelenke.

E. Calandra, La colla di ossa in traumatologia. I. (Der Knochenleim in
 der Traumatologie. 1. Mitteilung.) (Clin. Ortop., Univ., Palermo.) Arch.
 ital. Chir. **50**, Donati-Festschr. **1**, 681—688 (1938).

Verf. hat mit Kaninchen Experimente mit Benützung von Knochenleim als Ersatzmaterial für Knochentransplantationen in der Traumatologie angestellt. Die beobachteten Vorteile bestehen hauptsächlich 1. in der Raschheit und Vollständigkeit der Resorption und 2. in der chemischen Konstitution des Knochenleims, durch den ein nützliches chemisches Material für die Bildung des Knochenhalses beigebracht wird. Die Erfahrung wird festzustellen haben, ob die in diese Substanz gesetzten Erwartungen nach der Einführung in die Traumatologie begründet sind und ob diese die Metallplatten und die Knochentransplantationen wird ersetzen können.   *Galletto* (Florenz).

Paul Hornitzki, Über Osteopoikilie. Herdförmige Spongiosasklerose.
 (Dtsch. Krankenh., Tarnow, Polen.) Arch. klin. Chir. **199**, 76—88 (1940).

Bisher selten beschriebene Form einer vermutlich angeborenen Knochensystemerkrankung mit Flecken oder strichförmigen Verdichtungszonen im Röntgenbilde und histologischen Veränderungen (herdförmige Spongiosasklerose) der Spongiosa (jedoch nicht in der Rindenzone) ohne bisher nachgewiesene Veränderung des Blutes. Sitz der Erkrankung meist in mehreren Knochen in Epiphysennähe mit Ausnahme der flachen Knochen. Bisher außer gelegentlichen Gelenkbeschwerden und Kreislaufstörungen keine wesentlichen klinischen Ausfallserscheinungen beobachtet. Eigentliche Ursache unbekannt.   *Reckling* (Straßburg).

Siegfried Dengler, Experimentelle und klinische Studien über Knochen-
 regeneration und Callusbildung mit besonderer Berücksichtigung der Gewebsinterposition. Ein Beitrag zum Pseud-
 arthrosenproblem. (Chir. Univ.-Klin., Tübingen.) Arch. klin. Chir. **199**,
 145—259 (1940).

Behandelt in ungewöhnlich belesener und fleißiger Arbeit und sauberer, klarer Sprache die Interpositionspseudarthrosen und setzt zu deren Entstehung künstliche Zwischenschaltungen an Tieren in behutsame Beziehungen. *Metge.*

I. Arthur Stoloff, Osteogenic sarcoma arising in a devitalized part following injury. (Osteogenes Sarkom, auftretend in einem abgestorbenen Teil
 nach Verletzung.) (New York Polyclin. Med. School a. Hosp., New York.)
 Amer. J. Surg., N. s. **45**, 325—329 (1939).

Bei einem jungen Mann, der infolge einer Infektion in der Kindheit an chronischer Lymphadenitis und Stauung im Arm litt, trat 2 Wochen nach einer Verletzung am Vorderarm ein osteogenes Sarkom auf. Trotz Röntgenbestrahlung und hoher Amputation kam es zu Metastasenbildung und zu tödlichem Ausgang $2^1/_2$ Jahre nach dem Trauma. Das Trauma hat in einem anscheinend devitalisierten Gewebe eine Reihe von Zellveränderungen hervorgerufen, die das maligne Tumorwachstum auslösten. Der Zusammenhang zwischen Verletzung und Geschwulstbildung wurde anerkannt. *Schosserer* (Stolzalpe).

C. Harvey Masland, A conservative treatment for nomunion. (Konservative Behandlung bei Ausbleiben der Knochenbruchheilung.) Amer. J. Surg., N. s. **47**, 170—171 (1940).

Bleibt nach Vorderarmbrüchen das Festwerden der Bruchstellen aus, verwendet Verf. eine einfache Doppelschiene, deren Teile Speiche und Elle entsprechen. Sie wird an Oberarm und Hand durch ungepolsterten Gips gehalten. Extension und Drehung ist möglich. Die Möglichkeit, den Arm funktionell zu gebrauchen, fördert die Heilung. Bleibt der Erfolg aus, wird mit Trokar oder feinem Raspel eingegangen und das fibröse Narbengewebe aufgebrochen.

Schütz (Regensburg).

Ulrich Adler, Beobachtungen über Osteochondritis dissecans des Ellenbogengelenks. (Chir. Univ.-Klin., Göttingen.) Göttingen: Diss. 1937. 28 S.

Das doppelseitige Auftreten der O. d. ist in Dänemark bei weitem häufiger als in Deutschland. Die von *Nielsen* abgelehnte Mitbeteiligung irgendwelcher mechanischer Einflüsse beim Zustandekommen der O. d. muß für die über lange Zeit einwirkende Berufsschädigung angenommen werden (Überwiegen der rechtshändigen Erkrankung, Berufe der Erkrankten). Erneute Schädigungen durch den Beruf sind, wenn möglich, bei Jugendlichen durch den Versuch einer Unterbringung in einem anderen Beruf zu verhüten. Oft fanden sich in überraschender Weise die Kranken mit ihrem schweren Gelenkbefund sehr gut ab. *zur Verth†*.

A. H. Smook und *P. J. Gaillard*, Über den Einfluß verschiedener Metalle auf Knochengewebe. (Roode Kruis Zickenk. u. Hirtol. Laborat., Univ. Leiden.) Bruns' Beitr. **170**, 362—379 (1939).

Bestätigung bekannter Ergebnisse in der Gewebskultur, daß nämlich verschiedene Metalle das Zellwachstum hemmen. V_2A-Stahl tut das nicht. Für den Schenkelhals gibt es nur VM-Stähle, die zwar rosten, aber trotzdem die Nagelung zulassen. Die Hersteller von Osteosynthesematerial müssen vom Biologischen mehr wissen. *Haase* (Berlin).

Struppler, Fettembolie. (24. Tag. d. Bayer. Chir.-Vereinig., München, Sitzg. v. 23.—24. VI. 1939.) Zbl. Chir. **1940**, 265—268.

Weist auf die Wichtigkeit und Häufigkeit dieser Komplikation hin, spricht aber nur von Fett aus dem Knochengerüst. Erörtert ausführlich die Bemühungen, in vivo zu diagnostizieren. *Metge* (Wismar).

James C. Whitaker, Traumatic fat embolism. Report of two cases with recovery. (Traumatische Fettembolie. Bericht über 2 Fälle mit Heilung) (Surg. Serv., Harlem Hosp., New York.) Arch. Surg. **39**, 182—189 (1939.)

Fettembolie kann so gering sein, daß sie überhaupt keine Erscheinungen macht, so daß die Diagnose nicht gestellt werden kann. Wenn einmal Erscheinungen vorhanden sind, so beträgt die Sterblichkeit 85—90%. In dem amerikanischen Schrifttum ist nur 1 Fall einer Heilung mitgeteilt. Bericht über 2 in Heilung ausgegangene Fälle mit allen bezeichnenden Erscheinungen einer Fettembolie und Hautblutungen. Im Harn eines Kranken konnte das Fett nachgewiesen werden. *Schosserer* (Stolzalpe).

Francis A. Ellis, Jüngling's „ostitis tuberculosa multiplex cystoides" is not cystic tuberculous osteitis. (Jüngling's „ostitis tuberculosa multiplex cystoides" ist keine cystische tuberkulöse Knochenentzündung.) Acta med. scand. (Stockh.) **104**, 221—224 (1940).

Die Erkrankung, die unter verschiedenen Namen beschrieben ist, zeichnet sich durch das Fehlen von Nekrosen aus. Die Herde sind solider Natur, die Cysten werden röntgenologisch nur vorgetäuscht. Die Kranken sind gegen Alt-Tuberkulin unempfindlich. Die Entstehung der Krankheit ist auch jetzt voch völlig unklar. Fälle, die von amerikanischen Verf. fälschlich als Ostitis beschrieben wurden, haben sich als richtige Tuberkulose herausgestellt. *Schosserer.*

Kt. Herzog, Die Abhängigkeit der Sportverletzungen vom Lebensalter der Verletzten. (Chir. Klin., Med. Akad., Düsseldorf.) Med. Klin. **1940 I**, 514—516.

Infolge der verschiedenen Gewebsfestigkeit von Knochen, Muskeln und Sehnen kommt es beim Jugendlichen, beim Erwachsenen und beim alternden Menschen zu ganz verschiedenen Verletzungen bei sportlicher Betätigung. Training und Ermüdung spielen ebenfalls eine Rolle. Zahlreiche Beispiele. *Schulz.*

Rudolf Hummel, Übungsbehandlung der Arthrosis deformans unter Ausschaltung des Schmerzes durch intravenöse Strontiumgaben. Zugleich ein Beitrag zur Röntgenbehandlung der Arthrosis deformans. (Röntgeninst., Kreiskrankenh., Bad Homburg v. d. H.) Med. Welt **1939**, 1533—1534.

Die Übungstherapie und Röntgenbestrahlungen sind bewährte Behandlungsmethoden der Arthrose. Neu empfohlen werden wegen ihrer schmerzstillenden Wirkung intravenöse Einspritzungen einer 10proz. Lösung von Strontiumbromid, 20 ccm jeden 2. Tag etwa 4—6 Wochen lang. Die Einspritzungen müssen langsam erfolgen. Während der schmerzfreien Zeit Bewegungsübungen. *Pillet* (Hamburg).

E. J. Klaus, Über Periostverletzungen und -schädigungen beim Sport, Ursache, Verhütung und Behandlung. (Sportärztl. Untersuchungsstelle, Univ. Münster i. W.) Dtsch. med. Wschr. **1940 I**, 152—155.

Beschrieben werden die bei sportlichen Übungen häufig auftretenden akuten und chronischen Knochenhautschädigungen. Die meisten Schädigungen treten während des Trainings auf. Muskel- und Bänderzug bei falsch angewandter Technik und Überbeanspruchung sind zumeist für die Entstehung verantwortlich zu machen. Die durchzuführende Behandlung wird im einzelnen angegeben.
Schulz (Hamburg).

Gustav Levander, Über die knochenregeneratorische Fähigkeit des Periosts. (Path. Inst., Univ. Uppsala.) Acta chir. scand. (Stockh.) **83**, 1—26 (1939).

Untersuchungen des Verf. ergaben, daß das Periost nicht zur Knochenneubildung fähig ist. Nur junges verpflanztes Periost ist dazu (scheinbar) imstande. Hier ist aber die zellreiche mesenchymale Schicht die wirksame, die nicht dem eigentlichen Periost, sondern dem Knochen (mesenchymale Wachstumszone des Knochengewebes) zuzurechnen ist. *Schütz* (Regensburg).

Th. Henze, Ein Beitrag zum Überlastungsschaden am Knochensystem der unteren Extremitäten. (Röntgenklin., Städt. Krankenh., Aachen.) Med. Welt **1939**, 991—994.

7 Fälle bei Arbeitsmännern und Soldaten. *Gollasch* (Hamburg).

Pitzen, Über die anatomische Grundlage der chronischen, traumatischen Gliedmaßendystrophie. (13. Tag. d. Dtsch. Ges. f. Unfallheilk., Versicherungs- u. Versorgungsmed., Kiel, Sitzg. v. 7.—8. VII. 1939.) Arch. orthop. Chir. **40**, 211—217 (1939).

Im Anschluß an ein geringfügiges Trauma (Umknicken mit dem rechten Fuß, keine Knochenverletzung) stellt sich eine chronische zentralwärts fortschreitende Gliedmaßendystrophie ein, obwohl der Fuß, zeitweise das ganze Bein, 12 Monate — allerdings mit Unterbrechung — ruhiggestellt wurde. Mehrfach wurden Probeexcisionen vorgenommen. — Nach $1^1/_2$ Jahren schritt man zur Amputation. Es fanden sich besonders grobe Veränderungen an den Gefäßen und an den Gelenkflächen. *Tyrell* (Hamburg).

Ursula Wermann, Arthritis bei Morbus Bang. Z. Orthop. **69**, 492—493 (1939) u. Leipzig: Diss. 1939.

Bei einem 23jähr. Melker wurde im Anschluß an einen Typhus eine latente Banginfektion manifest. Dabei kam es durch lokale Ansiedlung von Bangbacillen im Kniegelenk zu einer Monarthritis, die nach Vaccinebehandlung vollkommen ausheilte. *Graßmück* (Prag).

A. B. Ferguson, A two-stage osteotomy. (Zweizeitige Osteotomie.) (New York Orthop. Dispens. a. Hosp., New York.) J. Bone Surg. **21**, 715—718 (1939).

Verf. empfiehlt die Durchführung einer zweizeitigen Osteotomie, wenn sich bei einer vorhergegangenen Osteotomie die Gefahr einer Pseudarthrosenbildung oder des Abgleitens gezeigt hat. Das zweizeitige Vorgehen hat sich besonders bei den kongenitalen Verbiegungen der Tibia bewährt. Zuerst wird nur eine Hälfte des Knochens durchtrennt und erst, wenn sich genügend Callus gebildet hat, erfolgt die Durchmeißelung der anderen Hälfte. Bericht über 1 Fall. *Graßmück* (Prag).

Fritz Lotsch, Wesen und Behandlung der Überbeine. Med. Klin. **1940 I**, 676—677.

Verf. will die Bezeichnung „Ganglion" ausgemerzt wissen und statt dessen, da es sich um eine Bildung des Gelenkkapselgewebes handelt, mit *Flöderus* die Benennung „Arthrom" setzen. Es handelt sich um eine Kolliquitationscyste (Erweichungshöhle im Kapselgewebe). Therapeutisch kommt neben der Zertrümmerung die Totalexstirpation, die Discision und die Punktion mit folgender Injektion von Septojod oder Clauden in Frage. *Pillet* (Hamburg).

22. Knochenbrüche und Verrenkungen.

Sj. Gosses, Über ein Hilfsmittel bei der Reposition von Knochenbrüchen des Unterarms. (H. V. A. Hosp., Laras.) Geneesk. Tijdschr. Nederl. Indië **1939**, 1790—1793 u. dtsch. Zusammenfassung 1793 [Holländisch].

Bei Brüchen am Unterarm haben sich die von *Oppenheim* ursprünglich zur Behandlung von Mittelhand- oder Fingerfrakturen angegebenen Extensionsfinger aus geflochtenem Ried sehr brauchbar erwiesen. Sie erlauben das Anlegen eines Fixationsverbandes von dauernder Extension. *Haehner* (Frankfurt a. M.).

Fraser B. Gurd, The ambulatory treatment of fractures of the lower extremity. (Die ambulatorische Behandlung von Brüchen der unteren Gliedmaße.) (Montreal Gen. Hosp., Montreal.). (29. ann. clin. congr. of the Americ. coll. of surg., Philadelphia, 16.—20. X. 1939.) Surg. etc. **70**, 385 bis 391 (1940).

Die frühzeitige Reposition und die Feststellung des Bruches in einem ungepolsterten Gipsverband mit nachfolgender Belastung bieten große Vorteile. Durch die Belastung werden Muskeln und Sehnen betätigt, durch den Druck die Heilung befördert. Extension kommt nur bei Schrägbrüchen in Frage, allfällig werden die Nägel in den Gips mit inbegriffen. Bei Schwellung wird der Rückgang der Schwellung abgewartet. Durch dieses Vorgehen werden Zirkulationsstörungen und traumatische Atrophie vermieden, gleichzeitig wird die Erwerbsunfähigkeit stark verkürzt.   *Schosserer* (Stolzalpe).

Gontermann, Winke für die Behandlung größerer Verletzungen der Weichteile und der Knochen. (Chir. Abt., Städt. Krankenh., Spandau.) Med. Klin. **1939 II**, 1651—1652.

Nicht den Schußkanal sondieren. Bei spritzenden Schlagadern: Druckverband oder Abschnürung. Abtransport nur nach sorgfältiger Schienung und Desinfektion der Wundumgebung. Schienen stets gut polstern. Bei Bauchschüssen: Schutzverband, Narkoticum und schleunigster Abtransport.   *Hoffschild.*

23. Schädel und Gesicht.

Edgar Passarge, Anatomische Grundlagen von Kopfverletzungen. Jena: Gustav Fischer 1941. XII, 184 S. u. 90 Abb. Preis RM. 8.—.

Dem in 3 Teile gegliederten Buch hat Prof. *zur Verth* ein anerkennendes Geleitwort gewidmet. 1. Eine Reihe von sorgfältig ausgewählten klinischen Beispielen von Unfallverletzungen aus der Praxis mit anschließenden entsprechenden Fragestellungen. 2. Erläuterungen zu den einzelnen Beispielen — anatomische Verhältnisse in kurz gefaßter Form mit klinischen Hinweisen. 3. Zweckmäßige Anleitung zum eigenen Studium des Zentralnervensystems. — Beherrschung von Anatomie und Traumatologie, klarer Blick für das Wesentliche zeichnen die Arbeit aus. Einiges klinisches Wissen voraussetzend will Verf. dem angehenden Arzt die anatomisch funktionelle Analyse klinischer Beobachtung erleichtern. Neue Wege und Grundlagen zum Studium sind beschritten; die klinisch-anatomische Betrachtungsweise erleichtert dem Studierenden das Einprägen des umfangreichen Vokabelschatzes, weckt frühzeitig das Interesse, führt naturgemäß zur Außerachtlassung von Einzelheiten und lenkt auf alles Wesentliche für die spätere Praxis. Kein Lehrbuch; eine Arbeit zur Selbstüberprüfung und zur Anleitung, festgestellte Lücken auszufüllen, die das Interesse eines jeden Arztes verdient, der heute mehr oder weniger gezwungen ist, Unfall- und Kriegsverletzungen zu beurteilen und zu behandeln.   *Tyrell* (Hamburg).

J. Bréhant, Diabète insipide traumatique. (Traumatischer Diabetes.) J. de Chir. **55**, 205—243 (1940).

Eine 41jähr. Frau erlitt bei einem Kraftwagenunfall einen Schädelbruch. Im Anschluß an das Trauma stellte sich ein Diabetes insipidus ein, der als Folgeerscheinung einer intratubaren Hämorrhagie oder eines Hämatoms am Boden des 3. Ventrikels betrachtet wurde. Eingehende Studie über den traumatisch bedingten Diabetes, sein Zustandekommen, Krankheitserscheinungen, Prognose und Therapie.   *Pillet* (Hamburg).

J. Hogarth Pringle, Some fractures of the skull. (Einige Brüche des Schädels.) Lancet **1939 II**, 1164—1168.

Der Verlauf der Bruchlinien ist bedingt durch die Anordung der osteogenen Fasern. Durch allgemeine Kompression des Schädels entstehen, gleichgültig, ob der Druck beid- oder einseitig erfolgt, Fissuren infolge Überschreitung der Elastizitätsgrenze des Knochengewebes, die sich auf weite Strecken ausdehnen können. Bei Gewalteinwirkungen, die sich auf kleinen Raum beschränken, entstehen Impressionsbrüche. Eine Reihe von Bruchlinien verlaufen in derselben Richtung, so daß man von typischen Brüchen sprechen kann. Es wird ein occipitaler Typus angeführt. Die Verletzungen sind schwer, gehen mit Hämatomen, Tentoriumrissen, Verletzungen des Kleinhirns, der Brücke und des verlängerten Markes einher. Sie sind fast immer tödlich. Der Schläfe-Scheitel-Sphenoidaltyp bedingt auch Hämatome, vor allem durch Verletzung der Art. meningea media. Bei den Verletzungen des Felsenbeines werden 4 Formen unterschieden. Bei diesen Verletzungen kommt es oft zu Schädigung des Nervus facialis und acusticus. Besonders erwähnt werden Abbrüche der äußeren Lamelle des Warzenfortsatzes, die in vorgebildeten Nahtlinien der Hinterhauptsmastoid- bzw. Squamomastoidnaht erfolgen. *Schosserer* (Stolzalpe).

Jefferson Browder and *Russell Meyers*, A revaluation of the treatment of head injuries. (Eine neuerliche Wertung der Behandlung von Kopfverletzungen.) (Dep. of Neurosurg., Kings County Hosp., Brooklyn.) Ann. Surg. **110**, 357—375 (1939).

Das Verhalten des Blutdruckes, des Pulses und der Atmung gehen mit Hirndruck durchaus nicht immer parallel. Frühere Erkenntnisse sind auf Grund von vielfachen Beobachtungen nicht mehr aufrecht zu erhalten. Eine Operation bei einer Schädelverletzung kommt nur bei Depressionsfrakturen, bei epiduralen, subduralen und intracerebralen Blutungen in Betracht. Der Gebrauch von hypertonischen Lösungen ist allfällig sogar gefährlich; die druckherabsetzende Fähigkeit von hypertonischen Lösungen ist nicht immer gegeben. Zwecks Differentialdiagnose hat sich die Luftfüllung (Encephalo- und Myelographie) sehr bewährt. Angabe einiger durchaus symptomatischer Behandlungsmaßnahmen. *Schosserer.*

Albert Jentzer, Traumatismes craniens et plaies cranio-cérébrales par projectiles. (Geschoßverletzungen des Schädels und Gehirns.) (Clin. Chir., Univ., Genève.) Schweiz. med. Wschr. **1940 II**, 648—652 u. 667 bis 674.

Sofortige chirurgische Behandlung soll bei Schädelverletzten die Regel sein. Jede Verzögerung erhöht die Gefahr des Gasbrandes, des Tetanus und der verschiedenen Infektionen. Die Versorgung der Schädelwunde nach den Grundsätzen, wie sie bei anderen Weichteilwunden üblich sind, ergibt eine Heilung in einem Minimum von Zeit, mit einem Minimum von Komplikationen und einem Maximum von Sicherheit. Die primäre Naht ist fast bei allen Fällen, mit Ausnahme von ausgedehnten Zertrümmerungen, durchführbar. Der Ort der Durchführung hängt von den militärischen Umständen ab. In manchen Fällen (Hämatome) ist die Trepanation erforderlich. In der Regel sollen Fremdkörper entfernt werden, um eine Wanderung in wichtige Zentren, eine Bleivergiftung, die auf das Gefäßsystem wirkt, Absceßbildungen um das Geschoß, eine Meningitis, die eine häufige Folge von zu später Extraktion ist, und mikroskopischen Entzündungsherde, die epileptische Anfälle verursachen können, zu vermeiden. Zur Überwachung der Schädelverletzten gehört ein geschultes Personal. Transport erst nach 12—15 Tagen. *Graßmück* (Prag).

Herbert Peiper, Die Schußverletzungen des Gehirnschädels im Kriege. (I. Chir. Abt., Städt. Krankenh. Westend, Berlin-Charlottenburg.) Dtsch. med. Wschr. **1939 II**, 1598—1601.

Kopfschüsse sollen auf dem Truppen- und auf dem Hauptverbandplatz stets nur konservativ behandelt werden. Frühzeitiger Rücktransport möglichst unter Einsatz von Flugzeugen. Frühoperation zur Vermeidung von Hirnabscessen ist anzustreben. Operationsindikation besteht vor allem bei Tangential- und Segmentalschüssen. Bei Steckschüssen soll das Geschoß nur bei ganz oberflächlicher Lage entfernt werden. Der infizierte Steckschuß stellt dagegen eine absolute Operationsindikation dar. Auch die kleinste, frische Kopfhautwunde muß excidiert und der darunterliegende Knochen genauestens revidiert werden. Operative Duraeröffnung und primäre Wundnaht kommen nur bei frischer äußerer Wunde in Frage. Bei bereits infiziertem Schädelschuß ist die Spaltung des infizierten Gebietes mit restloser Entfernung des zertrümmerten Knochens notwendig.   *König* (Bonn).

H. Siegert, Schuß oder stumpfe Gewalt? Dtsch. med. Wschr. **1939 II**, 1633 bis 1634.

Mitteilung von zwei schwersten Schädelverletzungen bei von Polen ermordeten Volksdeutschen, ohne daß die Frage, ob Schußverletzung oder stumpfe Gewalteinwirkung geklärt werden kann.   *König* (Bonn).

Lambert Rogers, Technique of osteoplastic craniotomy. (Technik der osteoplastischen Schädeleröffnung.) (Surg. Unit, Cardiff Roy. Infirm., Cardiff.) Surg. etc. **69**, 659—662 (1939).

Der Knochenlappen soll die Basis in der Schläfegegend haben. Knapp vor der Operation wird zur genauen Lokalisation noch eine Ventrikelfüllung vorgenommen. Erwähnung technischer Einzelheiten, wie Vorbereitung des Kranken, Betäubung, Lagerung. Infusion. Beobachtung des Blutdruckes und des Pulses. Der Knochenlappen wird von Bohrlöchern aus mit einer Spezialsäge, die einen Schutz gegen die Duraverletzung aufweist, gebildet. Nach der Operation Alkoholverband zum Schutz gegen Infektion.   *Schosserer* (Stolzalpe).

Georg Axhausen, Die chirurgische Behandlung der Kriegsschußverletzungen im Gesichts-Kieferbereich. Dtsch. Zahn- usw. Heilk. **7**, 344 bis 362 (1940).

Historische Ausführungen über Wundinfektion, über Offenlassen der Wunden, über operative Gestaltung derselben durch Ausschneidung und Naht. Das völlige Offenlassen bringt Gefahren für manche verletzte Teile, bedingt durch ihre anatomische Eigenart. Wundausschneidung mit teilweiser Naht ist jederzeit zu erwägen; wenn auch manchmal Nähte durchschneiden u. a. m., so heilen die Lappen doch rascher an, die Granulationsräume schließen sich schneller, der Heilungsprozeß wird beschleunigt. Die Entscheidung, ob chirurgische oder zahnärztliche Versorgung zuerst stattfinden muß, richtet sich nach dem Einzelfall. Der Schluß gibt technische Dinge.   *Kissinger* (Darmstadt).

Karl Pieper, Ein Beitrag zur chirurgisch-orthopädischen Behandlung schwerer Gesichts-Kieferverletzungen. Dtsch. Zahn- usw. Heilk. **6**, 687—693 (1939).

Eine Schußzertrümmerung des Ober- und Unterkiefers aus dem vorigen Kriege erweist die entscheidende Bedeutung des engen Ineinandergreifens chirurgisch-operativer und zahnärztlich-prothetischer Behandlung.   *Metge* (Wismar).

Erwin Reichenbach, Die Behandlung der Kriegsschußverletzungen im Gesichts-Kieferbereich. Zusammenfassung des 1. Berichts über die orthopädische Versorgung. Dtsch. Zahn- usw. Heilk. **7**, 377 bis 384 (1940).

Die Versorgung der Kriegsschußverletzungen im Gesichts-Kieferbereich durch einen motorisierten Kieferchirurgen gleich am Truppenverbandplatz ist unmöglich (Bewegungskrieg), die Zurückstellung bis zur Ankunft in einem Heimatlazarett unzweckmäßig (Verlagerung der Fragmente durch Muskelzug und Narben), der Abtransport aller Kiefer- und Gesichtsverletzten durch Flugzeug kaum durchführbar. Es sind frontnahe Kriegslazarette mit Kieferschußstationen einzurichten; in diesen sind zunächst die Fragmente mit Drahtzug in die richtige Lage zu bringen und dann ist sofort die Wundversorgung anzuschließen; also nur ein einziger Behandlungsgang. Es folgen technische Einzelheiten.   *Kissinger* (Darmstadt).

24. Zentralnervensystem und Nerven.

Victor Struppler, Zur Behandlung von Steckschüssen im Gehirn. (Neurochir. Abt., Chir. Univ.-Klin., München.) Arch. klin. Chir. **197**, 758—771 (1940).

Die Indikation zur Entfernung eines im Hirngewebe eingeheilten Geschosses hat sich nach der Gefahr und den Störungen zu richten, die beim Belassen des Geschosses fortbestehen. Unmittelbar vor der Extraktion ist die tatsächliche Lage durch Röntgenbilder festzustellen. Die Trepanationsöffnung soll etwa kinderhandtellergroß sein. Nach Freilegung der Dura soll die genaue Lage des Geschosses zur Knochenlücke nochmals mit der Siemenskugel festgestellt werden. Nach Eröffnung der Dura wird das Geschoß mit der Ventrikelpunktionsnadel gesucht, evtl. muß mit dem Finger nachgetastet werden. Bei kleinen schwer auffindbaren Fremdkörpern wurde ein kleiner durch Faden gesicherter Bleiring in den tiefsten Punkt der Hirnwundhöhle eingelegt und durch nochmalige Röntgendurchleuchtung in zwei Ebenen die Richtung für das weitere Vorgehen bestimmt. An die Verabreichung einer Tetanus-Schutzdosis im unmittelbaren Anschluß an die Operation wird erinnert. *König* (Bonn).

W. Tönnis, Zur Behandlung der Schußverletzungen des Gehirns. (Abt. f. Hirn-, Rückenmark- u. Nervenverletzungen, Luftwaffenlaz., Berlin.) Bruns' Beitr. **170**, 581—601 (1939).

Es wird die Frühoperation der Hirnwunden gefordert. Die Hirnwunden sind vor allem vor der sekundären Infektion zu schützen durch primären Wundschluß; sie sind zu operieren, zu reinigen und wieder zuzunähen. Trotzdem hat aber die Forderung nach der Frühoperation in dem Bewegungskrieg nicht zu den erhofften Ergebnissen geführt. Es wird über eine Anzahl von Fällen ausführlich berichtet und daraus gefolgert, daß eine zielbewußte Behandlung der Hirnverletzungen sich nicht mit der Schließung der Hirn- und Hautwunden begnügen darf, sondern auf die Erreichung einer Dauerheilung ausgerichtet sein muß, d. h. sie muß von vornherein die Spätkomplikationen, Absceß, Epilepsie und soweit möglich, auch die traumatische Encephalopathie zu verhüten suchen. Nur wenn die Frühversorgung aus irgendwelchen äußeren Gründen nicht möglich ist, sollte man an eine Spätversorgung der Hirnverletzungen denken. Die Forderung nach Frühversorgung wird letzten Endes entschieden durch die Transportfrage. Es hat hier eines neues Transportmittel, das Flugzeug fördernd eingegriffen.

H. E. Kersten (Gelnhausen).

H. Olivecrona, Schußverletzungen des Gehirns. Chirurg **12**, 65—70 (1940).

Von großer Erfahrung zeugende Vorschriften über die Behandlung frischer Kopfverletzungen im Kriege. *Tetzner* (Schkeuditz).

L. Schönbauer, Zur Behandlung der Schußverletzungen des Gehirns Chirurg **12**, 202—204 (1940).

Bei Streif- und Prellschüssen ohne Erscheinungen von Hirndruck und lokaler Hirnschädigung wird Wundausscheidung ohne Naht empfohlen. Bei Tangentialschüssen muß innerhalb 24 Stunden nach primärer Wundexcision und breiter Darstellung der Dura eine radikale Excision des Defektes im Gehirn mit Diathermie ausgeführt werden. Die excidierte Wundpartie bleibt offen. Ein eingelegtes Drain wird außerhalb der Schußwunde herausgeleitet. Alle älteren Schädelschußverletzungen müssen nach infektionsverhütenden Maßnahmen möglichst bald zurückgebracht werden. *König* (Bonn).

Otto Seibert, Akute Meningitis nach verjährtem transtemporalem Steckschuß des kontralateralen Augapfels. Dtsch. Z. Chir. **252**, 646—657 (1939).

Bericht über eine aseptische Meningitis mit eitrigem Liquor, die 9 Jahre nach einem Kopfschuß auftrat. Der Kranke hatte sich seiner Zeit in suicidaler Absicht in die rechte Schläfe geschossen; das rechte Auge war unmittelbar danach erblindet. Die Meningitis heilte nach 2maliger Lumbalpunktion ab, der Liquor blieb bakteriologisch steril. Da Röntgenbilder das Geschoß in der linken Orbita zeigten, wurde wegen der Gefahr der sympathischen Ophthalmie der erblindete und stark entstellend wirkende Augapfel entfernt, wobei sich zeigte, daß das Geschoß in diesem steckengeblieben war. *Demme* (Hamburg-Barmbeck).

A. Bostroem, Psychische Störungen nach Hirnschüssen. (Psychiatr. u. Nervenklin., Univ. Leipzig.) Münch. med. Wschr. **1940 II**, 985—988.

Unter den psychischen Störungen des akuten Krankheitsstadiums stehen die Bewußtseinsstörungen an erster Stelle. Dauer und Art der Bewußtseinsstörung können wichtige diagnostische Hinweise geben. Anschließend an die akuten Erscheinungen können delirante und *Korsakow*-Zustände auftreten. Nach Abklingen der akuten Störungen kann es zu Affekt- und Antriebsstörungen kommen. Die echte traumatische Demenz ist selten. Halluzinationen und epileptische Anfälle sind meist als Lokalsymptome zu deuten. Endogene Psychosen können durch organische Hirnschädigungen provoziert werden, wenn eine endogene Krankheitsbereitschaft vorliegt. Versorgungsrechtlich ist das gegenseitige Kräfteverhältnis endogener und exogener Faktoren maßgebend. *Demme* (Hamburg-Barmbeck).

Herbert Peiper, Die Schußverletzungen des Rückenmarks und ihre Behandlung. (I. Chir. Abt., Krankenh. Westend, Berlin-Charlottenburg.) Med. Welt **1940**, 421—423 u. 445—448.

Die Schußverletzung der Wirbelsäule pflegt man in Durchschüsse und Steckschüsse einzuteilen. Ebenso spielen eine Rolle die sog. indirekten Schußverletzungen des Rückenmarks, wobei es sich um Fernwirkungen eines Geschosses handelt. Gestaltsveränderungen der Wirbelsäule werden bei Schußverletzungen selten gefunden. Die Ablenkung, die das Geschoß beim Aufschlag auf die Wirbelsäule erfahren kann, ist manchmal sehr erheblich. Ein negativer Röntgenbefund schließt eine selbst grobere Knochenverletzung nicht aus. Auch die klinischen Erscheinungen einer Rückenmarksverletzung können in weitgehendem Maße unabhängig sein von etwaigen klinisch nachweisbaren Veränderungen in der Wirbelsäule. Für gewöhnlich darf man annehmen, daß dem klinischen Bild der Commotio spinalis organisch faßbare Veränderungen zugrunde liegen. Als der für Schußverletzungen charakteristische Befund hat die traumatische Nekrose zu gelten. Was an Rückenmarkssubstanz zerschossen ist, geht zugrunde. Bei allen Schußverletzungen der Wirbelsäule droht früher oder später eine Komplikation, die traumatisch bedingte Meningitis serosa. Es muß von vornherein die Frage nach einem chirurgischen Eingriff ins Auge gefaßt werden. Kontraindikationen sind vor allem ein schlechter Allgemeinzustand, dann der frische beiderseitige Hämatothorax oder sonstige schwere Nebenverletzungen. Von besonderer Wichtigkeit für den Ausgang ist ohne Frage der Zeitpunkt des Eingriffs. Die Mehrzahl der früheren Kriegschirurgen und Neurologen stimmen in der Notwendigkeit der Frühoperation überein. In der Nachbehandlung empfiehlt sich die Bauchlage, an die sich der Operierte rasch zu gewöhnen pflegt. Naturgemäß ist die Mortalität der Rückenmarksschüsse unter Frontverhältnissen sehr hoch.

H. E. Kersten (Gelnhausen).

Hugo Krayenbühl, Diagnose und Therapie der chronischen Rückenmarkskompression unter besonderer Berücksichtigung des Rücken-
markstumors. (Neurochir. Abt., Chir. Univ.-Klin., Zürich.) Schweiz.
med. Wschr. **1940 II**, 1049—1057.

Wurzelsymptome sind gewöhnlich die Früherscheinungen der Rückenmarkskompression. Zu den Lokalsymptomen gehören auch Ausfallserscheinungen bestimmter Rückenmarkssegmente. Auf das neuralgische Stadium folgen meistens
die motorischen und in zweiter Linie die sensiblen Fernsymptome. Als besondere
klinische Hilfsmethoden zur Feststellung einer Rückenmarkskompression und der
Höhenlokalisation kommen in Betracht: die Röntgenuntersuchung der Wirbelsäule, die Liquoruntersuchung und die Myelographie. Die Häufigkeit der Rücken-
marksgeschwülste wird von den Ärzten unterschätzt. Ihr klinisches Bild ist das
einer langsam zunehmenden spastischen Paraplegie bei dorso-lumbalen, einer langsam zunehmenden spastischen Tetraplegie bei cervicalem Sitz der Läsion. Die
Therapie der extramedullären Rückenmarksgeschwulst ist die Laminektomie mit
Radikalexstirpation der Neubildung. Bei ungewisser Diagnose kommt die Probe-
laminektomie in Betracht. Von 19 Fällen von Rückenmarksgeschwülsten wurden
63,1% geheilt mit gänzlich oder beinahe vollständig wiedererlangter Arbeitsfähigkeit. *G. Flatau* (Dresden).

B. Anglesio ed *A. Bruni,* Sugli esiti di lesioni traumatiche dei nervi peri-
ferici. (Über die Resultate von traumatischen Verletzungen der peripheren
Nerven.) (Osp. S. Giovanni [S. Vito], Torino.) (Frankfurt a. M., Sitzg.
v. 26.—30. IX. 1938.) Ber. 8 internat. Kongr. f. Unfallmed. u. Berufskrankh. **2**, 440—445 (1939).

Im ganzen sind etwa 100 traumatische Verletzungen der peripheren Nerven
behandelt worden, und zwar 33 einfache Kontusionen, 24 Kompressionen, 44 Verletzungen durch partielle oder totale Durchschneidung der Nervenstränge. Bei
den einfachen Kontusionen bloß physische Behandlung; von 33 Fällen vollkommenes Wiederfunktionieren in 25, partiell in 4, keine Wiederherstellung in 4.
Bei den Kompressionen, fast alle infolge von fibrösen Narben, ging man chirurgisch
vor (Neurolyse); vollkommenes Wiederfunktionieren in 12 Fällen, teilweise in 8,
kein Erfolg in 4. Bei den Teilsektionen, 6 Fälle, vollkommene Heilung bloß durch
physische Kuren. Bei den totalen Sektionen, 38 Fälle, weigerten sich 13 Patienten,
sich operieren zu lassen, 25 wurden operiert. Das sofortige Übernähen der Nerven-
stümpfe End zu Ende ergab vorzügliche Resultate; die End-zu-End-Naht in großer
zeitlicher Distanz nach dem Trauma hat sehr unkonstante und weniger vollkommene Erfolge gezeitigt; die Plastik durch Entzweischneiden des peripheren
Nervenstumpfes und die Transplantation des Nervs à la Nageotte blieben resultat-
los. Keiner der nicht operierten Patienten wies irgendwelche bemerkenswerte
Besserung auf. Unter 25 Operierten trat bei 9 vollkommenes Wiederfunktionieren
ein, bei 4 partielles und 12 blieben ohne Erfolg. Die Revision der Verletzten wurde
nach einem Zeitraum von 4—10 Monaten nach dem Eingriff oder nach Beginn
der Kur vorgenommen. *Galletto* (Florenz).

Maurice N. Walsh, Clinical and neurological aspects of low back and
sciatic pain. (Klinische und neurologische Gesichtspunkte bei Kreuz-
und Ischiasschmerz.) Sect. on Neurol., Mayo Clin., Rochester.) Radiology **33**, 681—687 (1939).

Mehr und mehr werden Protrusionen der Zwischenwirbelscheiben als Ursache
für Schmerzen im Kreuz erkannt. An der Mayo-Klinik wurden 300 Fälle durch-
untersucht, viele davon operiert. Der Sitz der Protrusionen ist überwiegend am
4. und 5. Lendenwirbel. Der Eingriff besteht in Laminektomie und Beseitigung

der vorgewölbten Discusmassen. Die Erfolge sind gut, aber noch nicht als dauernd zu werten. Auch die Bedeutung verdickter Ligg. flava wird berücksichtigt. Bei Veränderungen an den Zwischenwirbelscheiben ergeben sich meist wiederholte kleine Traumen in der Vorgeschichte, seltener ein einzelnes starkes Trauma.

Schütz (Regensburg).

Georg Weber, Plexuslähmung nach Tetanusschutzimpfung. (Kreiskrankenh. Kronach im Frauenwald.) Dtsch. med. Wschr. **1939**, 604.

6 Tage nach einer prophylaktischen Tetanusseruminjektion in den rechten Arm universelles Exanthem. $1^1/_2$ Tage später reißende Schmerzen in beiden Schultern und das Gefühl, „als ob die Arme eingeschlafen wären“. Beide Arme hingen schlaff herab. Nach 3 Wochen Bewegungsfähigkeit des linken Armes wieder hergestellt, Befund am rechten Arm fast unverändert. Nach 5 Monaten wird bei einer Nachuntersuchung eine rechtsseitige Lähmung im Sinne einer *Erb*schen oberen Plexuslähmung festgestellt. Ob der verzögerte Rückgang der Lähmung im rechten Arm gegenüber links mit der Injektion des Serums in den rechten Arm oder mit der Rechtshändigkeit des Patienten zusammenhängt, blieb ungeklärt. Nach 16 Monaten fast völlige Ausheilung. Kurzer Hinweis auf einen 2. Fall von Plexuslähmung nach Tetanusschutzimpfung bei einem Jungen, der eine Woche nach der Injektion mit einer Lähmung beider Beine in die Kinderklinik eingewiesen wurde.   *Wette* (Kassel).

A. Bonadies, Paralisi del nervo peroneo di natura psicogena. (Paralyse psychogener Natur des Nervus peronaeus.) (Reparto Chir. Ramazzini, J. N. F. A. I. L., Roma.) (Frankfurt a. M., Sitzg. v. 26.—30. IX. 1938.) Ber. 8 internat. Kongr. f. Unfallmed. u. Berufskrankh. **2**, 445—448 (1939).

Leichtes Trauma an der Innenseite des linken Beins: langsame, ernste schlaffe Paralyse der von dem Nervus ischiadicus popliteus externus innervierten Muskel ohne Kontraktion der Antagonisten. Anwendung des Gipsverbandes; Verschlechterung der Paralyse, die vollständig und definitiv wurde mit Pes varo-equinus. Psychische Charakteristiken des Individuums: kindisches Wesen und Imbezillität, geringe Intelligenz, stark emotioneller Charakter. Manische Besorgtheit um das verlorene Glied. Liquidierung des Falles mit 60proz. Vergütung, weil besagte Verletzung als Sinistrose betrachtet werden muß, die als solche frühzeitig liquidiert werden muß, da hierin die beste Psychotherapie besteht.   *Galletto* (Florenz).

Schrader, Das funktionelle Ergebnis einer durch Muskelplastik behandelten kompletten Radialislähmung. (33. Kongr. d. Dtsch. Orthop. Ges., Gießen, Sitzg. v. 3.—5. X. 1938.) Z. Orthop. **69**, Beil.-H., 279 (1939).

Bei einer 25jähr. Patientin mit kompletter Radialislähmung rechts nach komplizierter Oberarmfraktur wurde eine Radialismuskelplastik nach *Perthes* durchgeführt. Ergebnis: volle Berufsfähigkeit als Stenotypistin.   *Graßmück* (Prag).

Heinz Lang, Lähmung des Ellennerven durch Halten eines Werkzeuggriffes. (Chir. Univ.-Klin., München.) Zbl. Chir. **1940**, 301—302.

Zur Verhütung derartiger Drucklähmungen sind rechtzeitige Aufklärung von Arbeitgeber und Arbeitnehmer, rechtzeitiger Beschäftigungswechsel und Beschaffung von Werkzeugen mit „gut liegendem“ Griff notwendig.

Germanus Flatau (Dresden).

S. Erben, Differentialdiagnose und Behandlung der Ischias und Lumbalgie. Schweiz. med. Wschr. **1940** I, 143—144.

Zwei neue Symptome bei Ischias werden erwähnt: Das Knie des erkrankten Beines ist kühler und die Lendenlordose gleicht sich beim Bücken nicht aus. Injektionsbehandlung lehnt er ab.   *Tetzner* (Schkeuditz).

Allan Tallroth, Hemorrhage in the iliopsoas muscle causing injury to the femoral nerve. Report of a second case. (Blutung in den Musc. ileopsoas mit Verletzung des Nervus femoralis. Bericht über einen zweiten Fall.) (Hosp., Varberg.) Acta chir. scand. (Stockh.) **84**, 124—128 (1940).

Nach Blutung in den Musc. ileopsoas trat eine Drucklähmung des Nerv. femoralis auf, die nach operativer Freilegung vollständig zurückging.   *Schosserer.*

Heim, Akute Alkoholvergiftung mit tödlichem Ausgang. (I. Med. Univ.-Klin., Wien.) Dtsch. Mil.arzt **4**, 262—263 (1939).

Fall von sog. zentralem Tod infolge von durch Alkoholvergiftung (3,61⁰/₀₀ Alkoholgehalt des Blutes) herbeigeführter Hirnschwellung mit kleinsten Erweichungsherden im verlängerten Mark bei einem haltlosen Psychopathen.

G. Flatau (Dresden).

Fr. Prietzel, Tödliche Skistockverletzung im weichen Gaumen. (Klin. f. Ohren-, Nasen- u. Halskrankh., Univ. Innsbruck.) Mschr. Ohrenheilk. **74**, 309—311 (1940).

Exitus infolge Embolie der Art. cerebri med. mit nachfolgendem großen Erweichungsherd in der rechten Großhirnhemisphäre. Ursache: Thrombose nach einer Skistockverletzung des weichen Gaumens mit Riß der inneren Wandschichten.

Reckling (Straßburg).

25. Neurose, Psychose.

Walter Schellworth, Unfallneurose und Unfallversicherung. Z. Versich.wiss. **40**, 65—77 (1940).

Verf. setzt sich hier nochmals grundsätzlich mit der Stellungnahme des Reichsgerichts bezüglich der sog. Unfallneurose auseinander. Er geht insbesondere davon aus, daß die Stellungnahme des Reichsgerichts sich auf überalterte Anschauungen stützt. Bevor das Wesen der „Unfallneurose" geklärt war, war eine solche Stellungnahme verständlich. Da jetzt aber seitens der Medizin die Genese der Unfallneurose als einer rein psychogenen, zweckbedingten Reaktion geklärt ist, dürfte auch der Jurist nicht mehr an den alten Anschauungen festhalten. Es handelt sich bei der Neurose nicht um einen zugefügten Schaden, da die Neurose in ihrer vielgestaltigen Symptomatologie vom Neurotiker selbst hervorgebracht wird.

Demme (Hamburg-Barmbeck).

E. Wittkower und *J. P. Spillane*, Neuroses in war. (Neurosen im Krieg.) (Tavistock Clin., London.) Brit. med. J. Nr **4129**, 308—310 (1940).

Unter 1000 untersuchten Soldaten waren 10% wegen neuropsychiatrischer Störungen dienstunfähig. Zur Vorbeugung wird Ablenkung und Erholung vom Dienst empfohlen. Ein zu langer Aufenthalt in derselben Stellung oder auf einsamen Posten ist unratsam. Die Behandlung unterscheidet sich von der in Friedenszeit dadurch, daß die Notwendigkeit baldiger Wiederherstellung gegeben ist. Überblick über die Behandlung. Gut bewährt hat sich die Suggestivbehandlung (Hypnose). In den ersten Tagen der Behandlung sind beruhigende Mittel nicht zu umgehen. Auffallend ist in dem untersuchten Krankengut der hohe Hundertsatz von geistiger Minderwertigkeit (31%). Die Prognose ist abhängig vom Intelligenzgrad des Kranken.   *Schosserer* (Stolzalpe).

Frederick Dillon, Neuroses among combatant troops in the great war. (Neurosen unter den kämpfenden Truppen im Weltkrieg.) (Dep. of Psychol. Med., Univ. Coll. Hosp., London.) Brit. med. J. Nr **4096**, 63—66 (1939).

In 22 Monaten wurden 4235 Fälle mit Neurosen behandelt. Angst oder Furchtneurosen stehen mit 70% an erster Stelle, dann folgen zahlenmäßig Fälle mit geistiger Stumpfheit, Sprachstörungen, Erinnerungsverlust und Kombinationen von Kriegsneurosen mit organischen Störungen oder früheren Neurosen. Differentialdiagnostisch kommen Gehirnerschütterung, Erschöpfungszustände und Verstellungen in Betracht. Die klinischen Erscheinungen werden besprochen. 63,5% der behandelten Fälle konnten wieder nach einer Durchschnittszeit von 18 Tagen zum Dienste zurückkehren, in 5% traten Rückfälle auf. Die Behandlung bestand meist in psychischer Einwirkung, doch wurde auch Abschließung und elektrische Behandlung durchgeführt. Die Annahme, daß die Neurosen durch Granatexplosionen ausgelöst werden, ist irrig, denn einerseits traten sie bei verschütteten Männern nicht auf, andererseits zeigten Soldaten, die gar nicht in die Nähe von Explosionen gekommen waren, die Störungen.   *Schosserer* (Stolzalpe).

L. van der Horst, Kriegspsychosen. Nederl. Tijdschr. Geneesk. **1940**, 4777 bis 4784 u. dtsch. Zusammenfassung 4784 [Holländisch].

Die größte Zahl der als Folge des Krieges auftretenden Neurosen bildeten die von *Kleist* als Schreckpsychosen geschilderten Zustände. Eine II. Gruppe bildeten die Patienten, bei welchen schon bald das psychogene Moment in den Vordergrund trat. Schließlich bestanden noch echte hysterische Zustände. Das Bild der Schreckpsychose zeigte sich in 3 Formen: dem Emotionsstupor von *Bälz*, dem hyperkinetischen Syndrom und dem Dämmerzustand. Die Schreckpsychose ist eine selbständige Erkrankung mit Symptomen, die zwar auch bei der Hysterie vorkommen, aber als solche nicht zum Wesen der Hysterie gehören. Sie ist eine plötzliche pathologisch-physiologische Reaktion des Organismus auf ein Geschehen (Tod der Kameraden, Volltreffer). Ihr steht die existentielle Neurose diametral gegenüber, sie ist eine Alteration im geistigen Leben, ein pathologisch-psychologischer Prozeß. Im Verhältnis zu diesen beiden Störungen ist die Hysterie von nur geringer Bedeutung. Sowohl die Schreckpsychose als auch die Shockneurose (existentielle Neurose) können auch ohne Kriegsvorgänge entstehen.   *Haehner*.

26. Auge und Ohr.

W. Comberg, Bemerkungen über Blendungsstörungen des Autofahrers. Klin. Mbl. Augenheilk. **106**, 480—482 (1941).

Durch Scheinwerferlicht entsteht nur Blendungsgefühl, keine Netzhautschädigung wie durch intensives Sonnenlicht! Die langdauernde Nachblendung ist weniger störend als die Sofortblendung, welche sowohl durch die benachbarten, das fixierte Objekt bedeckenden Kontrastfarben als auch durch die Lichtdiffusion im Auge entsteht. Im Falle der Scheinwerferblendung durch entgegenkommende Autos ist der kleine Sehwinkel zwischen Blendlicht und Beobachtungsfeld besonders nachteilig, die Größe und Intensität der leuchtenden Fläche weniger erheblich. — Es werden die praktischen Möglichkeiten einer intensiven Blendung besprochen und Vorschläge zur Abhilfe erbracht.   *Siegert* (Hamburg).

E. Heinsius, Untersuchungen der Dämmerungssehleistung. (Abt. f. Augenkranke, Marinelaz., Kiel-Wik.) Klin. Mbl. Augenheilk. **106**, 443—452 (1941).

Mit dem Nyktometer von *Comberg* wurde an 102 Matrosen zwischen 19 und 30 Jahren mit mindestens $^6/_8$ Visus die Dämmerungssehleistung untersucht. Es ergab sich eine individuelle Streubreite (Normalband) der Kurven in 73, subnormale Werte in 21 Fällen. Einfluß auf die DS. sollen, abgesehen von der Nachtblindheit, vor allem der Ernährungszustand sowie psychische und physische Belastungen haben, während Vitamin A-Zufuhr bei sonst guter Normalkost irrelevant ist. Allerdings wurden bei subnormalen Kurven der DS. durch Voganverabreichung Besserungen erzielt, was aber angesichts der allgemein gleichmäßigen, guten Ernährungslage keinen Rückschluß auf Hypovitaminose erlaubt.   *Siegert*.

Gudrun Pfeiffer, Über einen Fall von sympathischer Ophthalmie nach stumpfer Verletzung durch Kuhhornstoß (indirekte Skleralruptur). Anatomische und klinische Beobachtungen. (Univ.-Augenklin., Jena.) Graefes Arch. **142**, 592—603 (1941).

Die histologisch nachweisbare Ruptur der Corneoskleralgrenze blieb klinisch hinter einem subkonjunktivalen Hämatom wochenlang unerkannt, bis der Beginn einer sympathischen Ophthalmie des unverletzten Auges die Zusammenhänge aufdeckte. Eingehende anatomische Untersuchung des rupturierten Auges, aus welchem Linse und Iris ausgetreten, die Perforation durch Narbengewebe konsolidiert war, ergab die typische Kleinzelleninfiltration der Aderhaut. Das zweite Auge konnte funktionstüchtig erhalten werden, obwohl die Enucleation des sympathisierenden erst 3 Tage nach Auftreten der sympathischen Ophthalmie vorgenommen wurde.   *Siegert* (Hamburg).

F. Csillag, Ein seltener Fall von Augenverletzung durch Blitzschlag. (Ungar. Ophth. Ges., Budapest, Sitzg. v. 13. IV. 1940.) Klin. Mbl. Augenheilk. **106**, 491 (1941).

F. Csillag, Fundusveränderungen im Anschluß an eine schwere Körperverletzung. (Ungar. Ophth. Ges., Budapest, Sitzg. v. 13. IV. 1940.) Klin. Mbl. Augenheilk. **106**, 491—492 (1941).

a) Doppelseitige durchbohrende Glassplitterverletzung der Augen infolge Fensterscheibenzertrümmerung durch Blitzschlag. Links heilte ein größerer Splitter in der unteren Peripherie des Augenhintergrundes reizlos ein. Beobachtungszeit nicht genau angegeben, anscheinend kurz. — b) Netzhautödem und Blutungen am hinteren Augenpol sowie doppelseitige Opticusatrophie als Folge einer Brustquetschung. — In der Aussprache zu beiden Fällen betont *Majoros* die chronische Reizwirkung i. ok. Glassplitter, *Eröss* sah 8 Jahre nach dem perfor. Trauma eine Netzhautablösung durch i. ok., bis dahin unbemerkten Splitter. *V. Nónay, v. Horváth, Luzsa* erbringen Beiträge zur Kenntnis der Fundusveränderungen durch verschiedenartige Traumen.   *Siegert* (Hamburg).

G. Kriegsmann, Über Trommelfellveränderungen nach dem Schießen mit dem Panzerabwehrgeschütz. (Univ.-Hals-Nasen-Ohrenklin., Rostock.) Arch. Ohr- usw. Heilk. **146**, 402—408 (1939).

Der im allgemeinen angewandte Schutz in Form von nichtentfetteter Watte ist nicht ausreichend. Bei dem Untersuchungsmaterial bekommen etwa ein Drittel der untersuchten Soldaten die in der Arbeit beschriebene Trommelfellveränderungen (Einziehungen, leichte Injektionen, sogar einmal eine Blutung usw.).
                                            H. E. Kersten (Gelnhausen).

Alfred Thielmann, Trauma und Nervus vestibularis. (Univ.-Ohren-, Hals-, Nasenklin., Frankfurt a. M.) Frankfurt a. M.: Diss. 1940. 32 S.

Den Vestibularisschädigungen kommt keine allzu große praktische Bedeutung zu, zumal andere Regulationsorgane des Gleichgewichts für eine Kompensation sorgen.   *zur Verth* (Hamburg).

27. Hals, Kehlkopf, Brust.

P. Decoulx, Fractures multiples des cartilages costaux avec luxation du sternum en avant. (Multiple Frakturen der Rippenknorpel mit Luxation des Sternums nach vorne.) (Clin. Chir., Hôp. St. Sauveur, Lille.) Rev. d'Orthop. etc. **26**, 144—148 (1939).

Verf. beobachtete bei einem 53jährigen Bergmann, der wegen eines nicht näher angegebenen Leidens stark kachektisch war und schließlich ad exitum kam, ein auffälliges Vorspringen des Sternums und der sternalen Anteile der Rippenknorpel, die das Thoraxniveau um 3—5 cm überragten. Anamnestisch ergab sich, daß der Kranke vor 12 Jahren eine schwere Thoraxquetschung durch einen entgleisenden Grubenwagen erlitten hatte, die multiple Frakturen der Rippenknorpel zur Folge hatte. Damals trat nach 2 Monaten wieder völlige Arbeitsfähigkeit ein. Die Sektion ergab multiple Frakturen der Rippenknorpel, $^1/_2$—4 cm von der Knorpelknochengrenze entfernt, die durch bindegewebige Züge, in denen sich keinerlei knöcherne oder knorpelige Bestandteile nachweisen ließen, verheilt waren. Solche Knorpelfrakturen sind wegen der dem Gewebe eigenen Elastizität sehr selten. Das beschriebene Symptomenbild entsteht immer nur auf dem Boden von Frakturen der knorpeligen Anteile der Rippen. Die sog. chondrocostale Luxation gibt es nicht, da zwischen Rippenknochen und Knorpel keine Gelenkverbindung besteht, sondern die Übergänge fließend sind. In den meisten Fällen erfolgt die Heilung durch Bildung eines knöchernen Callus. Multiplizität ist selten. Therapeutisch kommen Kompressionsverbände in Frage.   *Graßmück* (Prag).

Th. Naegeli, Über Thoraxkriegsverletzung. Schweiz. med. Wschr. **1940 II**,
    674—676.
    In einseitiger offener Brustfellwunde die Lungen fixieren. Lagerung auf verletzte Seite oder Verschluß mit luftdichtem Verband. Bei Spannungspneumothorax punktieren mit Ventilkanüle (mit offenem Fingerling). Bei großem Bluterguß punktieren. Bei Mediastinalemphysem Incision und Drainage im Jugulum. Mit Morphium nicht sparen. Transport halbsitzend, wenn überhaupt. Bei Herztamponade wird der Herzbeutel eröffnet und die Herzwunde genäht. Durch derartige Frühversorgung können viele akute Verletzungsfolgen beseitigt werden. Besprochen werden in der Arbeit noch die frühen und späten Komplikationen.

Haase (Berlin).

Edward F. Parker jr., Gunshot wound of chest of patient with artficial
    pneumothorax. (Schußwunde der Brust bei einem Kranken mit künstlichem Pneumothorax.) (Dep. of Surg., Vanderbilt Univ., Nashville, Tenn.)
    J. thorac. Surg. **8**, 666—667 (1939).
    Durch eine Schußverletzung wurden nur Rippenbrüche hervorgerufen. Eine Herzverletzung, die nach der Lage des Schußkanales zu erwarten war, wurde dadurch vermieden, daß das Herz durch einen künstlichen Pneumothorax verdrängt war.   *Schosserer* (Stolzalpe).

R. Perwitzschky, Kriegsverletzungen des Kehlkopfes. (Univ.-Hals-, Nasen-,
    Ohrenklin. u. Poliklin., Breslau.) Med. Klin. **1940 I**, 669—672.
    Bei Kehlkopfverletzungen mit Atembehinderung soll sich der nicht spezialistisch ausgebildete Truppenarzt auf die Tracheotomie und auf die exakte Blutstillung beschränken und für sofortigen Abtransport sorgen. Bei Verletzungen des Kehlkopfeinganges ist die Tracheotomie meist nicht notwendig, während sie bei Verletzungen des oberen und unteren Kehlkopfraumes schon bei geringer Atembehinderung prophylaktisch auszuführen ist. Als Betäubungsart kommen nur die Lokal- oder Leitungsanästhesie in Frage. Operation der Wahl ist die Tracheotomia superior mit langem Hautlängsschnitt. Kanülenwechsel erst am 4. oder 5. Tag. Komplikationen: Luftemphysem und Perichondritis.   *König* (Bonn).

Alexandra Kuchinska, Zur Kenntnis der Ringknorpelverletzungen.
    (Path. Inst., Allg. Poliklin., Wien.) Mschr. Ohrenheilk. **74**, 278—285 (1940).
    Ein 25jähr. Soldat hat 1915 eine Gewehrschußverletzung am Hals erlitten. Einschuß in der rechten Submaxillargegend, Schußkanal im Bindegewebe zwischen Wirbelsäule und hinterer Rachenwand. Das entstehende Hämatom rief Dyspnoe

hervor, so daß im Felde eine Laryngotomie vorgenommen wurde, bei der die
Ringknorpelplatte durchtrennt wurde. Vorübergehendes Wohlbefinden, doch anhaltende Heiserkeit. Im Spital wurde 8 Monate nach der Verletzung eine Fixation
des rechten Aryknorpels und rechten Stimmbandes in Mittelstellung festgestellt.
Inspiratorischer Stridor. Wegen starker Atemnot Tracheotomie. Nach Entfernung der Kanüle heftige Erstickungsanfälle, Tod. Die Sektion ergab eine Tief-
stellung des rechten Gießbecken- und *Wrisbergi*schen Knorpels, stark verengte
Stimmritze und Verschiebung der durchtrennten Ringknorpelplattenhälften.
Starke Beeinträchtigung der Sphincterwirkung. Der rechte M. cricoarytaenoideus
post. war zum Teil mit durchschnitten. Myopathische Kehlkopflähmung.

Pillet (Hamburg).

Herbert Junghanns, Der Schwertfortsatzschmerz (Xyphoideodynie).
(Chir. Univ.-Klin., Frankfurt a. M.) Zbl. Chir. **1940,** 628—629.

Parallele zur Coccygodynie und Epicondylitis, gleichermaßen mit 1—2 maliger
NS-Einspritzung der Spitze und Seitenkanten des Schwertfortsatzes zu behandeln.

Metge (Wismar).

Frank V. Theis, Scalenus anticus syndrome and cervical ribs. (Scalenus
anticus-Syndrom und Halsrippen.) (Dep. of Surg., Presbyterian Hosp.,
City of Chicago a. Rush Med. Coll., Univ. of Chicago, Chicago.) Surgery
6, 112—125 (1939).

Der Scalenus anticus-Komplex ist durch eine Neuritis des Brachialplexus
mit oder ohne Gefäß- und vasomotorische Störungen ausgezeichnet. Die Störungen
können durch Druck auf den Plexus und die Art. subclavia zwischen 1. Rippe und
Musc. scalenus hervorgerufen werden, können aber auch durch Halsrippen, Spinal-
erkrankungen und Entzündungen hervorgerufen werden. Konservative Behandlung mit Ruhigstellung des Armes kann die meisten Beschwerden zum Rückgang
bringen. Bei hartnäckigen Fällen kann die Einkerbung oder Durchschneidung des
Musc. scalenus ant. Erleichterung bringen. Die besten Erfolge werden bei Vorliegen einer Halsrippe durch Entfernung dieser erzielt. *Schosserer* (Stolzalpe).

W. F. Suermondt, Über die Halsrippe und das Scalenus-Syndrom. (Chir.
Univ.-Clin., Leiden.) Nederl. Tijdschr. Geneesk. **1940,** 2327—2332 u. dtsch.
Zusammenfassung 2332 [Holländisch].

Es ist zu unterscheiden: 1. das Scalenussyndrom, verursacht durch Druck
auf den Plexus brach., sei es durch eine Halsrippe, sei es durch einen vergrößerten
Proc. transversus des 7. Halswirbels, sei es durch den alleinigen Druck des Scalen.
ant. In diesen Fällen ist die Scalenotomie die einfachste und zweckmäßigste
Operation. 2. Gefäßstörungen, verursacht durch Druck einer Halsrippe auf die
großen Gefäße. Diese Gefäßstörungen können sein: a) Gefäßstörungen im Kopf
— Migräne — durch Druck der Halsrippe auf die Art. vertebralis, b) Gefäßstörungen im Arm vom Typus der *Raynaud*schen Krankheit durch Druck einer Halsrippe auf die Art. subclavia. Hier ist Entfernung der Halsrippe erforderlich.
3. Das Plexus brachialis-Syndrom, das mit dem Scalenussyndrom übereinstimmt und
durch jeden Prozeß verursacht wird, der auf den Plexus drückt. *Haehner.*

Horst Gärtner, Röntgen-Feinstrukturuntersuchungen an Porzellan-
staublungen. (4. Mitteilung über Untersuchungen mit dem
Röntgen-Feinstrukturgerät.) (Staatl. Forsch.-Abt. f. Gewerbehyg.,
Hyg. Inst., Univ. Münster i. W.) Arch. Gewerbepath. **10,** 151—163 (1940).

Bei den Untersuchungen an 10 Porzellanstaub- und 1 Flußspatlunge fanden
sich in 2 Lungen Sillimanit, in anderen Fällen eine Mischung von Kaolin und
Quarz. Die Möglichkeit der Entstehung silikoseähnlicher Gewebsveränderungen
durch Sillimanit und Kaolin wird erwogen. *Silberkuhl* (Gelsenkirchen-Buer).

28. Wirbelsäule und Becken.

H. Earle Conwell, The automobile and the fractured spine. (Automobil
und Wirbelbruch.) (Sherrill and Conwell Orthop. Clin., Birmingham.)
J. amer. med. Assoc. **113**, 490—493 (1939).

Wirbelverletzungen infolge von Autounfällen sind ziemlich häufig. In den
USA. ereignet sich fast jede Stunde eine. Fast jede zehnte endet tödlich. Die
Zahl reiner Wirbelkompressionsbrüche ist bei Kraftwagenunfällen besonders hoch.
Behandlung erfolgt auf einem Extensionsrahmen. Nach Gabe von Opiaten erfolgt allmähliche Streckung. Allgemeinnarkose ist nicht notwendig. Später Gips-
korsett. In etwa 8% der Fälle entstehen Nierensteine. Neurotischen Vorstellungen
muß von Anfang an entgegengetreten werden.   *Schütz* (Regensburg).

A. Tierny, Ostéosynthèse de la fracture double cerviçale du bassin.
(Osteosynthese bei doppelten vertikalen Beckenfrakturen.) Mém. Acad.
Chir. **65**, 831—835 (1939).

Verf. schlägt bei doppelten vertikalen Beckenfrakturen die feste Fixation der
Darmbeinschaufel am Kreuzbein mittels einer 5 cm langen Holzschraube vor. Die
Operation umfaßt 3 Vorgänge: Freilegung der vorderen Bruchlinie, Fixation des
frakturierten Sitzbein-Schambeinastes mittels Spanplastik, Befestigung der Darmbeinschaufel mittels Holzschraube am Kreuzbein. Bericht über 2 erfolgreiche Fälle.
                                                      Graßmück (Prag).

S. M. Leydig and *J. Albert Key*, Treatment of fractures of the pelvis. (Behandlung von Beckenfrakturen.) (Dep. of Surg., Washington Univ. School
of Med. a. St. Louis City Hosp., St. Louis.) Surg. etc. **69**, 508—514 (1939).

Unter 184 Fällen fanden sich in 70% multiple Frakturen. Über 75% aller
Frakturen zeigten keine wesentliche Dislokation. Bei all diesen Fällen ist es für
den Patienten bequemer und führt auch rascher zur Wiederherstellung, wenn er
in bequemer Lage ins Bett gelegt wird bis die ersten Frakturschmerzen vorbei
sind, und sich dann im Bett frei bewegen darf. Bei starker Dislokation muß immer
der Versuch einer Reposition gemacht werden. — In allen Fällen, die mit anderen
Verletzungen kompliziert sind, soll die Beckenfraktur erst sekundär berücksichtigt
bzw. behandelt werden.   *Graßmück* (Prag).

Ferdinand Movers, Die geburtshilfliche Bedeutung der Beckenfrakturen.
(Frauenklin., Univ. Köln.) Arch. Gynäk. **169**, 1—12 (1939).

Zusammenstellung aus dem Schrifttum, 2 eigene Beobachtungen. *Gollasch*.

R. Pierre, Un cas de fracture ancienne du bassin. (Ein Fall von altem Beckenbruch.) Bull. Soc. roy. belge Gynéc. **15**, 316—318 (1939).

Bei einem Unfall in früher Kindheit (Quetschung durch Fall eines Brettes
auf das am Boden liegende Kind) trat eine Diastase der Symphyse ein, die Höhertreten des linken Beckenteils und durch seitliches Abweichen der rechten Becken-
hälfte auch Höhertreten des rechten Sitzbeins bewirkte. Die Kranke machte eine
normale Schwangerschaft durch.   *Schütz* (Regensburg).

J.-P. Grinda, Traitement des fractures de la cavité cotyloide. Rev.
d'Orthop. ect. **26**, 289—304 (1939).

Bericht über 7 mit sehr gutem funktionellem Ergebnis ausgeheilte Becken-
pfannenbrüche. Es wird schnelle Reposition vorgeschlagen, sorgfältige Extension über etwa 8 Wochen. Beginn der Gehübungen im 3. Monat. *Reisner*.

Hubertus Gerstein, Geburtshilfliche Symphysenschädigungen. (Univ.-
Frauenklin., Hamburg-Eppendorf.) Hamburg: Diss. 1939. 19 S.

Darlegung des Schrifttums über die Anatomie und Physiologie der Veränderungen der Symphyse während Schwangerschaft und Geburt. Die drei Grade der

pathologischen Schädigungen der Symphyse, die Prädisposition, die wirkenden Faktoren, Symptome, Therapie und Prognose kommen zur Sprache. 4 Fälle.

E. von Weinzierl (Prag) °°

T. S. Samsonovitsch-Gourvitsch, Sur les lésions de l'articulation pubienne pendant le travail. (Über Verletzungen der Schamfuge unter der Geburt.) Akuš. i Ginek. Nr 3/4, 85—87 (1940) [Russisch].

Verf. schildert 4 Fälle, bei denen es zur Ruptur der Symphyse unter der Geburt gekommen war. Besonderes Interesse beansprucht der erste Fall, der unter dem Bild eines Puerperalfiebers mit ausgedehntem parametranem Exsudat verlief und ad exitum kam. Bei der Obduktion wurde ein großer Eiterabsceß im Bereich der Symphyse gefunden, der offensichtlich auf dem Boden eines alten Hämatoms im auseinandergewichenen Symphysenknorpel entstanden war.

H. Kolbow (Königsberg i. Pr.).°°

Müller-Osten, Symphysensprengungen. (13. Tag. d. Dtsch. Ges. f. Unfallheilk., Versicherungs- u. Versorgungsmed., Kiel, Sitzg. v. 7.—8. VII. 1939.)
Arch. orthop. Chir. **40**, 185—189 (1939).

Die Verletzung ist selten. 2 Arten des Zustandekommens: 1. Kompression vom Kreuzbein her, 2. Gewalteinwirkung von oben. Blasenrupturen, Verletzungen der Harnröhre, des Darmes und von Gefäßen sind oft lebensbedrohend. Anzustreben ist die möglichst achsengerechte Reposition. Am erfolgreichsten ist eine gut gepolsterte Gipshose und Quengelverbände. Drähte schneiden häufig durch. Auch bei nicht vollständig aufeinanderstehenden Schambögen ist die spätere Funktion meist gut. Frühzeitiges selbständiges Bewegen ist wichtig. Vorweisung von 3 Fällen. *Schulz* (Hamburg).

Müller-Osten, Symphysensprengungen. (Abt. f. Chir. Kranke, Marinelaz.,
Kiel-Wik.) Dtsch. Mil.arzt **4**, 361—367 (1939).

3 Soldaten, die durch Verkehrsunfälle eine Symphysensprengung erlitten hatten, konnten nach verschiedenartiger Behandlung (1 mal operativ) als dienstfähig aus dem Lazarett entlassen werden. *Engelke* (Berlin).

Drescher, Die isolierte Symphysenruptur. (Chir. Abt., Heeres-Standortlaz.,
Elbing.) Arch. orthop. Chir. **40**, 439—445 (1940).

Traumatisch bedingte isolierte Symphysenrupturen sind selten. Das männliche Geschlecht ist am meisten betroffen. In höherem Alter drohen Komplikationen von seiten des Harnsystems. Darstellung eines Falles bei einem 63 jährigen Manne ohne Verletzung des Harnapparates mit völliger Wiederherstellung nach konservativer Behandlung. *Reckling* (Straßburg).

A. Alowsky, La rupture de la symphyse pendant le travail. (Symphysenruptur unter der Geburt und nachfolgende Geburten.) Akuš. i Ginek.
Nr 3/4, 87—89 (1940) [Russisch].

Es werden 2 Fälle mit Symphysenruptur unter der Geburt beschrieben. Die erste Frau entband nach 3 Jahren zum zweiten Male. Das Kind mußte abermals mit der Zange entwickelt werden. Danach wurde wiederum ein starkes Auseinanderweichen der Schambeine beobachtet. Nachteilige Folgen hat die zweimalige Verletzung der Symphyse nicht gehabt. Die Frau hatte in der Folgezeit nicht einmal über Gangbeschwerden zu klagen. *H. Kolbow* °°

Kurt Thews, Ausgetragene Gravidität trotz schwerer Beckenverletzung.
(Zentr.-Röntgen- u. Radiuminst., Stadtkrankenh., Kassel.) Röntgenprax.
11, 367 (1939).

Trotz schwerer Verletzung des knöchernen Beckens bei einem Autounfall mit Bewußtlosigkeit wird die Schwangerschaft störungsfrei ausgetragen. Nach

1$^1/_2$ Monaten erfolgte rechtzeitige Spontangeburt. Knochenbruchheilung komplikationslos. *H. Schmidt* (Remscheid).

U. Graff, Erkrankungen der Ileosacralgelenke, mit besonderer Berücksichtigung der entzündlichen Erkrankungen und ihre Entstehung. (Chir. Univ.-Klin., Frankfurt a. M.) Bruns' Beitr. **171**, 226—260 (1940).
Anatomie — Klinik. Differentialdiagnostisch ist wichtig der Unterschied zwischen Beschwerden im Bereich des Plexus lumbalis und durch das Ischiassymptom. Behandlung der Ileosacralgelenkentzündungen. *Reckling* (Straßburg).

Raymond G. Taylor, Anomalies of the lumbosacral articulations. (Anomalien der Lumbosacralgelenke.) (Hosp. of the Good Samaritan, Los Angeles.) J. amer. med. Assoc. **113**, 463—465 (1939).
Die oberen Gelenkfortsätze und Gelenkflächen des 5. Lendenwirbels stehen normalerweise schräg. Es gibt zwei typische Abweichungen von dieser Stellung. Bei der einen stehen sie frontal, bei der anderen horizontal. Dazu gibt es Kombinationen. Je weniger man die Fortsätze im Röntgenbild erkennt oder je breiter sie erscheinen, um so mehr muß die erstgenannte Abart angenommen werden. Diese Veränderungen setzen die Fähigkeit des Menschen zu schwerem Arbeiten herab und dürften zu Störungen bei „Verheben" usw. führen. *Schütz.*

John D. Camp and *Ercell A. Addington*, Intraspinal lesions associated with low back pain and sciatic pain, and their localization by means of lipiodol within the subarachnoid space. (Veränderungen im Wirbelkanal mit Kreuz- und Ischiasschmerz und ihre Lokalisation im Subarachnoidalraum mittels des Lipiodols.) (Sect. on Roentgenol., Mayo Clin. a. Found., Rochester.) Radiology **33**, 701—711 (1939).
Die Ursachen des Kreuzschmerzes, wie er z. B. durch Retropulsion der Zwischenwirbelscheiben hervorgerufen wird oder auch durch Hypertrophie der gelben Bänder, können durch Lipoidolfüllung gut dargestellt werden. Die Füllung mit Luft ist ebenfalls der Anwendung wert, doch gibt in Zweifelsfällen das Lipiodol schärfere und eindeutigere Bilder. Die Nebenerscheinungen seiner Anwendung sind gering.
Schütz (Regensburg).
Karl Schnaberth, Unbestimmte Schmerzen in der rechten Hüfte, jahrelang das einzige Symptom einer Spondylitis L 4 und L 5. (Orthop. Spit., Wien.) Arch. orthop. Chir. **40**, 114—118 (1939).
Spondylitis tbc. bei muskelkräftigem 20jährigen Mann. *Gollasch.*

29. Gliedmaßen.

Herbert Elftman, The function of the arms in walking. (Die Funktion der Arme beim Gehen.) Human Biol. **11**, 529—535 (1939).
Eine Zerlegung der Armbewegungen beim Gehen zeigt, daß diese die Drehung des Körpers um die vertikale Achse, während der Zeit, in der nur ein Fuß am Boden ist, herabsetzen. Durch die Armbewegung vollzieht sich die Drehung stufenweise. Die Wirkung hängt ab von der Schwingungsweite und von der Entfernung der Schwingbewegung vom Körper. — Die Arme wirken nicht nur als Pendel, sondern folgen Muskelaktionen. Die Muskeln der Arme empfangen wechselweise Energie und arbeiten, und zwar in zwei Zeiten bei jedem Doppelschritt. — Die Arme begleiten also nicht nur die Vorwärtsbewegung, sondern wirken bei dieser aktiv mit. *zur Verth* (Hamburg).

H. Timmer, Stehen auf einem Bein. (Niederländ. Orthop. Vereinig., Haarlem, Sitzg. v. 12. II. 1939.) Nederl. Tijdschr. Geneesk. **1940,** 1550—1555 [Holländisch].

Vortr. gibt die mechanische Erklärung des Gleichgewichtszustandes des Hüftgelenks beim Stehen auf einem Bein und beschreibt einen Apparat, mit welchem die Richtigkeit dieser Erklärung bewiesen wird. Beim Stehen auf einem Bein muß der suprafemorale Teil des Körpers hinsichtlich des Hüftknochenkopfes im Gleichgewicht sein. Bisher ist bei der Bearbeitung dieser Frage eine Kraft vernachlässigt worden, nämlich die, welche einer evtl. Drehung des Hüftgelenks entgegenwirken kann. Die Möglichkeit, diese Kraft festzustellen, wird durch einen Apparat gegeben, der demonstriert wird. *Haehner* (Frankfurt a. M.).

A. Steindler, Artificial limbs. Mil. Surgeon **86,** 560—564 (1940).

Die Zahl der Beinamputierten in den Vereinigten Staaten wird auf 87 000, der Armamputierten auf 33 000 geschätzt. An möglichster Stumpflänge wird unbeschadet von einigen Prädiliktionsstellen (mittleres Drittel des Unterschenkels, Gritti) festgehalten. Die Stumpflänge soll an der inneren oder Beugeseite ausgemessen werden. Die sorgfältige Abdichtung der Markhöhle an der Sägefläche wird für notwendig gehalten. Volle Tragfähigkeit des Stumpfendes läßt sich nur bei bestimmten Stümpfen erreichen. Als Werkstoff für das Kunstglied wird Holz zunächst angeführt. *zur Verth †* (Hamburg).

W. Thomsen, Das hinkende Kind. (Orthop. Univ.-Klin., Frankfurt a. M.) Z. ärztl. Fortbildg **37,** 232—237 (1940).

Das mechanisch bedingte Hinken und das schmerzhafte Hinken sind zurückzuführen auf das Bestreben, das kranke Bein zu schonen. Nur die systematische Untersuchung der Gelenke — der Gang der Untersuchung ist genau geschildert — deckt die Ursachen des Hinkens in allen Einzelheiten auf. *Engelke* (Berlin).

Gerhard Sich, Die Behandlungsmethoden und Heilungsergebnisse bei den Knochenbrüchen der unteren Gliedmaßen in den Jahren 1911—1936 in der Chirurgischen Universitäts-Klinik zu Göttingen. Göttingen: Diss. 1939. 31 S.

Meist günstige Zahlen und übersichtliche schematische Zeichnungen über Sitz der Brüche an den langen Röhrenknochen in verschiedenen Altersstufen. *zur Verth †* (Hamburg).

G. F. J. M. Bär, Epi- und diaphysäre Anomalien der unteren Gliedmaßen. (Niederländ. Orthop. Vereinig., Nijmegen, Sitzg. v. 19. XI. 1939.) Nederl. Tijdschr. Geneesk. **1940,** 1919—1929 [Holländisch].

Über die Pathogenese der Dyschondroplasie ist zwar viel geschrieben, aber wenig davon bewiesen worden. Die Krankheit entwickelt sich parallel mit dem Wachstumsprozeß des Skelets im Gegensatz zur Enchondromatose und hört auf, wenn das Wachstum beendet ist. Die Prognose ist quoad vitam günstig. In den Pubertätsjahren kann das Wachstum der Tumoren aufhören. Selten entarten sie maligne. Diese findet man mehr bei den solitären Chondromen. Die Therapie wird dem einzelnen Fall angepaßt. *Haehner* (Frankfurt a. M.).

Orth, Kipp-Plastik nach Sauerbruch. (25. Tag. d. Mittelrhein. Chir.-Vereinig., Marburg a. d. L., Sitzg. v. 4.—5. XI. 1938.) Zbl. Chir. **1939,** 828 bis 829.

Schilderung des mit sehr gutem Erfolge ausgeführten Eingriffs.

Metge (Wismar).

M. zur Verth, Amputationsfragen. Chirurg **11,** 743—747 (1939).

Zurückhaltung vor der Amputation ist am Arm mehr angebracht als am Bein. Die primäre Amputation nach Verletzungen der oberen Gliedmaße ist in Friedenszeiten grundsätzlich nicht gestattet. Die Stumpfgelenke müssen frei beweglich sein, die Stumpfbedeckung möglichst unempfindlich und narbenfrei. Am Bein ist mehr auf die Stumpfsohle, am Arm mehr auf die Stumpfseiten zu achten. Tragfähige Schaftstümpfe gibt es nicht. Dagegen müssen Epiphysenstümpfe tragfähig sein. Keulenform des Stumpfes ist an den unteren Gliedmaßen unbrauchbar. Weichteilbeutel sind zu vermeiden. Möglichst einfache Amputationstechnik ist am besten. Als Hautschnitt ist der Zirkelschnitt nicht geeignet. Der Lappenschnitt ist so anzulegen, daß natürliche Lage und Schwere die Anheilung unterstützen. Der Lappen darf nicht spannen. Allen osteoplastischen Verfahren muß am Schaftstumpf die Berechtigung abgesprochen werden. Auslöffelung des Knochenmarks und Abschieben des Periosts bringt mehr Gefahren als Nutzen. Die Bedeckung des Knochenendes mit einem Periostlappen erscheint gut. Bei langen, gelenknahen Stümpfen haben osteoplastische Operationen wie *Gritti*, *Pirogoff* usw. ihre Berechtigung, da sie, kurz angelegt, ausgezeichnete, jahrelang tragfähige Stümpfe bilden. Kürzung der Nerven ist notwendig. Polsterung des Knochenendes mit Muskulatur ist überflüssig, ja sogar schädlich. Eine dichte Naht ist auch bei aseptischen Amputationen nicht zulässig. Bei septischen Amputationen muß jede Naht unterbleiben. Frühzeitig einsetzende Nachbehandlung muß für Beweglichkeit der Stumpfgelenke, Anregung des Kreislaufs und Abhärtung der Haut sorgen. Eine Wartezeit bis zur Kunstgliedausrüstung und eine sog. Interimsprothese ist zwecklos. *Graßmück* (Prag).

zur Verth, Amputationsfragen. (26. Jahresvers. d. Schweiz. Ges. f. Chir., Lausanne, Sitzg. v. 13.—14. V. 1939.) Helvet. med. Acta **6**, 845—852 (1940).

Verf. hat Spätamputationen nach Kriegsverletzungen nur am Bein und nie am Arm vornehmen müssen. Ein Beweis dafür, daß man am Arm möglichst sparsam absetzen soll. Auch im Krieg sollte mit Lappenbildung und nicht mit Zirkelschnitt amputiert werden. — Von den Kunstarmen haben sich die Arbeitsarme gut bewährt. — Die Atrophie der Stumpfgewebe wird bei den osteoplastischen Stümpfen verhängnisvoll. Diese werden schmerzhaft und sind nicht mehr belastungsfähig. — Eine sehr lästige Stumpfkrankheit ist die Folliculitis keratosa. *Engelke* (Berlin).

M. zur Verth, Allgemeine Anforderungen an den Stumpf großer Gliedmaßen. Zbl. Chir. **1939**, 1616—1618.

In Ergänzung seiner Arbeit über „Allgemeine Gesetze für die Absetzung von Gliedmaßen" aus dem Jahre 1924 kommt Verf. zu folgendem Ergebnis: 1. Die Weichteilbedeckung des Stumpfes muß möglichst wenig narbig, nicht empfindlich und gut ernährt sein. Unempfindlichkeit des Knochenendes ist anzustreben, Knochenkanten sind zu vermeiden. Tragfähigkeit ist bei Schaftstümpfen nicht erreichbar, bei langen Epiphysenstümpfen notwendig. 2. Ganz kurze Stümpfe, sowie überlange, gelenknahe abgesetzte Stümpfe sind am Arm des Handarbeiters unbrauchbar. Exartikulationsstümpfe der großen Gelenke sind ungünstig. 3. Neben der Länge des Bewegungshebels sind Muskelansätze (z. B. Pronator teres) und biologische Wertigkeit der Gliedanteile für die Wahl des Absetzungsortes zu berücksichtigen. 4. Die Stumpfgelenke müssen frei beweglich sein. 5. Keulenform des Stumpfes ist ebenso ungünstig wie ein schlaffer Weichteilbeutel unter dem Knochenende. 6. Zur bestmöglichsten Versorgung des Kranken müssen die Grundlagen des Kunstgliedbaues gekannt werden. *Graßmück* (Prag).

Amputations. Lancet **1939 II**, 837.

Die klassischen Amputationen sind verschwunden. Ganz lange Stümpfe sind unbrauchbar. Eine Knieexartikulation und ein Syme scheinen besser zu sein als eine Absetzung im letzten Viertel des Ober- und Unterschenkels. Bei Schulter und Hüfte sollen Kopf und Hals des Humerus und des Femur erhalten werden. Der Syme fällt nach 8—9 Jahren meist der Reamputation anheim. Die Absetzung unterhalb des Knies bei Thrombangitis ist meist ungenügend.   *zur Verth†.*

Hans Iselin-Haeger, Die Amputationen der oberen Extremität. (26. Jahresvers. d. Schweiz. Ges. f. Chir., Lausanne, Sitzg. v. 13.—14. V. 1939.) Helvet. med. Acta **6**, 711—780 (1940).

Die besten Kunstarme mit willkürlich bewegbaren Händen bleiben kümmerliche Behelfe. Trotz aller chirurgischer und technischer Fortschritte ist der Handersatz unbefriedigend. Deshalb darf bei den Absetzungen am Arm die Prothese nicht in der gleichen Art richtungweisend sein wie bei den Absetzungen am Bein. Entscheidend ist, was der Amputierte ohne oder mit Behelf arbeiten kann und will. Die Art der Prothese hat sich nach der Arbeit zu richten.   *Engelke* (Berlin).

M. Dubois, Die Amputationen der unteren Extremitäten. (26. Jahresvers. d. Schweiz. Ges. f. Chir., Lausanne, Sitzg. v. 13.—14. V. 1939.) Helvet. med. Acta **6**, 781—817 (1940).

Von der Anzeige für die Absetzung bis zum Gang mit dem lotgerecht aufgebauten Kunstbein werden alle Fragen erörtert, die der Verlust des Beines und sein Ersatz aufwerfen. Das Kunstbein gehorcht beim Stehen und Gehen seinen eigenen physikalischen Gesetzen. Der Einfluß des Stumpfes auf die Eigenbewegungen des Beinersatzes ist beim Oberschenkelamputierten gering. Er ist allenfalls eine willkommene Beigabe. Vom amputierenden Arzt wird erwartet, daß er die physikalischen Probleme des Kunstbeinbaues überschaut. Der Amputierte ist möglichst frühzeitig mit einer endgültigen Prothese auszurüsten.   *Engelke* (Berlin).

Paul C. Colonna and *Frederick vom Saal*, Amputation stumps of the lower extremity. (Crippled Childr. Hosp., Oklahoma City.) J. amer. med. Assoc. **113**, 997—1001 (1939).

Die Abhandlung bringt gegenüber den in Deutschland nach dem Weltkrieg gewonnenen Erkenntnissen und Erfahrungen über die Unterschenkelamputationsstümpfe nichts wesentlich Neues.   *Reckling* (Heidelberg).

Karl Gaugele, Der Amputationsstumpf des Beines und das Kunstbein. (Orthop. Klin. v. San.-Rat Dr. Gaugele, Zwickau i. Sa.) Zbl. Chir. **1940**, 152—155.

Der Ort der Amputation ist nach dem Schema von *zur Verth* zu wählen. Der unseligste Stumpf ist der lange Unterschenkelstumpf. Möglichst frühzeitig die endgültige Prothese, diese ganz aus Holz.   *Gollasch* (Hamburg).

C. Henschen, Behandlung der Neuralgien und Trophoneurosen der Amputationsstümpfe durch Elektrokoagulation der Stumpfnerven. (26. Jahresvers. d. Schweiz. Ges. f. Chir., Lausanne, Sitzg. v. 13.—14. V. 1939.) Helvet. med. Acta **6**, 875—876 (1940).

Bei einer sehr schweren Stumpfneuralgie ohne Neurom wurde der entsprechende Nervenast hoch oberhalb des Stumpfendes elektrochirurgisch koaguliert. Der Erfolg war gut. Endneurome werden jedoch zweckmäßigerweise exstirpiert.
Engelke (Berlin).

A. Bertocchi, Amputazioni osteoplastiche con innesti di osso fissato eteroplastico. (Osteoplastische Amputationen mit Einpflanzung von heteroplastischem, fixiertem Knochen.) (Osp. Magg. di S. Giovanni Battista e d. Città, Torino.) Arch. ital. Chir. **50**, Donati-Festschr. **1**, 315—321 (1938).

Die Versuche wurden mit Kaninchen angestellt. Diejenigen mit Einpflanzung kompakter Knochen hatten in keinem Fall ein gutes Endresultat im Gegensatz zu jenen mit Einpflanzung von spongiösem Knochen. Der kompakte Knochen, der bis zum 10. bis 15. Tag etwa fest war, begann dann beweglich zu werden, und am 40. Tag kann man ihn mit Leichtigkeit aus der ihn beherbergenden Diaphyse herausziehen. Der spongiöse Knochen hingegen bleibt dauernd fixiert und gegen den 80. bis 120. Tag kann man sagen, daß er sich mit dem ihn beherbergenden Knochen vereinigt hat. Diese spongiöse Einpflanzung wird nach und nach durch den sie beherbergenden Knochen zerstört, der sie gleichzeitig hauptsächlich durch das Mark, das Endostium und das Periostium ersetzt. Im ganzen erfolgt die Ersetzung der heteroplastischen Einpflanzung, die fixiert ist, von der Tiefe aus, mit Hilfe des Marks der Diaphyse und des Endostiums des beherbergenden Knochens, von der Oberfläche aus durch das Periostium. Vollkommen fehlt die Teilnahme von seiten der Corticalis, sie ist größtenteils noch zu unterscheiden und deutlich, auch bis in das fortgeschrittene Stadium der 80—120 Tage. — Auf Grund der experimentellen Resultate könnte die Osteoplastik von Amputationsstümpfen mittels fixierten, spongiösen Knochen unter gewissen Bedingungen auch beim Menschen in Anwendung gebracht werden. Photographische und mikrophotographische Reproduktionen. *Galletto* (Florenz).

Géza de Takáts and *John T. Reynolds,* Amputation for peripheral vascular disease. (Amputation wegen peripherer Gefäßerkrankung.) (Dep. of Surg., Univ. of Illinois, Coll. of Med. a. St. Luke's Hosp., Chicago.) Arch. Surg. **40,** 253—270 (1940).

Trotz der verschiedenen Methoden zur Behandlung peripherer Gefäßerkrankungen bleiben Fälle, bei denen die Gliedabsetzung wegen Lebensgefahr oder zur Behebung der unerträglichen Schmerzen notwendig ist. Die Höhe der Absetzungsstelle wird durch Temperaturmessung oder durch die Histaminreaktion bestimmt. Die Stellen der Haut, die positive Reaktion zeigen, sind als lebensfähig anzusehen. Bei infizierten Wunden wird vorbeugend Gasbrandserum in hohen Dosen verabreicht. Jodanstrich wird vermieden. Die Betäubung erfolgt durch spinale Einspritzung von Procain. Entsprechende Verabreichung von blutdrucksteigernden Mitteln. Bericht über 50 große Amputationen mit 28% Sterblichkeit. Dringende Fälle erfordern die Behandlung mit Drainage bei offener Wunde. Transfusionen, Gasgangränserum und Verabreichung von Sulfanilamiden zur Unterstützung der Abwehrkräfte. (15 Fälle mit 33% Sterblichkeit.) Zirkuläre Amputationen erfordern öfters Nachoperationen (Plastik der Reamputation vorzuziehen). Gute Erfolge mit der Interkondylären Amputation nach *Callander.* Patienten über 65 Jahre gewöhnen sich schwer an das Kunstbein. Bei Gangrän frühzeitige Amputation ratsam, weil Infektion mitunter über Nacht eintreten kann. *Schosserer.*

Martha Beatrice Salgueiro, Über die Behandlung der Extremitätenknochenbrüche mit dem Distraktionsgipsverfahren unter Berücksichtigung der Knochenbrüche bei Kindern. (Chir. Univ.-Klin., Freiburg i. Br.) Freiburg i. Br.: Diss. 1940. 39 S.

Durch das Distraktionsgipsverfahren nach *Kilian* wurde eine Verbesserung der funktionellen Früh- und Spätresultate erzielt. Die *Rehn*sche Klinik ging dazu über, dieses Verfahren auch bei den Knochenbrüchen von Kindern systematisch anzuwenden. Die angeführten statischen Zahlen zeigen so gute Erfolge, daß die Verdrängung der gewöhnlichen Dauerextension durch das Distraktionsgipsverfahren und seine systematische Anwendung im Kindesalter auch in anderen Kliniken zu erwarten ist. *zur Verth†* (Hamburg).

Saul S. Samuels, Leg amputations in diabetic gangrene. (Beinabsetzung bei diabetischer Gangrän.) (IV. Surg. Div., Bellevue Hosp., New York.) Ann. Surg. **112,** 105—111 (1940).

Bei schwerer diabetischer Gangrän mit Infektion sind die Kranken manchmal insulinresistent. Entfernung des Infektionsherdes bessert auch die Zuckerkrankheit. Die Absetzung des Beines ist am Oberschenkel in der Höhe des oberen Randes der Kniescheibe durch einen gewöhnlichen Zirkelschnitt durchzuführen. Der Knochen ist etwas höher als der Hautschnitt abzusetzen. Die Gefäßunterbindungen und die Naht erfolgen mit Seide ohne Drainage. Nach der Operation sind Diät und Insulingaben, wie vorher durchzuführen. 9% Mortalität. Betäubung mit Cyklopropan oder mit Gas. *Schosserer* (Stolzalpe).

M. Breton, Amputation de membres à l'anesthésie locale. Mém. Acad. Chir. **65**, 1114—1116 (1939).

Indiziert ist die örtliche Betäubung besonders bei Gasvergiftung. Verf. hat sich darüber hinaus wegen der guten Ergebnisse zunehmend der örtlichen Betäubung bedient, so daß von rund 60 Absetzungen an den großen Gliedern 50 in örtlicher Betäubung vorgenommen wurden. Er wendet große Mengen einer dünnen — 0,24% — Novocainlösung mit etwas Percainzusatz an. Bei mageren werden 300—400, bei dicken 500—600 g dieser Lösung eingespritzt. Wartezeit 10 min. Auf jede Naht wird verzichtet. Tritt keine Infektion ein, so werden die Wundränder am 4. Tage mit Heftpflaster aneinandergefügt. *zur Verth †* (Hamburg).

Henry H. Kessler, Amputations and prosthesis. (Amputationen und Prothesen.) (New Jesery Rehabilitat. Clin., Newark.) Amer. J. Surg., N. s. **43**, 560—572 (1939).

Die Zahl der Armamputierten in den Vereinigten Staaten wird auf 33000, die der Beinamputierten auf 118000 geschätzt. Die Länge des Amputationsstumpfes spielt nur in Gelenknähe eine Rolle. Am Unterarm liegt die beste Amputationsstelle zwischen unterem und mittlerem Drittel. Am Oberarm ist ein langer Stumpf zur Bedienung der Prothese erforderlich. Ein Stumpf unter 3 Zoll Länge ist ungenügend. Nach den Erfahrungen des Verf. tragen nur 10% der Armamputierten ihre Prothesen. Man muß sich ein genaues Bild über die Persönlichkeit des Verletzten, seine Bedürfnisse und die Art des Stumpfes machen, ehe man sich für einen Behandlungsplan entscheidet. Die Kruckenberg-Plastik ist in Amerika wenig populär. Der Sauerbruch-Arm ist besonders bei doppelseitig Amputierten von großem Nutzen. Am Vorfuß ist die Erhaltung der Metatarsalköpfchen wichtig. Am Unterschenkel liegt die beste Amputationsstelle im mittleren Drittel, etwa 8 Zoll unter der Tuberositas tibiae. $1/_2$ Zoll unterhalb der Insertion der Bicepssehne liegt die Grenze für einen brauchbaren Stumpf. Bei allen Amputationen soll die Fibula 1 Zoll kürzer als die Tibia sein. Bei einer Stumpflänge unter 4 Zoll soll sie ganz entfernt werden. *Graßmück* (Prag).

A. Sliosberg, Le traitement des algies des amputés par la vitamine B_1 synthétique. (Die Behandlung der Schmerzen bei Amputierten durch Vitamin B_1.) Presse méd. **1939 II**, 1589—1591.

74 Amputierte erhielten wegen ihrer Stumpfbeschwerden und Schmerzanfälle täglich eine subcutane Einspritzung von 0,01 Vitamin B_1. Der Erfolg war überraschend günstig. In einigen Fällen trat völlige Beschwerdefreiheit ein, in 50—90% der Fälle eine mehr oder minder erhebliche Besserung. Der Erfolg zeigte sich bei einigen Amputierten schon nach 1—3 Einspritzungen, in der Mehrzahl der Fälle nach 3—5 Einspritzungen. Nicht nur die kontinuierlichen und anfallsweise auftretenden Schmerzen, auch das Gefühl der abgesetzten Glieder ließen nach, der Blutumlauf im Stumpf besserte sich, die Hypertension der Gefäße verringerte sich. *Pillet* (Hamburg).

P. Jenner Verrall, Amputation stumps and artificial limbs. (Amputationsstümpfe und Kunstglieder.) Brit. med. J. Nr **4123**, 62—64 (1940).

Das Periost bedarf keiner besonderen Behandlung. Es kann in derselben Fläche mit den Knochen durchtrennt werden. Die Nervenenden sollen nicht gekürzt werden und nicht mit Alkohol gespritzt werden. Drainage ist bei sorgfältiger Blutstillung überflüssig. — Bester Stumpf am Oberschenkel $10^1/_2$ Zoll lang unter Trochanter major; der Gritti ist obsolet; bester Stumpf am Unterschenkel 5 bis $5^1/_2$ Zoll lang. Syme, Chopart und Lisfrank sind obsolet. Syme in einer kurzen Form eignet sich für Eingeborene, die keine Kunstglieder tragen (nach Schlangenbiß). Bester Stumpf vom Oberarm 8 Zoll lang, am Unterarm 6—7 Zoll lang. Bis zur Ausrüstung mit einem Lazarettbein sollen 3 Monate Wartezeit eingehalten werden. Bestes Kunstbein am Oberschenkel Duraluminium oder Holz, am Unterschenkel Leder oder Holz. *zur Verth †* (Hamburg).

O. Engelke, **Über die Belastungsfähigkeit der Beinstümpfe.** (Orthop. Versorgungsstelle, Berlin.) Z. Orthop. **70,** 195—200 (1939).

Nach *Gocht* muß man bei der Beurteilung der Amputationsstümpfe unterscheiden 1. solche, die tragfähig, 2. solche, die belastungsfähig und 3. solche, die belastungsunfähig sind. Tragfähig ist ein Stumpf nur, wenn seine Sohlenfläche imstande ist, das Gewicht des Körpers beim Stehen und Gehen so wie der normale Fuß ohne objektive Schädigung und ohne subjektive Beschwerden anhaltend und auf die Dauer zu tragen, ohne daß die sonstige Stumpfoberfläche oder höhergelegene Knochenflächen zum Mittragen des Körpergewichtes herangezogen werden. Belastungsfähig ist ein Stumpf, wenn die Stumpfsohle teilweise das Körpergewicht trägt. Beim belastungsunfähigen Stumpf schwebt die Stumpfkuppe im Schaft der Prothese. Die Orthopäden halten eine Tragfähigkeit bei Beinstümpfen für ausgeschlossen. Belastungsfähig sind der *Pirogoff-* und der *Gritti*-Stumpf teilweise. Aufgabe des Chirurgen und Arztes ist es, durch Wahl geeigneter Amputationsverfahren und richtiger Nachbehandlung möglichst belastungsfähige Stümpfe zu erzielen. *Graßmück* (Prag).

H. Bürkle-de la Camp, **Über die Absetzung von Gliedmaßen.** (Chir. Abt., Krankenh. Bergmannsheil, Bochum.) Dtsch. med. Wschr. **1940 I,** 347—349.

Bei Absetzung eitriger oder brandiger Gliedmaßen sind die Amputationsstümpfe stets offen zu behandeln. Osteoplastische Amputationen sind deshalb verboten. Künstliche Blutleere bringt keine Nachteile. Die Bildung großer Weichteillappen ist zu bevorzugen. Bei der Wahl der Amputationshöhe ist das *zur Verth*sche Schema zu berücksichtigen, um brauchbare Prothesenstümpfe zu erzielen. Einer Schrumpfung des Weichteillappens wirkt der Dauerzugverband entgegen. Bei ausbleibender Überhäutung des Stumpfendes wird die Hautläppchenverpflanzung nach *Reverdin* empfohlen. Amputationsneurome werden am besten durch hohe Durchtrennung mit dem Messer vermieden. *König* (Bonn).

Werner Schneider, **Amputationsstumpf-Frakturen.** (Chir. Abt., Salvator-Krankenh., Halberstadt.) Zbl. Chir. **1940,** 1579—1582.

4 Beobachtungen. Alle Frakturen lagen gelenknah. Begünstigend: Kalkarmer Stumpfknochen, Leibesfülle, der lange schwere Hebelarm der Prothese; gute Heilneigung. *Gollasch* (Hamburg).

A. Bommes, **Amputation und Blutdruckerhöhung.** (Versorgungskuranst., Bad Homburg v. d. Höhe.) Münch. med. Wschr. **1940 I,** 501—502.

Mehrjährige Beobachtungen an dem Krankenkreis der Versorgungskuranstalt Bad Homburg haben ergeben, daß Blutdruckerhöhung bei Beinamputierten und Schwergehbeschränkten zwar in nicht wenigen Fällen zu verzeichnen ist, daß aber bei Prüfung der Ursache der Druckerhöhung die Zahl der Hypertonien, welche mit der Beinabsetzung oder den Beinverletzungsfolgen in ursächliche Verbindung gebracht werden kann, sehr gering ist. Nur mittelbar und selten bestehen ursächliche Beziehungen des Bluthochdrucks zu der Beinschädigung bzw. dem Beinverlust oder der Gehbehinderung. Eine anlagegemäß bedingte Übererregbarkeit des Gefäß-

systems kann durch langdauernden entzündlich-infektiösen Zustand nach schwerer Beinverwundung so beeinflußt werden, daß essentieller Bluthochdruck erfolgt.
Schuntermann (Hamburg).

C. Rausche, Über den Zusammenhang zwischen Amputation und arteriellem Hochdruck. (Versorgungskuranst., Bad Landeck i. Schlesien.) Med. Klin. **1939 II**, 1418—1420.

Es fand sich ein systolischer Blutdruck über 150 mm Hg unter 1000 Nichtamputierten 164 mal = 16,4%, 500 Oberschenkelamputierten 122 mal = 24,4%, 202 Unterschenkelamputierten 56 mal = 27,7%, 205 Armamputierten 39 mal = 19,0% und 32 mehrfach Amputierten, darunter 11 mit doppelseitiger hochsitzender Oberschenkelamputation 3 mal = 11% bzw. 27,3%. Zwei davon hatten ein Übergewicht von 60%, der Dritte litt an Diabetes. Die Hypertoniker verteilten sich auf folgende Altersstufen:

	unter 40 J. %	41—50 J. %	51—60 J. %	über 60 J. %
bei den Nichtamputierten	7,3	10,2	22,5	48,0
Oberschenkelamputierten	12,7	20,7	42,2	62,0
Unterschenkelamputierten	11,1	23,6	50,0	25,0
Armamputierten	12,5	17,3	28,9	—

Zusammenhang zwischen chronischen Eiterungen und Hypertonie wird abgelehnt. Unter den Beinamputierten und Beinverletzten findet sich nur bei den Übergewichtigen eine überdurchschnittliche Erkrankungshäufigkeit an einem arteriellen Hochdruck, bei den Normal- und Untergewichtigen dagegen nicht. Die Armamputierten zeigen in den einzelnen Gewichtsklassen die gleiche Hypertoniehäufigkeit wie die Nichtamputierten. *Schuntermann* (Hamburg).

Paul Kurzweg, Nachbehandlung von Beinamputierten. Med. Welt **1940**, 295—296.

Vom Körperlichen her ist das gesamte Störungsbild des Amputierten zu begreifen und deswegen auch anzugehen. Ziel der Übungsbehandlung ist der völlig freie Gang ohne Stock. Die Passivität des Prothesenbeins ist die größte Schwierigkeit. Die Scheu vor dem weiten Schritt muß überwunden werden. Es ist zweckmäßig, am Ende der Übungslehre einen großen, bis zum Boden reichenden Spiegel aufzustellen. Beim Treppenauf- und -absteigen soll das gesunde Bein immer das Höhere sein. Auf den Wegen der Großstädte soll immer der rauhere Boden (Schotter, Straßen) aufgesucht werden. *zur Verth†* (Hamburg).

G. Hohmann, Über den künstlichen Gliedersatz. (Orthop. Univ.-Klin., Frankfurt a. M.) Med. Welt **1940**, 292—295.

Das Holzbein wird bevorzugt, das Schede-Habermann-Bein für den Oberschenkelstumpf empfohlen. Vom Carnes-Arm ist es still geworden. Von den mittels Kunstübertragung gesteuerten Händen hat sich nur die Lange-Hand gehalten. Die geistvollen Verfahren von *Krukenberg* und *Sauerbruch* haben ihre Grenzen. Die bewährten Typen des Arbeitsgerätes sind Ring, Haken und Klaue in verschiedenen Modifikationen. Je höher die Amputation am Oberarm liegt, desto geringer ist die Möglichkeit und der Wille, den Stumpf noch zur Arbeit zu gebrauchen. *zur Verth†* (Hamburg).

F. Zollinger, Unfallmedizinische Gesichtspunkte zur Amputations- und Prothesenfrage. (26. Jahresvers. d. Schweiz. Ges. f. Chir., Lausanne, Sitzg. v. 13.—14. V. 1939.) Helvet. med. Acta **6**, 818—829 (1940).

Nach einer kritischen Übersicht über die Amputationsfälle, die der Schweizer Unfall-Versicherungsanstalt (Suva) als entschädigungspflichtig in den Jahren 1933 und 1934 gemeldet wurden, weist Verf. darauf hin, daß die Prothesenversorgung kein technisches, sondern ein ärztliches Problem ist. Von einer Zentralisierung der Prothesenherstellung wurde vorläufig abgesehen; es wurde jedoch eine Amputiertenschule eingerichtet. *Engelke* (Berlin).

H. Rogge, Der Schienengleitverband zur Schienung und unblutigen Extension bei Knochenverletzungen des Beines. Münch. med. Wschr. **1940 I**, 281—284.

Abb. Erläuterung des Apparates. *Gollasch* (Hamburg).

Reginald G. Bickford, A rapid and painless method of removing plaster casts. (Eine rasche und schmerzlose Methode zur Entfernung von Gipsverbänden.) St. Pancras Hosp., London.) Brit. med. J. Nr **4134**, 539—540 (1940).

Unter einen Gipsverband wird über einem zum Schutz der Haut eingelegten Leinenstreifen ein Klaviersaitendraht gelegt. Der Draht wird am distalen Ende freigelassen, am proximalen Ende umgebogen und eingegipst. Durch Aufrollen des freien Drahtendes mit einem Büchsenöffner' oder einer Zange wird der Gipsverband aufgeschnitten. Wird über den Gips noch ein Gehbügel angebracht, so werden die beiden Gipslagen durch Wachspapier getrennt, was eine leichte Ablösung der beiden Lagen ermöglicht. Der Draht wird über dem fertigen Gipsverband umgebogen, nach oben geschlagen und die den Gehbügel haltende Gipslage darüber gelegt. Der Draht schneidet nun beim Aufrollen zuerst die den Gehbügel haltende Lage und dann den ursprünglichen Gipsverband durch. *Schosserer*.

30. Schulter und Arm.

Rösgen und *Ebert*, Beitrag zur Sprengelschen Deformität (angeborener Schulterhochstand). (Anat. Inst., Univ. Greifswald.) Z. Orthop. **71**, 205—213 (1940).

Die *Sprengel*sche Deformität ist der angeborene Schulterblatthochstand und wurde bisher beidseitig, häufiger jedoch einseitig — links — beobachtet. Ihre Entstehung ist noch ungeklärt. Unter anderem wird eine Hemmungsmißbildung für möglich gehalten, da das Schulterblatt ursprünglich höher angelegt wird. Durch den embryonalen Descensus erreicht es seine spätere normale Lage. Bei vorliegendem ein- und linksseitigem Hochstand der Schulter waren noch andere Veränderungen dabei: eine Halswirbelskoliose, Deformierung der Brustwirbelsäule, Verstärkungen der Rippen und des Schlüsselbeins rechts, eine Spina bifida, Verkürzungen im linken Unterarm und der Hand und ein sog. omovertebraler Knochen. In der Sippe sonst nichts. Beurteilung: Systemerkrankung, Möglicherweise als Rückschritt zu einer früheren Entwicklungsstufe bzw. Überbleibsel aus der Entwicklungsgeschichte der Vertebraten. Ursache: nicht geklärt. *Reckling*.

Mark H. Rogers, Treatment of subdeltoid bursitis. (Behandlung der Bursitis subdeltoidea.) (Tufts Med. School, Boston.) Amer. J. Surg., N. s. **43**, 292—297 (1939).

Der einzuschlagende Weg hängt ab von den pathologischen Veränderungen, die genau diagnostiziert werden müssen. Bei akuten Fällen mit Kalkablagerung besteht bei konservativem Vorgehen mit Ruhigstellung, Wärme und antineuralgischen Mitteln Aussicht, daß die Kalkeinlagerungen spontan verschwinden. Eine Incision gibt sofortige Schmerzfreiheit. Spülungen mit Salzlösungen sind vorteilhaft. Werden die Kalkeinlagerungen nicht resorbiert, so ist die Entscheidung schwierig, ob die mechanische Blockierung des Gelenkes einen operativen Eingriff rechtfertigt, oder ob man durch physikalische Therapie die entstandenen Adhäsionen beseitigen kann. Die operative Entfernung der Kalkherde gelingt nicht immer in

befriedigender Weise. Der adhäsive Typ der Bursitis subdeltoidea erfordert frühzeitig eine intensive physikalische Behandlung, wodurch meist der völlige Verlust
der Abduktions- und Rotationsfähigkeit vermieden werden kann. Ist allerdings
eine völlige Versteifung eingetreten, so sind operative Eingriffe indiziert. Der
sog. traumatische Typ beruht auf einer Ruptur des M. supraspinatus. In leichten
Fällen genügt Ruhigstellung in Abduktionshaltung. Wenn diese erfolglos bleibt,
muß der Muskelriß operativ versorgt werden. *Graßmück* (Prag).

Hans Fischer, Beitrag zur Differentialdiagnose von Go.-Arthritis und
Tuberkulose im Schultergelenk und zur Frage der DB. bei
Knochentuberkulose. Dtsch. Mil.arzt **4**, 325—328 (1939).

Während der Behandlung eines Soldaten wegen Gonorrhöe wurde ein destruie-
render Prozeß am rechten Schultergelenk festgestellt. Der schleichende Beginn
(schon vor der Gonorrhöe), die geringe Schmerzhaftigkeit, das Fehlen von Fieber
und Leukocytose und vor allem der Vergleich der Röntgenbilder über verschiedene
Monate wiesen auf eine Gelenktuberkulose hin, die nicht als Wehrdienstbeschädigung angesehen wurde. *Engelke* (Berlin).

W. A. Bishop jr., Calcification of the supraspinatus tendon. Cause,
pathologie picture and relation to the scalenus anticus syndrome. (Verkalkung der Supraspinatussehne. Ursache, pathologisches
Bild und Beziehung zum Scalenus anticus-Syndrom.) (Dep. of Orthop.
Surg., Univ. of Cincinnati, Cincinnati, Ohio.) Arch. Surg. **39**, 231—246
(1939).

Abhandlung über das Vorkommen von Kalkeinlagerungen im Schulterbereich.
Diese sitzen meist in Sehnen, besonders in der Supraspinatussehne. Gewöhnlich
geht ein Trauma voraus. Die Behandlung ist konservativ oder, wenn man damit
nicht zum Ziele kommt, operativ. Die Ablagerungen erreicht man am besten
durch die Bursa subacromialis hindurch. Meist besteht erhöhter Druck in der
Sehne, so daß sich die Kalkmasse entleert, sobald man in die Sehne hineinschneidet.
Schmerz am Deltaansatz ist auf den Schleimbeutel zu beziehen. Solcher an der
Schulterhöhe wird gewöhnlich durch die Verkalkung ausgelöst. Symptome von
seiten des Armnervengeflechts werden durch Spasmus des M. scalenus anterior
— sog. Scalenussyndrom — bedingt und verschwinden oft sofort nach Operation
der Verkalkungen. *Schütz* (Regensburg).

H. Storck, Über Periarthritis humeri und ihre Behandlung. Münch. med.
Wschr. **1940 II**, 776—779.

Die Periarthritis der Schulter als Folge eines Traumas oder einer Erkältung
bei bestehender rheumatischer Disposition ist ein Reizzustand in der Kapsel oder
in dem umgebenden Bindegewebe des Schultergelenks. Die durch die Schmerzen
bedingte Ruhighaltung des Armes führt zur Verklebung von Kapselfalten und
damit zu mehr oder minder schneller Versteifung. Die Therapie umfaßt die Mobilisierung durch ein oder mehrere Brisements in Narkose, kurzdauernde Fixierung
des Arms in Abduktionsstellung, Massage und Bewegungsübungen. *Pillet*.

H. E. Rookmaler, Periarthritis humero-scapularis. (Inst. v. Phys. Therapie,
Univ., Groningen.) Nederl. Tijdschr. Geneesk. **1939**, 4494—4501 [Hol-
ländisch].

Mit großer Wahrscheinlichkeit muß angenommen werden, daß, trotzdem in
vielen Fällen die klinischen Erscheinungen in unmittelbarem Anschluß an eine Verletzung wahrgenommen werden, vor dem Trauma Veränderungen bestanden
haben, die primär für die Erkrankung verantwortlich sind, während die äußere
Ursache nur dazu dient, das Krankheitsbild klinisch wahrnehmbar zu machen.
Ausführlichere Besprechung der Deutung des Krankheitsbildes, wie sie von *Schaer*

und *Julliard* gegeben ist. Die im Institut zur Behandlung kommenden Fälle sind meist schon chronische Fälle, die in der Mehrzahl als Ursache eine Coracoiditis (nach *Julliard*) annehmen lassen. Neurologische Abweichungen werden nicht gefunden, dagegen vor allem eine Atrophie des Deltoideus und Bewegungsbeschränkung in jeder Richtung. Verschlimmernd kommt die Ruhighaltung der Schulter in Betracht. Auch nach langdauerndem Bestehen der Erkrankung ist durch einfache Maßnahmen noch viel wiederherzustellen. Besonders bewährt hat sich die Anwendung einer „Spanischen Fliege" auf die Stelle der größten Druckschmerzhaftigkeit. Ein Pflaster von 6:8 cm wird meist auf die Vorderkante der Schulter, mitten auf den Proc. coracoid. angelegt, es bleibt 24 Stunden liegen. Dann wird die Blase entfernt, die Wunde mit Perubalsam verbunden. 3 Tage später ist die Wunde geheilt, die Schulterbeweglichkeit gebessert, Schmerzen in der Ruhe werden nicht mehr empfunden. Dann Anwendung von Heißluft, Massage und besonders Infrarotbestrahlungen, passive Bewegungen des Schultergelenks. Im Anschluß daran aktive Bewegungsübungen am Schwedischen Reck. Behandlung findet alle 2 Tage statt, nach 1 bis mehreren Monaten ist die Funktion des Schultergelenks so weit hergestellt, daß Patient keine Klagen mehr äußert. *Haehner.*

S. Mustakallio, Über die Periarthritis humeroscapularis und besonders ihre Röntgenbehandlung. (Röntgenabt., Krankenh. des Finn. Roten Kreuzes, Helsinki.) Acta Soc. Medic. fenn. Duodecim, B **26**, H. 2, Nr 2, 1—34 (1939).

Rechts ist die Erkrankung häufiger. Die meisten Fälle wurden mit Röntgenbestrahlung ohne irgendwelche sonstige Behandlung geheilt. *Gollasch.*

Jaromir Štepán, Funktionsstörung in der Schultergelenkgegend nach Unfällen. (Klin. pre Ortop. a. detskú chir., univ., Bratislave.) Bratislav. lek. Listy **20**, 356—363 u. dtsch. Zusammenfassung 48 (1940) [Slowakisch].

Verf. hält Abduktionsschienen, die nach Unfällen der Schultergelenkgegend die Schulter in rechtwinkliger Erhebung fixieren, für falsch. Die Atrophie „ex inaktivitate" wird nicht durch Untätigkeit, sondern reflektorisch erzeugt. Dabei läuft der Nervenreiz wahrscheinlich entlang dem Sehnenreflexbogen. Der Reflex aber wird durch übermäßige Muskelentspannung infolge der großen Abduktion der Fixationsverbände beeinträchtigt. Die physiologisch richtige Ruhigstellung der oberen Gliedmaßen erfolgt in der Position: Hand-Hüfte.

Heinemann-Grüder (Potsdam).°°

Knut Lindblom and *Ivar Palmer*, Ruptures of the tendon aponeurosis of the shoulder joint, the so-called supraspinatus ruptures. (Ruptur der Sehnenaponeurose des Schultergelenkes. Die sog. Supraspinatusruptur.) (Roentgen Dep., Åsö Hosp. a. Surg. Clin. II, Sabbatsberg's Hosp., Stockholm.) Acta chir. scand. (Stockh.) **82**, 133—142 (1939).

Verff. verwenden statt des Ausdruckes „Ruptur der Supraspinatussehne" die Bezeichnung „Ruptur der Sehnenaponeurose des Schultergelenkes". Sie ist meist traumatisch bedingt. Es handelt sich jedoch nicht um ein einmaliges, akutes Trauma, sondern die Schwächung des Sehnengewebes ist die Folge chronischer traumatischer Einwirkungen. Die Arthrographie ermöglicht die Diagnosestellung sowohl in frischen als auch in alten Fällen. Die Behandlung ist operativ und führt im allgemeinen zu vollständiger funktioneller Wiederherstellung. Sehr alte Fälle eignen sich nicht zur Operation. *Graßmück* (Prag).

Philip Duncan Wilson, The painful shoulder. (Die schmerzhafte Schulter.) Lancet **1939 II**, 743—744.

Die Beschwerden waren in 53% durch eine Entzündung des subacromialen Schleimbeutels bedingt. Auch Störungen in der Sehne des Musc. supraspinatus

(Entzündungen und Traumen) können Schulterschmerzen hervorrufen. Kalkablagerungen in der Umgebung der Sehnenansätze am Tuberculum majus, die in der Konsistenz wechseln von breiigen Ablagerungen bis zu Kalkkonkrementen, sind ein weiterer Grund für Schulterschmerzen. Bei älteren Personen spielt die periartikuläre Entzündung mit Verwachsungen eine schmerzauslösende Rolle. Eine genaue Untersuchung kann den Ort und den Grund der Schulterschmerzen aufdecken. Die Behandlung besteht je nach der Art des Leidens in Ruhe, Punktion der Kalkablagerungen und Operation, oder in Bewegungsübungen, allfällig nach örtlicher Betäubung. *Schosserer* (Stolzalpe).

Gerhard Usadel, Die Belastungsprüfung des Schultergelenks (Articulatio acromio-clavicularis), ein Untersuchungsverfahren zur Feststellung des Grades der Schultereckgelenkverrenkung. (Chir. Univ.-Klin., Heidelberg.) Chirurg **12**, 285—293 (1940).

Die Schultern werden nach vorn gesenkt, die Oberarme einwärts gedreht, die Halswirbelsäule gestreckt (nicht überstreckt!) und Kappenmuskeln angespannt. *Gollasch* (Hamburg).

Karl Schnaberth, Ein Fortschritt in der Behandlung der Schulterkontraktur. (Orthop. Spit., Wien.) Zbl. Chir. **1940**, 124—129.

Der Fortschritt wird in der intraartikulären Injektion von Anästhesinöl gesehen. *Metge* (Wismar).

Kenneth Christophe, A functioning false shoulder joint following an old dislocation. (Ein funktionstüchtiges falsches Schultergelenk nach alter Ausrenkung des Oberarmkopfes.) (Anat. Laborat., Bostan Univ. School of Med., Boston.) J. Bone·Surg. **21**, 916—917 (1939).

Nach Ausrenkung des Oberarmkopfes unter den Rabenschnabelfortsatz mit Bruch des vorderen Pfannenrandes Bildung einer neuen Gelenkpfanne für den Oberarmkopf an der Unterseite des Rabenschnabelfortsatzes. Erstaunliche Bewegungsbreite des falschen Schultergelenkes. Im Schrifttum anscheinend bisher nicht beschrieben. Fund bei Leichenöffnung. *Reckling* (Straßburg).

Hugo Laurell, Über Schulterschmerzen, besonders nach geringer Muskelanstrengung, und über Periarthritis humeroscapularis. (Röntgenabt., Univ.-Krankenh., Uppsala.) Upsala Läk.för. Förh., N. F. **45**, 321—346 (1939).

Es werden die Möglichkeiten der Schädigung in der Schultergegend untersucht und zusammenfassend dargestellt. *Gollasch* (Hamburg).

Nelson J. Howard, Acromioclavicular and sternoclavicular joint injuries. (Verletzungen des Acromioclavicular- und des Sternoclaviculargelenkes.) (Dep. of Surg., Stanford Univ. Med. School, San Francisco.) Amer. J. Surg., N. s. **46**, 284—291 (1939).

Angabe einer einfachen Bandage, durch die die luxierte Clavicula nach vorheriger Reposition in Betäubung heruntergedrückt wird. Die Bandage ist auch bei Brüchen im seitlichen Anteil des Schlüsselbeines angezeigt. Operationen werden meist unnotwendig. Bei Verrenkungen im Sternoclaviculargelenk Verwendung des Tournisterverbandes. Einfache Zerrungen werden mit Armschlinge behandelt. Es wurden behandelt: 10 Zerrungen im Acromioclaviculargelenk im Durchschnittsalter von 28 Jahren. Durchschnittliche Arbeitsunfähigkeit 8,3 Tage. 7 Subluxationen im Alter von 32,7 Jahren mit Arbeitsunfähigkeit von 43,2 Tagen ohne Dauerschädigung; 10 Luxationen im Alter von 38,7 Jahren mit Arbeitsunfähigkeit von 70 Tagen und 2 Dauerschädigungen. Weiters wurden 5 Brüche des Schlüsselbeines und 5 Verrenkungen im Sternoclaviculargelenk behandelt. *Schosserer* (Stolzalpe).

H. Schoen, Die Belastungsprüfung des Schultereckgelenks (Articulatio acromioclavicularis), ein Untersuchungsverfahren zur Feststellung der Schultereckgelenkverrenkung. Bemerkung zu der gleichnamigen Arbeit von G. Usadel, ds. Jg., 285. (Röntgeninst. Dr. Schoen, Dresden.) Chirurg **12**, 621 (1940).

Hinweis auf eigene Verfahren für die Darstellung der Schultereckgelenkverrenkung: Lagerung auf der Kante des Schulterblattes der erkrankten Seite; axiale Schulterfernaufnahme mit Hilfe der vom Verf. angegebenen Aufnahmebrücke.

Tyrell (Hamburg).

G. Usadel, Erwiderung. Chirurg **12**, 621 (1940).

Der Wert der dorsoventralen Aufnahme des Schultergelenkes, besonders für chirurgische Belange, in der vom Verf. für die Belastungsprüfung angegebenen Lagerung, wird durch die Technik *Schoens* nicht berührt. Gleichzeitige Herstellung vergleichsfähiger Bilder beider Schultergelenke hat besondere Wichtigkeit und ist mit Technik *Schoens* nicht möglich.			*Tryell* (Hamburg).

Eigler, Die Häufigkeit des Os acromiale. (30. Tag. d. Vereinig. Mitteldtsch. Chir., Eisleben, Sitzg. v. 9.—10. VI. 1939.) Zbl. Chir. **1940**, 87—88.

Das Os acromiale ist keineswegs so selten.			*Metge* (Wismar).

Bernhard Drescher, Über angeborene Schulterluxationen (2 Fälle). (Orthop. Univ.-Klin. „Friedrichsheim", Frankfurt a. M.) Frankfurt a. M.: Diss. 1938. 20 S.

Beide Fälle hatten wenig auffallende Erscheinungen. Beim ersten waren auch beide Hüftgelenke kongenital luxiert. Der zweite wurde durch *Eden*sche Spanverpflanzung geheilt.			*zur Verth* † (Hamburg).

Borivoye Gradoyevitch, Coracoclavicular joint. (Coracoclavicular-Gelenk.) (Clin. of Surg., Univ., Belgrade.) J. Bone Surg. **21**, 918—920 (1939).

Im Röntgenbilde festgestelltes beiderseitiges und symmetrisches Gelenk zwischen Rabenschnabelfortsatz und Schlüsselbein. Seltener Befund. Bisher 15 Fälle bekannt.			*Reckling* (Straßburg).

Heinz Peter Brunold, Beitrag zur Frage der Heilaussichten der Schultergelenkverrenkung. (Med. Abt., Zentralverw. d. Schweiz. Unfall-Versicherungsanst., Zürich.) Zürich: Diss. 1940. 39 S.

Die Schulterverrenkungen kommen häufiger außerhalb als innerhalb der Betriebsarbeit vor (Verhältnis 1,8:1,0). Nach dem Verf. gibt es mehr Verrenkungen auf der linken als auf der rechten Seite. Über die Anwendung der im einzelnen Fall angewandten Einrenkungsmethode sind nur wenig Angaben gemacht worden. Die neueren Ansichten über den Wert der Frühbewegung haben sich durchgesetzt, und nur wenige Tage wurde höchstens mit einer Mitella behandelt. Allerdings kamen infolgedessen eine Anzahl (11) Wiederausrenkungen vor, die aber den Vorteil der Methode nicht entwerten können. In keinem dieser Fälle entstand eine habituelle Verrenkung. Bei der Einrenkung wurde in $1/_3$ der Fälle ungefähr Rauschnarkosen verwendet. Man unterscheidet folgende Verrenkungsarten: 1. Einfache Verrenkungen ohne Nebenverletzungen; 2. komplizierte Verrenkungen mit gleichzeitigen Knochen-, Nerven- und Gefäßverletzungen; 3. gewohnheitsmäßige Verrenkungen, die entweder spontan ohne eigentliches Unfallereignis auftreten oder rezidivierende, bei denen meist ein, wenn auch oft geringfügiges Trauma als Ursache angesprochen werden muß und die in unregelmäßigen, sich eher verringernden Zwischenräumen aufzutreten pflegen. Der Arbeit liegen 752 Einzelfälle zugrunde, und zwar 444 = 59% einfache Verrenkungen, 129 = 17,2% komplizierte und 179 = 23,8% habituelle und rezidivierende Verrenkungen. Die Dauer und Höhe der zu zahlenden Renten wird besprochen und durch einzelne Fälle beleuchtet. Die Dauer der Arbeitsunfähigkeit wird beeinflußt durch das Alter, je älter der Betroffene, desto ungünstiger der Erfolg, durch den Beruf, ungelernte haben eine doppelt so lange Heildauer als die Geistes- und Bureauarbeiter, durch die Art der Nebenverletzung bei den komplizierten Verrenkungen besonders bei Nervenverletzungen, durch die Nachbehandlung (ungünstiger Einfluß der Festhaltung bei den einfachen Verrenkungen) und der zu späten Einleitung der Bewegungsbehandlung, durch die Verrenkungsrichtung (die axilläre Form bedingt besonders eine längere Heildauer). Bei den komplizierten Verrenkungen ist die Heildauer natürlich eine längere. Die Heilaussichten bei der habituellen Luxation sind nur bei operativem Vorgehen einigermaßen befriedigend.

Bode (Köln).

Ostéosynthèse des fractures de la clavicule. Principales indications: Compressions du plexus brachial. Danger de blessure de la veine sous clavière par l'extrémité pointue du fragment externe. Fractures en plusieurs fragments. Différentes techniques employées de clouage, le cerclage. Techn. chir. **31**, 85—98 (1939).

Zur Osteosynthese bei Schlüsselbeinbrüchen werden Umreifungen der Bruchstücke mit Renntiersehne, Roßhaar oder langsam resorbierbarem Catgut wie die Verwendung schmaler und gewölbter Metallplatten mit Verschraubung oder Nagelung empfohlen. Die Schrauben müssen das Schlüsselbein ganz durchdringen. Gute Heilungsergebnisse. — Bei einem Splitterbruch des oberen Oberarmendes mit Abriß des Oberarmkopfes wurde in einem Fall die Umreifung der Bruchstücke mit einem durch den Knochen durchgeführten Metallfaden vorgenommen. Trotz Eiterung der Wunde blieb der Metallfaden liegen. Funktionell war das Ergebnis sehr günstig. Bei der Behandlung der Schrägbrüche im oberen Drittel des Oberarms sind alle Maßnahmen zu unterlassen, die zu einem Druck auf Nerven und Gefäße und damit zur Ischämie führen können. Bei Schrägbrüchen in der oberen Hälfte des Humerusschafts ist die Umreifung mit Metallfäden, Renntiersehne oder schwer resorbierbarem Catgut angezeigt. Vorsicht vor dem Speichennerv. Beschreibung der Technik für die Umreifung und für die Osteosynthese durch Verschraubung bei schlecht geheilten Schrägbrüchen im oberen Drittel der Humerusdiaphyse.

Pillet (Hamburg).

B. Simons, Außergewöhnliche Folgen einer Claviculafraktur. (Chir. Univ.-Klin., Jena.) Röntgenprax. **12**, 156—157 (1940).

Bei einem 14jähr. Mädchen verursachte eine von vorn einwirkende Gewalt einen Bruch des linken Schlüsselbeins dicht am Akromion. Der Knochen wurde stark nach hinten verlagert. Der gesprengte, sonst aber erhaltene Periostschlauch bildete ein zusätzliches Regenerat.

Schütz (Regensburg).

H. Hanke, Zur operativen Behandlung vollständiger Schlüsselbeinverrenkungen. (Chir. Univ.-Klin., Freiburg i. Br.) Chirurg **11**, 624—629 (1939).

Bericht über Behandlungserfolge bei 33 Schlüsselbeinverrenkungen, von denen 4 unvollständige, 31 akromiale und 8 sternale Luxationen waren. Die konservative Behandlung ergibt bei vollständigen Luxationen meist keine befriedigenden Erfolge. Entscheidend für das Hochsteigen der Clavikel bei akromialen Luxationen ist das Zerreißen der Ligamenta coracoclavicularia. Nachuntersuchung bei 28 Fällen, von denen 22 operativ (Drahtnaht zwischen Clavikel und Akromion und Naht der Ligamenta akromioclavicularia), der Rest konservativ behandelt worden war. Von den operierten Fällen zeigten 14 einen guten, 5 einen mäßigen und 3 einen schlechten Heilerfolg. Wichtig ist, möglichst frühzeitig zu operieren und die Verwendung eines nicht zu dünnen Drahtes, der nach 3—4 Monaten wieder entfernt werden kann. Ruhigstellung in Gips für 14 Tage. 6 vollständige sternale Luxationen wurden mittels Drahtfixation des Schlüsselbeins am Sternum und Naht der Ligamenta sternoclavicularia behandelt. In 4 Fällen war der Heilerfolg gut.

Graßmück (Prag).

Karl Clasing, Zur Behandlung der veralteten Schulterausrenkung. (Chir. Abt., St. Elisabeth-Krankenh., Köln-Hohenlind.) Zbl. Chir. **1939**, 1601 bis 1604.

Eine fast 9 Wochen bestehende Schulterausrenkung wird durch Drahtextension mit 7 Tage währendem Dauerzug eingerenkt. Es wurde völlig freie Beweglichkeit des Schultergelenkes erreicht. *Hoffschild* (Hamburg).

E. J. Berkheiser, Treatment of habitual dislocation of the shoulder. (Behandlung der habituellen Schulterluxation.) (Presbyterian Hosp., Chicago.) Surg. Clin. N. Amer. **19**, 59—67 (1939).

Übersichtsreferat über die allgemein üblichen Behandlungsarten. Keine neuen Gesichtspunkte. *Graßmück* (Prag).

Josef Wolf, An appliance for the prevention of recurrent dislocation of the shoulder. (Eine Vorrichtung zur Vermeidung der Verrenkung bei habitueller Schulterluxation.) J. Bone Surg. **21**, 472—474 (1939).

Beschreibung einer Bandage, die bei habitueller Schulterluxation das Eintreten der Luxation verhindern soll. Bericht über mehrere Fälle, bei denen diese Bandage mit gutem Erfolg getragen wurde. Die Beweglichkeit des Schultergelenkes wird durch die Bandage nur geringfügig eingeschränkt. *Graßmück* (Prag).

Richard L. Peterson, Treatment of shoulder dislocations. (Behandlung der Schulterverrenkungen.) Amer. J. Surg., N. s. **47**, 71—77 (1940).

Röntgenaufnahmen und schriftliche Niederlegung des Befundes (einschließlich des Nerven- und Gefäßbefundes) vor Einrichtung jeder Schulterverrenkung ist notwendig, um Haftpflichtansprüchen vorzubeugen. Zur Einrichtung genügt kurzer Rausch, bei älteren Verrenkungen Plexusbetäubung. Bei frühen Fällen kommt man bei der Einrichtung meist mit einfachem Zug aus. Bei solchen, die 1 oder mehrere Tage zurückliegen, sind die Verfahren nach *Zierold* oder *Böhler* nützlich. Auch *Tietzes* Vorschlag, durch mehrfache Einspritzungen von Novocain unblutige Einrichtungen veralteter Verrenkungen möglich zu machen, wird erwähnt. Für die habituellen Verrenkungen ist die Operation nach *Nicola* (Verlagerung der langen Bicepssehne in einen Tunnel im Oberarmkopf) als besonders günstig empfohlen.

Schütz (Regensburg).

René Sommer, Die gewohnheitsmäßige Schulterverrenkung nach vorn und ihre Behandlung. (Chir.-Orthop. Klin., Städt. Krankenh. Nord, Dortmund.) Med. Klin. **1940 I**, 104—107.

Stört das Leiden den Kranken im Beruf durch die Häufigkeit der Verrenkungen, so ist die operative Behandlung zu empfehlen. *Gollasch* (Hamburg).

Adalbert Slany, Zur Behandlung der Schulterverrenkung bei gleichzeitigem Oberarmschaftbruch. (Chir. Abt., Allg. Krankenh., Wiener-Neustadt.) Zbl. Chir. **1940**, 853—857.

Der zur Reposition der gleichzeitigen Schulterluxation erforderliche Zug wurde mit einem Kirschnerdraht durch das proximale Schaftstück ausgeübt. *Metge*.

Loeffler, Über habituelle Schulterluxation. (30. Tag. d. Vereinig. Mitteldtsch. Chir., Eisleben, Sitzg. v. 9.—10. VI. 1939.) Zbl. Chir. **1940**, 88—89.

Beleuchtet die Operationsfreudigkeit, die Vielzahl der Methoden, die zu weite Anzeigestellung; weist noch einmal eingehend auf die eigene Methode hin.

Metge (Wismar).

Jaromír Janěk, Zur Behandlung der habituellen Schultergelenksverrenkung. (Orthop. Univ.-Klin., Brünn.) Z. Orthop. **71**, 167—171 (1940).

Frejka (Brünn) hat die Operationsweise nach *Nicola* abgeändert. Er verkürzt die lange Bicepssehne distal vom Sulcus intertubercularis, der seinerseits als Bett für die Sehne vertieft wird. Fixierung der Sehne zum Periost und Deckung derselben mittels aus der Furchenvertiefung gewonnenem Spongiosamaterial. Verkürzung der Sehne und Annähen derselben geschieht in 90° Armabduktion. Ruhigstellung jedoch in Adduktion. Mitteilung mehrerer Fälle mit „idealem" Ergebnis. *Reckling* (Straßburg).

Lenox Dial Baker, The Nicola operation: A simplified technique. (Die Nikola-Operation: eine vereinfachte Technik.) (Orthop. Div. of Surg., Duke Univ. School of Med., Durham.) J. Bone Surg. **22**, 118—119 (1940).

Bei der Operation nach *Nikola* zur Behebung der vorderen habituellen Schulterluxation wird eine Vereinfachung der Durchführung der durchtrennten Sehne des Musc. biceps durch den Knochenkanal des Oberarmkopfes mittels eines Gummirohres angegeben. *Schosserer* (Stolzalpe).

Ostéosynthèse des fractures sus condyliennes de l'humérus. (Osteosynthese der Oberarmbrüche oberhalb der Condylen.) Techn. chir. **31, 99** (1939).

Brüche des Oberarms oberhalb der Condylen erfordern im Falle eines Drucks der Bruchstücke auf die Arterie oder den Mittelnerv die blutige Reposition und die Osteosynthese. *Pillet* (Hamburg).

John A. Caldwell, Treatment of fractures of the shaft of the humerus by hanging cast. (Fracture Serv., Dep. of Surg., Cincinnati Gen. Hosp., Cincinnati.) (29. ann. clin. congr. of the Americ. coll. of surg., Philadelphia, 16.—20. X. 1939.) Surg. etc. **70**, 421—425 (1940).

Die Streckung des gebrochenen Oberarmes wird dadurch erreicht, daß der Unterarm und das Ellbogengelenk in einen schweren Gipsverband gelegt werden, der aufgehängt ist an einer Schlinge um den Nacken des Patienten. Das Gewicht des Verbandes zieht den Arm nach unten, umständliche Traggestelle erübrigen sich dadurch. *Reisner* (Stuttgart).

O. L. Miller, Blind nailing of the T fracture of the lower end of the humerus which involves the joint. (Geschlossene Nagelung des T-förmigen Oberarmkondylenbruches mit Gelenkbeteiligung.) J. Bone Surg. **21**, 933 bis 938 (1939).

Genaue geschlossene (subcutane) Nagelung der Oberarmkondylenbrüche mit Gelenkbeteiligung ist mit der angegebenen Methode gut möglich und nicht schwierig. Vorteile gegenüber der offenen Einrichtung. Verf. hat bessere Ergebnisse als mit anderen Methoden. Mehrere anschauliche Bilder. *Reckling* (Straßburg).

Kurt Prismeier, Wesen und Behandlung der suprakondylären Humerusfraktur. Erfahrungen an 61 Fällen aus den Jahren 1928 bis 1937. (Akad. Chir. Klin., Städt. Krankenh., Danzig.) Göttingen: Diss. 1939. 52 S.

Gesamtbeurteilung: von 61 Fällen 29 sehr gute (Restitutio ad integrum) und gute (vom Behandelten unbemerkte Veränderungen) Ergebnisse, 6 zufriedenstellende (nicht störende Veränderungen), 8 mäßige (störende oder auffallende Veränderungen) und 3 schlechte Ergebnisse (die Arbeitsleistung herabsetzende Veränderungen). *zur Verth†* (Hamburg).

Edward F. McLaughlin, Fracture of the capitellum. Report of a case successfully treated by closed reduction. (Bruch des Capitulum humeri. Bericht über einen erfolgreich mit geschlossener Rückverlagerung behandelten Fall.) Ann. Surg. **112**, 122—126 (1940).

Reposition durch Überstreckung des Ellbogens, starken Zug an der Hand und plötzliche Beugung. Dabei rutschte das Humerusköpfchen an die richtige Stelle. Die Verletzung ist selten. Es sind ungefähr 100 Fälle mitgeteilt. Bei Schwellung ist durch Anwendung von Eisblasen der Rückgang der Schwellung abzuwarten. Bei erfolgloser unblutiger Reposition ist das abgebrochene Knochenstück zu entfernen. Der Bruch ist intraartikulär, die Ernährungsverhältnisse sind ungünstig. Nach der Reposition, gleichgültig, ob blutig oder unblutig, ist der Arm in Beugestellung zu halten. Frühzeitige Bewegung und leichte Massage.   *Schosserer.*

Funck-Brentano et *J. Hepp,* Le rôle du spasme dans le syndrome de Volkmann. (Die Rolle des Krampfes in der Volkmannschen Syndrom.) Mém. Acad. Chir. **65**, 1291—1294 (1939). '

Ein 9jähriger Knabe erlitt einen Bruch des Oberarmes im distalen Drittel. Nach Reposition der Bruchenden wurde ein Gipsverband in starker Beugestellung des Unterarmes angelegt. Schon nach wenigen Tagen stellten sich eine Kälte und Cyanose der Hand und eine Beugestellung der Finger ein. 12 Tage nach dem Unfall wurde im Krankenhaus der Verband abgenommen. Hautgangrän und Entzündung in der Ellenbeuge, der Speichenpuls war erloschen, der tiefe Fingerbeuger und der M. Flexor carpi ulnaris elektrisch nicht erregbar. Beim Versuch, die Finger in Streckstellung festzustellen, bildeten sich immer wieder Geschwüre an den Fingerspitzen. 3 Monate später wurde die Oberarmschlagader im mittleren und unteren Drittel freigelegt. Sie war sehr dünn, verkrampft und obliteriert. Eine Sympathektomie zeigte ein günstiges Ergebnis. Die Geschwürsbildungen gingen zurück, die Mobilisierung der Finger konnte zum großen Teil erreicht werden. Eine Nachuntersuchung 4 Jahre nach dem Unfall ergab eine ziemlich gute Beweglichkeit der Finger, die jedoch immer noch kalt waren und im Winter zu Frostschäden neigten bei erhaltenem Speichenpuls. Der betroffene Arm und seine Finger waren kürzer als an der gesunden Seite. Drehbewegungen des Unterarms waren eingeschränkt.   *Pillet* (Hamburg).

A. Rauber, Beitrag zur Frage der Anatomie des Olecranonsporns. (Besprochen auf Grund eines speziellen Begutachtungsfalles.) (Med. Abt., Kreisagentur d. Schweiz. Unfallversicherungsanst., Zürich.) Z. Unfallmed. u. Berufskrkh. (Bern) **33**, 83—92 (1939).

Mitteilung eines Falles aus der Gutachterpraxis. Der Sporn ist meist kein solcher im eigentlichen Sinne, sondern eine Lamelle, so breit wie die Tricepssehne. Frakturen in ihm sind sehr selten, kommen aber vor. Dadurch werden langwierige Beschwerden erklärt. Der Sporn entsteht durch regelmäßige starke Dauerbeanspruchung durch physiologische Degeneration der Tricepssehne.   *Haase* (Berlin).

Gerhard Theising, Zur Kenntnis der Patella cubiti (Ellenbogenscheibe). (Röntgen- u. Lichtinst., Bürgerhosp., Univ. Köln.) Röntgenprax. **11**, 663 bis 675 (1939).

Wird aufgefaßt als eine auf erblicher und konstitutioneller Grundlage vorkommende Anomalie, bei der in der Bildungs- und Entwicklungszeit die Verschmelzung zwischen Ulna und Olekranonepiphyse übriggeblieben ist, letztere also selbständig geblieben ist. Entstehungsmöglichkeiten: Trauma, chronische Entzündung, Mangelkrankheiten.   *Gollasch* (Hamburg).

H. Heim, Kapsel- und Bandverknöcherung nach Ellenbogenverrenkung und deren chirurgische Behandlung. (Chir. Abt., Marinelaz., Kiel-Wik.) Dtsch. Mil.arzt **5**, 226—229 (1940).

Kapsel- und Bandverknöcherungen lassen sich bei Ellbogenverrenkungen durch schonende Reposition in Beugestellung von 110—130°, Ruhigstellung für 12—14 Tage im Gipsverband bei kräftiger Bewegung der übrigen Gelenke weitgehend vermeiden. In einem anders behandelten Fall wurde die Knochenneubildung mit dem Meißel abgetragen. Durch vorsichtige Nachbehandlung, die eingehend beschrieben wird, wurde eine wesentliche Besserung der Gelenkbeweglichkeit erzielt. *Engelke* (Berlin).

W. Graubner, Über symmetrische Arthropathie. (Res.-Laz., Aulhausen-Rüdesheim.) Münch. med. Wschr. **1940 II**, 779.

.1 Fall symmetrischer Arthrose des Ellbogens. *Gollasch* (Hamburg).

Vissage des fractures de l'olécrâne. (Verschraubung der Brüche des Olecranons. Techn. chir. **31**, 100—102 (1939).

Verf. zieht bei Brüchen des Olecranons die Verschraubung der Bruchstücke der Naht vor und beschreibt seine Technik. *Pillet* (Hamburg).

G. Piotet, La mobilisation immédiate dans les fractures articulaires du coude et du genou. (26. Jahresvers. d. Schweiz. Ges. f. Chir., Lausanne, Sitzg. v. 13.—14. V. 1939.) Helvet. med. Acta **6**, 990—995 (1940).

Es wird eingetreten für möglichst frühzeitige Bewegungen bei Brüchen des Ellbogen- und Kniegelenkes. *Reisner* (Stuttgart).

Robbe, Operative Behandlung der Verkalkung der Ellenbogengelenkkapsel. (13. Tag. d. Dtsch. Ges. f. Unfallheilk., Versicherungs- u. Versorgungsmed., Kiel, Sitzg. v. 7.—8. VII. 1939.) Arch. orthop. Chir. **40**, 271—273 (1939).

Das Leiden ist der Myositis ossificans verwandt. Mitteilung eines Falles, der erfolgreich operiert wurde. *Haase* (Berlin).

Wilhelm Pohl, Behandlungsergebnisse der Luxatio humeri. (I. Chir. Univ.-Klin., Wien.) Zbl. Chir. **1940**, 338—342.

Nach der Reposition wird Ruhigstellung mit Mitella oder Desault — für nur wenige Tage — angewandt. 90% eines großen nachuntersuchten Materials hatten normale Beweglichkeit. *Metge* (Wismar).

Wellington D. Griesemer, External lateral dislocation of the elbow. (Verrenkung des Vorderarms nach der Seite.) (Dep. of Orthop., St. Joseph's Hosp., Reading, Penn.) Amer. J. Surg., N. s. **47**, 57—70 (1940).

Rein seitliche Verrenkungen des Ellbogens sind selten, sowohl was vollständige als auch was unvollständige Verrenkungen angeht. Die Verletzungen erfolgen unter starker Beanspruchung des Epicondylus medialis, der oft abreißt und disloziert wird. Frühe Einrichtung ist erforderlich. Gelingt es infolge von Einklemmungen nicht, gute Einrichtungen zu erzielen, soll man operieren. Es werden 6 eigene Fälle berichtet. *Schütz* (Regensburg).

Federico Rebaudi e *Ottavio Barbisio*, Fratture dell'estremo inferiore del radio e dell'ulna. (Frakturen des unteren Endes der Speiche und der Elle.) (Osp. Colon. Misto, Gondar.) Infortun. e Traumat. Lav. **4**, 127 bis 136 (1938).

Die Patienten mit Frakturen kamen nach einem Minimum von 1 Stunde bis zu einem Maximum von 8 Tagen nach dem Trauma in Behandlung: Gelenkbrüche sind in 50% der Fälle konstatiert worden. Die Arbeitsbehinderung dieser Verletzungen wurden folgendermaßen eingeschätzt: in Fällen von Steifheit mit Er-

haltung bloß der Extensorbewegungen war das Höchstmaß des gewährten Prozentsatzes, 15% rechts und 12% links; in Fällen von aufgehobener Dorsalflexion wurde die Höchstgrenze der Schädigung mit 23% für die linke Hand und mit 27% für die rechte festgelegt. In Fällen von kompletter günstiger Ankylose wurden 11% erreicht, in ungünstigen Fällen 35%, z. B. bei Steifheit der Flexion. Keine zu verhütenden Rückstände, wenn die Fälle sofort behandelt und während der Behandlung überwacht wurden. Die Brüche des Handgelenks muß man immer als eine ernste Fraktur betrachten. Einfache Gipsschienen auf der Dorsalfläche sind absolut ungenügend. Nur der vollständige Gipsverband ist angemessen.
Galletto (Florenz).

St. J. D. Buxton, Treatment of closed fractures of radius and ulna. (Behandlung geschlossener Brüche von Speiche und Elle.) (King's Coll. Hosp., London.) Brit. med. J. Nr **4111**, 795—799 (1939).
Bei der Besprechung von 400 Vorderarmbrüchen werden die verschiedenen Brucharten und die einschlägige Behandlung dargestellt. Hauptsächlich wird die Tatsache berücksichtigt, daß bei Brüchen der Speiche im unteren Teil oft die Elle im Handgelenk luxiert, sowie die weitere, daß bei Brüchen der Elle im oberen Teil das Speichenköpfchen häufig luxiert. Es werden Anzeigen gegeben für die Fälle, bei denen operiert werden soll. Die Operation besteht nach Möglichkeit nur in offener Stellung der Knochen. Manchmal ist jedoch die Verwendung von Platten erforderlich. Diese verbürgen guten Erfolg. Versager haben ihren Grund in technischen Fehlern.
Schütz (Regensburg).

J.-P. Grinda, De la contention des fractures des deux os de l'avant-bras. (Die Retention bei Brüchen beider Vorderarmknochen.) Presse méd. **1939 II**, 1100.
Die Retention von Vorderarmknochen macht noch immer Schwierigkeiten. Es kommt darauf an, bei der Einrichtung die Speiche gut zu stellen und dann den Zwischenknochenraum wiederherzustellen. Dabei stellt sich die Elle von selbst. Eine *Kirschner*-Nadel durch den distalen Bruchteil und ein Gipsverband unter Einbeziehung des gebeugten Ellbogens verbürgt die Erhaltung guter Stellung.
Schütz (Regensburg).

F. Landois, Die Behandlung der Vorderarmbrüche. (Chir. Abt., Elisabeth-Diakonissen- u. Krankenh., Berlin.) Z. ärztl. Fortbildg **37**, 360—363 (1940).
Zusammenfassende Darstellung, Häufigkeit, Bruchzeichen und Behandlung für den allgemeintätigen Arzt.
Gollasch (Hamburg).

Byron B. King, Resection of the radial head and neck. An end-result study of thirteen cases. (Resektion des Köpfchens und angrenzenden Teiles der Speiche.) New York Orthop. Dispens. a. Hosp., New York.) J. Bone Surg. **21**, 839—857 (1939).
13 Resektionen dieser Art. Ergebnis: 1 mal ausgezeichnet, 5 mal gut, 4 mal genügend und 3 mal schlecht. Ursache für mangelhaftes Ergebnis: Knochenbildung an der Operationsstelle und Verschiebung des Speichenschaftes nach körperwärts. Verbesserung möglich durch strikte Beachtung der Operationstechnik und zweckentsprechende Nachbehandlung.
Reckling (Straßburg).

Hermann Ehlert, Traumatische Veränderungen am Radiusköpfchen. (Chir. Univ.-Klin., München.) Arch. klin. Chir. **197**, 648—665 (1940).
Resektion des Radiusköpfchens bzw. von abgebrochenen Stücken nur bei gröberen Verschiebungen. Alle anderen Brüche und Luxationen sind möglichst unblutig einzurichten; dazu gehören auch Monteggiaschäden, alle mit Ellenbogenluxationen verbundenen Brüche und Luxationen des Radiusköpfchens. *Tyrell.*

C. M. Meng, Congenital dislocation of the radius. (Angeborene Verrenkung des Radius.) (Div. of Orthop. Surg., Dep. of Surg., Peiping Union Med. Coll., Peiping.) Chin. med. J. **57,** 479—481 (1940).

Die Mißbildung ist selten und kommt häufiger bei Knaben als bei Mädchen vor, sie ist häufig mit anderen Mißbildungen vergesellschaftet. Der Grund der Entstehung ist unbekannt, doch scheint die Vererbung eine Rolle zu spielen. Röntgenologisch erscheint der verrenkte Radius verlängert. Der Kopf ist verschmälert, mißbildet, und die Grube der Speiche ist verschwommen. Im Falle der hinteren Verrenkung (der häufigsten Form) kann der Speichenhals eine gelenkige Verbindung mit dem Oberarmkondylus eingehen. Eine Rückverlagerung ist nicht angezeigt. Im Falle von Beschwerden ist das obere Ende der Speiche zu entfernen.

Schosserer (Stolzalpe).

Rogge, Der Schienengleitverband am Arm. Münch. med. Wschr. **1940 II,** 1019—1021.

Unblutige Fixierung aus Extension für Transport und Behandlung in Doppelrechtwinkelstellung wird durch den verstellbaren Schienengleitverband am Arm erreicht. Der Verband ist gut zusammenlegbar und leicht auszubessern, ermöglicht freie Zugänglichkeit zu selbst ausgedehnten Verletzungen, ist für beide Seiten verwendbar und in wenigen Minuten anzulegen. *Tyrell* (Hamburg).

Max Tiegel, Selbsthaltende Universal-Distraktionsschiene für Armbrüche, insbesondere für Schußfrakturen. Zbl. Chir. **1939,** 2652 bis 2654.

Durch Kombination eines Achselstützbügels und einer Handstütze mit je einer volaren Oberarm- und Unterarmstützplatte werden Zug und Fixation erreicht.

Metge (Wismar).

Paul Grüning, Die Verteilung der ,,Erkrankungen der Muskeln, Knochen und Gelenke durch Arbeit mit Preßluftwerkzeugen" hinsichtlich ihrer Lokalisation. (Staatl. Forsch.-Abt. f. Gewerbehyg., Hyg. Inst., Univ. Münster i. W.) Münster i. W.: Diss. 1940. 19 S.

Reine Ellenbogenerkrankungen überwiegen mit einseitig 48,5, doppelseitig 27,7%, es folgen Handwurzelerkrankungen einseitig mit 6,2, doppelseitig mit 0,2%. Die *Dupuytren*sche Kontraktur kann in einzelnen Fällen durch die Arbeit mit Preßluftgeräten hervorgerufen werden. *zur Verth†* (Hamburg).

Wilhelm Hundemer, Eine verstellbare Armlagerungsschiene mit Oberarmdrehung. (Chir. Abt., Krankenh. rechts d. Isar, München.) Münch. med. Wschr. **1940 I,** 568—569.

Eine weitere Abspreizschiene mit einigen Schikanen. *Metge* (Wismar).

Herbert Kraus, Zur Frage des traumatischen Bicepssehnenrisses. (I. Chir. Univ.-Klin., Wien.) Bruns' Beitr. **171,** 121—125 (1940).

1. Abriß an der Tuberositas radii; 2. Riß der Sehne des langen Bicepskopfes. 61- und 71 jähr. Mann (traumatisch ?). *Gollasch* (Hamburg).

E. Schrader, Der Abriß des oberen und unteren Sehnenansatzes vom Musculus biceps. (Orthop. Abt., Stadtkrankenh., Kassel.) Münch. med. Wschr. **1940 II,** 555—556.

Kasuistik über 2 Fälle. Riß am unteren Ende ist immer unfallbedingt, am oberen dagegen häufig bei Alter und bei Arthrosis deformans. *Haase.*

Mario Oliveras Devesa, Das Schreiben der rechtsseitig Armamputierten. (Clin. de Ortop. y Reeducac., Hosp. Milit., San Sebastian.) Rev. españ. Med. y Cir. Guerra **2,** 384—397 (1939) [Spanisch].

Mit dem Schreiben der rechtsseitig Armamputierten sollte so frühzeitig begonnen werden, als es die physische Verfassung des Betroffenen erlaubt. Im

Rahmen der besonderen Anpassung, die jeder Fall erfordert, sollte anfangs, wenn die Fortschritte mit dem künstlichen Glied am rechten Arm — im allgemeinen bei Amputierten über dem Ellbogen — die Voraussetzung einer klaren Schrift nicht erfüllen, die Gewöhnung der linken Hand angestrebt werden, wobei hier der senkrechte Schrifttyp gebildet werden muß.   *M. Bustamante* (Berlin-Buch).°°

31. Hand und Finger.

Manuel de Cárdenas, Die Behandlung der Klauenhand nach Schußverletzung der Hohlhand. Rev. españ. Med. y Cir. Guerra **3**, 404—408 (1939) [Spanisch].

Die Knochen des versteiften 3. Fingers wurden entfernt und mit seiner Haut die durch Entfernung des geschrumpften Gewebes in der Handfläche entstandene Lücke bedeckt.   *Abegg* (Zürich).°°

F. Schwarzweller, Die erbliche Aplasie der Interphalangealgelenke und ihre Beziehungen zu den Gliedmaßenaplasien. (Orthop. Univ.-Klin., Frankfurt a. M.) Arch. orthop. Chir. **40**, 84—92 (1939).

Analoge Störungen einzelner Fußwurzelknochen in drei Generationen.   *Gollasch* (Hamburg).

Paul Kyrle, Über einen Fall von gutartigem Riesenzellentumor („brauner Tumor") in einem Handwurzelknochen. (Path.-Anat. Inst., Univ. Wien.) Arch. klin. Chir. **199**, 135—138 (1940).

Frau, 32jährig. Vor $1^1/_2$ Jahren „Distorsion der Hand beim Wurf eines Kissens". Folge der Distorsion Tumor — oder Folge des Tumors Distorsion?   *Gollasch* (Hamburg).

Geoffrey Hyman and *F. R. R. Martin,* Dislocation of the inferior radio-ulnar joint as a complication of fracture of the radius. (Verrenkung des unteren Speichen-Ellengelenks als Komplikation des Speichenbruchs.) (Gen. Infirm., Leeds.) Brit. J. Surg. **27**, 481—491 (1940).

Die Verrenkung des Ellenköpfchens wird — in Verbindung mit anderen Verletzungen — in 3 Gruppen geteilt: 1. Verrenkung nach vorn mit schwerem Bruch des unteren Speichenendes; 2. Verrenkung nach hinten mit Bruch des Speichenschaftes oder des unteren Speichenendes; 3. Verrenkung nach vorn mit Bruch des unteren Speichenendes. Bei der Behandlung wird neben Einrichtung der Speiche auch normale Stellung der Elle angestrebt. Auch wenn das Ellenköpfchen nicht in normale Stellung zurückgebracht werden kann, wird die Funktion der Hand wieder gut. Allenfalls bleibt eine kleine Supinationsstörung. Die Prognose ist durchweg gut. Nur bei den Fällen der Gruppe 1 ist sie schlechter infolge der Schwere des Speichenbruches.   *Schütz* (Regensburg).

David Fisher and *Segal, Jack,* Injuries of the wrist. (Verletzungen des Handgelenkes.) (Surg. Serv., Station Hosp., Ft. Sheridan, Ill.) Mil. Surgeon **86**, 134—142 (1940).

Verletzungen des Handgelenkes werden häufig übersehen und als Verstauchungen behandelt. Das Kahnbein ist der am häufigsten gebrochene und das Mondbein der am häufigsten verrenkte Knochen. Störungen in der Blutversorgung und Unterlassung einer genügend frühzeitigen und langen Ruhigstellung bedingen Nichtvereinigung und sekundäre Veränderungen der Knochenfragmente. Frische Brüche sind in leichter Dorsal- und Radialflexion für 8—12 Wochen ruhigzustellen. Bei alten Frakturen kommen Bohrung oder Eintreibung von Knochenspänen, allfällig auch Entfernung des verletzten Knochens in Betracht.   *Schosserer.*

Michael L. Mason, Plastic surgery of the hands. (Plastische Chirurgie an der Hand.) (Dep. of Surg., Northwestern Univ. Med. School a. Passavant Mem. Hosp., Chicago.) Surg. Clin. N. Amer. **19**, 227—248 (1939).

Hautlappenplastiken sind erforderlich bei großen Ablederungen, bei operativer Beseitigung der Syndaktylie, bei Narbenkontrakturen und bei Exstirpation von Tumoren, bei denen die Haut beteiligt ist. Bei plastischer Deckung großer Wundflächen kommt es häufig vor, daß das Transplantat schrumpft. In solchen Fällen muß nach Abklingen des akuten Prozesses eine zweite Plastik vorgenommen werden. An Hand von einzelnen Fällen werden die verschiedenen Indikationen und Erfolge der Plastik gezeigt. Bei operativer Behandlung der *Dupuytren*schen Kontraktur muß darauf geachtet werden, daß bei der Excision des Palmarfascie die Gefäße und Nerven der Finger nicht verletzt werden. Die Incisionen dürfen nie in der Mittellinie der Finger liegen. Verf. legt einen Hautschnitt in der oberen Querfalte der Hand, den zweiten in die radiale Längsfalte. Die Probleme der sekundären Sehnennaht werden an Hand von 2 Fällen besprochen. Bei leichten Infektionen muß 6—8 Monate, bei schweren 12—18 Monate gewartet werden. Im allgemeinen ist die End-zu-End-Vereinigung zu empfehlen. Einlagerung in Fettlappen ist anzustreben. Falls ein plastischer Ersatz notwendig ist, verwendet Verf. die Sehne des Palmaris longus oder die Sehnen der langen Fußstrecker. Das Nahtmaterial muß möglichst fein sein. Catgut ist ungeeignet. Stets in Blutleere operieren, postoperativ Druckverband in Entlastungsstellung, die bei Beugesehnen 3 Wochen, bei Strecksehnen 5 Wochen eingehalten werden muß.   *Graßmück.*

Anton Steif, Reaktionen bei optisch wahrgenommenen bewegten Nebenreizen und das Problem der Linkshändigkeit. (Psychol. Laborat., Univ. Budapest.) Industr. Psychotechnik **16**, 301—303 (1939).

Ohne bewegte Reize sind die Reaktionen der linken Hand um 1,1% kleiner als die Reaktion der rechten Hand. Nebenreize, welche sich nach rechts bewegten, ergaben eine Vergrößerung der Reaktionszeit der linken Hand gegenüber der Reaktionszeit der rechten Hand um 6,6%, obwohl sie ohne Nebenreize die Tendenz haben, kürzer zu werden.   *H. E. Kersten* (Gelnhausen).

C. Steffens, Die Rechts-Links-Unterschiede an der Hand. (Biol. Inst., Reichsakad. f. Leibesübungen, Berlin.) (10. Tag. d. Dtsch. Ges. f. Rassenforsch., München, Sitzg. v. 24.—25. III. 1939.) Anthrop. Anz. **16**, Sonderh., 127—133 (1940).

Bei Rechtshändern ist die absolute Breite an der rechten Hand, die absolute Länge an der linken Hand größer.   *Gollasch* (Hamburg).

Allyn King Foster jr., Simple standard apparatus for treatment of compound fractures of the hand, fingers and wrist. Report of a case and evaluation of the end result. (Einfaches Standardgerät für die Behandlung komplizierter Brüche an Hand, Fingern und Handgelenk. Bericht über einen Fall und Bewertung des Enderfolgs.) (New York Post-Graduate Med. School a. Hosp., Columbia Univ., New York.) Arch. Surg. **39**, 214—230 (1939).

Es wird eine Methode beschrieben für die Vornahme von Extensionen an Hand und Fingern. An einer Gipsmanschette um den Vorderarm wird ein großer Bügel aus starkem biegsamem Draht befestigt. Auf Beuge- und Streckseite werden zwei weitere kleinere Bügel angebracht und untereinander verstrebt. Während der Fingerzug an dem Hauptbügel ansetzt, dienen die anderen der Befestigung von Gegenzügen usw. Ein Fall mit umfangreichen Knochen- und Weichteilverletzungen an 4 Fingern, der beschrieben wird, hatte ein sehr gutes funktionelles Ergebnis.   *Schütz* (Regensburg).

K. Pandy, Das Kleinfingersymptom und die übrigen verbildeten Finger
als Zeichen der Lues congenitalis. Dermat. Wschr. **1940 II**, 731—732.

Ein Syphilistoxin soll auf die von der 8. bis 10. Fetalwoche ab sich entwickelnden Finger störend einwirken. Verkürzungen und Verkrümmungen der kleinen Finger, zu lange, zu kurze, zu schmale und zu breite Finger, Auftreibungen und Verdickungen der Gelenksenden u. a. m. sollen die Folge sein.   *Kissinger.*

St. Tokarski, Die Behandlung der Handverletzungen der Faustkämpfer.
(II. klin. chir., uniw., Warszawa.) Lek. wojsk. **34**, 77—82 u. dtsch. Zusammenfassung 82 (1939) [Polnisch].

Die Handverletzungen der Boxer sind: Kontusionen, Distorsionen und extraartikuläre Brüche. Röntgenuntersuchung ist immer dringend. Bei den Distorsionen wird einmalige 1proz. Novocaininjektion mit anschließendem Gipsverband empfohlen.   *Kissinger* (Darmstadt).

Wagner, Über das posttraumatische Ödem. (30. Tag. d. Vereinig. Mitteldtsch. Chir., Eisleben, Sitzg. v. 9.—10. VI. 1939.) Zbl. Chir. **1940**, 98.

Faßt die Erkrankung als psychophysisches Problem auf. *Metge* (Wismar).

Walter Buckesfeld, Zur Entstehung und Behandlung des traumatischen
Handrückenödems. (Chir. Abt., Evang. Krankenh. am Fürstwall,
Düsseldorf.) Düsseldorf: Diss. 1939. 30 S.

Voraussetzung für das Krankheitsbild ist die spezifische Disposition. Wird das Hämatom und die bald auftretende Narbenbildung durch genügend lange Ruhigstellung und Hochlagerung nicht zur Rückbildung gebracht, indem der Verletzte zu früh zur Arbeit geschickt wird, so kommt es erneut zu Ödembildung und einer Behinderung der Blutzirkulation, indem die Venen die Möglichkeit, sich genügend auszudehnen, verlieren.   *Plath.*°°

Jen-Chu Wang, Über die Kraft der Finger bei verschiedenen Haltungen
und Kombinationen. (Abt. f. Angew. Psychol., Psychol. Inst., Univ.
Berlin.) Z. Arbeitspsychol. **12**, 116—123 (1939).

Die einzelnen Finger nehmen im allgemeinen an Kraft ab, wenn man vom Zeigefinger zum Mittel-, Ring- und kleinen Finger übergeht. Zeige- und Mittelfinger sind wenig verschieden. Bei der horizontal vorgestreckten Haltung des Fingers ist die Kraft am schwächsten, beim Druck von oben her ist sie stärker, beim Zug nach unten ist sie am stärksten. Wenn zwei Finger derselben Hand drücken, ist die Leistung jedes einzelnen Fingers etwa $^1/_3$ geringer. Das gilt fast ausnahmslos für alle Haltungen und alle Versuchspersonen. Wenn alle vier Finger drücken, sinkt die Leistung sogar unter die Hälfte. Dabei besteht aber eine merkwürdige Verschiedenheit in dem Grade der Verringerung: der stärkere Finger wird mehr geschwächt, der schwächere weniger; die Finger nähern sich also in der Leistung. Wenn zwei Finger verschiedener Hände gleichzeitig drücken, so tritt diese Verringerung der Leistung nicht ein. Es wird durchschnittlich das gleiche geleistet. Dagegen ist wieder die eben besprochene Annäherung des stärkeren und schwächeren Fingers zu beobachten, wenn auch ein wenig schwächer als früher.   *zur Verth†* (Hamburg).

M. Boppe et *P. Faugeron*, La déviation congénitale des doigts „en coup
de vent". (Kongenitale Fingerabweichung in Sinne des „Windstoßes".)
(21. réun. ann. de la Soc. Franc. d'Orthop. et de Traumatol., Paris, 13. X.
1939.) Rev. d'Orthop. etc. **26**, 547—557 (1939).

Die Verff. beobachteten eine Kranke, deren Finger beiderseits eine ulnar abduzierte Stellung aufwiesen, und deren Daumen sich in Beugestellung befanden. Es handelte sich um das Krankheitsbild der kongenitalen Fingerabweichung, das sehr selten vorkommt und wie bei früheren Fällen, so auch hier mit starker Knickplattfußbildung und abduziertem Vorfuß vergesellschaftet ist. Keine andere Anomalie des Skeletsystems. Ein operativer Versuch zur Besserung der Finger-stellung hatte keinen Erfolg. *Schütz* (Regensburg).

F. Asbeck, Zur Behandlung der „Fingerknöchelpolster“. Dermat. Wschr. **1940 I**, 457—461.

Es wird eine konservative Behandlung der Fingerknöchelpolster (derbe, die Oberfläche polsterartig vorwölbende Hauteinlagerungen über den Gelenkkapseln an der Streckseite der Fingergelenke) mittels CO_2-Schnee-Vereisung beschrieben. Durch nur eine einmalige Einwirkung von 30 Sekunden Dauer unter stärkstem Druck wird eine völlige Rückbildung des Proliferationsgewebes erzielt. Die bis-herige rezidivfreie Beobachtungsdauer beträgt $1^1/_2$ Jahre. *zur Verth†*.

Willibald Pacher, Beugesehnenplastiken an der Hand mit einem Beitrag zur Opponenslähmung. (Unfallkrankenh. u. Orthop. Spit., Graz.) Arch. orthop. Chir. **40**, 93—101 (1939).

Das Bild der sog. Daumenlähmung als Folge einer Schädigung des N. ulnaris oder des N. medianus tritt auf nach Polymyelitis, Verletzungen und unrichtiger Incision von Hohlhandphlegmonen. Deshalb muß bei Incisionen genau auf den Nervenverlauf geachtet und immer in Blutleere operiert werden. Verf. empfiehlt zur leichteren Auffindung des motorischen Astes des N. medianus folgendes Hilfs-mittel: Man ziehe eine Gerade vom Mittelpunkt des Handgelenkes (Palmarissehne) zur Basismitte des Zeigefingers. Eine zweite Gerade verbindet den Vorsprung des Os multangulum majus mit der Basismitte des 5. Fingers. Am Schnittpunkt bei-der Geraden liegt der motorische Medianusast. Die operative Wiederherstellung der Opponenslähmung hat Verf. mit gutem Erfolg nach folgenden 2 Verfahren vor-genommen: 1. Verpflanzung eines Fingerbeugers auf den Daumen, 2. Translokation der langen Daumenbeugesehne nach *v. Baeyer*. — Bei der Finger-Beugesehnen-Plastik ist vor allem der Zustand des Kraftspenders von Bedeutung. Bei Degenera-tion des betr. Muskels muß eine Sehnenkoppelung mit einem gesunden Muskel durchgeführt werden. Solche Eingriffe müssen immer in Lokalanästhesie durch-geführt werden, um durch willkürliche Innervation die Leistung der Muskeln prüfen zu können. *Graßmück* (Prag).

Roger Montant, Technique réparatrice personnelle de la section des tendons fléchisseurs des doigts. (Technik der Wiedervereinigung durchtrennter Beugesehnen an den Fingern.) J. de Chir. **53**, 768—774 (1939).

Die sekundäre Naht durchtrennter Beugesehnen an den Fingern gibt schlechte Resultate. Die Sehnenstümpfe sklerosieren schnell. Die Sehnennähte bilden Narben, die Verwachsungen herbeiführen. Verf. empfiehlt die primäre Sehnennaht innerhalb der ersten 6 Stunden nach der Verletzung. Die durchschnittenen Enden der Beugesehne sind in dieser Zeit nur wenig zurückgerutscht und können leicht hervorgezogen werden. Günstige Heilungsverhältnisse. Beschreibung eines neuen Verfahrens der Sehnennaht. *Pillet* (Hamburg).

Emanuel B. Kaplan, Mallet or baseball finger. (Hammer- oder Baseball-finger.) Surgery **7**, 784—791 (1940).

Die obige Verletzung entsteht entweder durch einen Riß in der Strecksehne am Rücken des Mittelfingergliedes des Fingers oder durch einen Bruch an der Basis des Endgliedes ohne Verletzung der Sehne. Die Behandlung besteht im erstgenannten Fall in der Naht der Sehne von einem U-Lappen mit distaler Basis aus, im 2. Fall in Schienung des Fingers in überstreckter Stellung oder in operativer Rückverlagerung des abgebrochenen Knochenstückchens.

Schosserer (Stolzalpe).

Robert A. Wise, An unusual fracture of the terminal phalanx of the finger. (Eine ungewöhnliche Fraktur der Endphalanx eines Fingers.) (Fracture Serv., Knickerbocker Hosp., New York.) J. Bone Surg. **21**, 467 bis 469 (1939).

Bericht über eine Fraktur der Endphalanx, bei der das proximale Bruchstück durch die Beugesehne soweit nach proximal und volar gezogen wurde, daß eine unblutige Reposition nicht erreicht werden konnte. Verf. legte durch einen Fischmaulschnitt die Endphalanx frei und fixierte den Bruch durch eine Silberdrahtschlinge. Heilung ohne Ausfälle.   *Graßmück* (Prag).

R. R. Fitzgerald, Habitual dislocation of the digital extensor tendons. (Habituelle Verrenkung der Strecksehnen der Finger.) (Montreal Gen. Hosp., Montreal.) Ann. Surg. **110**, 81—83 (1939).

Bericht über einen Fall. Der Grund war dadurch gegeben, daß die gemeinsame Streckeraponeurose schon über den Grundgliedern der Finger und nicht, wie gewöhnlich, über den Mittelhand-Fingergelenken endigte. Die Behandlung bestand in Fesselung der Strecksehnen über den Köpfchen der Mittelhandknochen mit einem Streifen aus der Fascia lata.   *Schosserer* (Stolzalpe).

Ernst Höver, Schnellende, schnappende Sehnen an Finger und Hüfte. (Chir. Univ.-Klin., Freiburg i. Br.) Freiburg i. Br.: Diss. 1939. 31 S.

Systematische Untersuchungen, Operationsbefunde.   *zur Verth* (Hamburg).

F. Schörcher, Schnellender Finger. (Chir. Univ.-Klin., München.) Zbl. Chir. **1940**, 627—528.

Ein schnellender 5. Finger, der sich nach dem Aufklinken einer Tür eingestellt hatte, wurde bei der Operation ursächlich auf einen Abriß des radialen Zipfels der Sublimissehne zurückgeführt.   *Pillet* (Hamburg).

Božidar Špišić, Der schnellende Finger. Zbl. Chir. **1940**, 157—159.

Eigenbeobachtung. Ursache: Knotenförmige Ausbuchtung der Sehne des 5. Fingers in der Hohlhand. Behandlung: operativer Einschnitt der Sehnenscheide.

Gollasch (Hamburg).

D. I. Rževskij, Nagelhämatome und ihre Behandlung. Nov. chir. Arch. **41**, 402—406 (1938) [Russisch].

Durch Gewalteinwirkung auf die Fingernägel kommt es zum Bluterguß zwischen dem Nagel und dem Nagelbett, wobei der Nagel abgehoben wird. Bei schwerem Trauma geschieht dies sofort, sonst innerhalb von einigen Stunden. Die Schmerzen sind stark, der Schlaf unmöglich. Sich selbst überlassen dauert dieser Zustand 8—12 Tage, wobei die Kranken arbeitsunfähig bleiben. Am besten bewährt sich die lochförmige Trepanation des Nagels mit der zahnärztlichen Bohrmaschine mit abnehmbarer Gipsschiene für 1—2 Tage. Verf. behandelte mit günstigem Resultat auf diese Weise 125 von den 161 beobachteten Fällen von Blutergüssen unter die Fingernägel, welche in 65% der Fälle bei Schlossern, Kesselschmieden, Drechslern und Schwarzarbeitern vorkamen.   *J. Kornmann.*°°

I. Wymer, Klinik und Behandlung der Paronychia chronica. (Ein operationsloses, naturgemäßes Behandlungsverfahren.) Münch. med. Wschr. **1940 I**, 644—645.

Scharfe Trennung zwischen dem akuten Panaritium parunguale und der chronischen Paronychie ist notwendig. Haben bei dem ersteren Okklusivverbände mit grauer Salbe nicht zum Ziel geführt, ist eine Incision an der Stelle der größten Druckempfindlichkeit nicht zu umgehen. Bei der chronischen Paronychie ruft jeder Druck auf den vorderen Nagelrand an der Fingerspitze einen Stoß des hinteren, durch die Eiterung frei gewordenen Nagelrandes gegen die Granulationen

hervor. Dieser Stoß ist sehr schmerzhaft. Zur Verhinderung dieser Reibung empfiehlt Verf. die Anfertigung einer bis zum Mittelgelenk reichenden, durchlöcherten
Gipskappe, die mit ihrem Kugelteil die Fingerspitze und den Nagel frei läßt, so daß
ein Hohlraum entsteht. Sofortige Schmerzlosigkeit. Die durch die Löcher eintretende Luft trocknet die Granulationen ein. Abheilung nach 8, spätestens
14 Tagen. Jeder operative Eingriff erübrigt sich. *Pillet* (Hamburg).

Lotsch, Über Trommlerlähmung. (30. Tag. d. Vereinig. Mitteldtsch. Chir.,
Eisleben, Sitzg. v. 9.—10. VI. 1939.) Zbl. Chir. **1940**, 92—93.
2 Fälle: Unvermuteter subcutaner Riß der aufgefaserten Sehne des langen
Daumenstreckers innerhalb ihrer Scheide; Ersatz durch ext. ind. proprius nach
Resektion der Sehnenscheide und der Stumpfenden. *Metge* (Wismar).

Felix Mondry, Beitrag zur operativen Behandlung des Wackeldaumens.
(Chir. Univ.-Klin., Marburg a. d. L.) Zbl. Chir. **1940**, 1532—1535.
„Wackeldaumen" ist der pathologische Effekt des Ab- oder tiefen Einrisses des
ulnaren Streckaponeurosenteils, in welchen der quere Kopf des Adductor pollicis
einmündet. Ihre Wiederherstellung bzw. Vereinigung mit der Daumenstrecksehne
beseitigte die abnorme Beweglichkeit und führte zu völliger Funktionstüchtigkeit.
Metge (Wismar).

Rob. Meyer-Wildisen, Differenzierungsplastik bei Daumenverlust. (26.
Jahresvers. d. Schweiz. Ges. f. Chir., Lausanne, Sitzg. v. 13.—14. V. 1939.)
Helvet. med. Acta **6**, 872—873 (1940).
Wenn die beiden Phalangen des Daumens fehlen und auch der Zeigefinger
verloren gegangen oder in seiner Funktion schwer geschädigt ist, wird der Meta-
carpus II entfernt, um dem Metacarpus I eine größere Beweglichkeit zu geben.
Engelke (Berlin).

Margarete Alfs, Der Bennettsche Knochenbruch. (Staat.-Chir. Univ.-Klin.,
Münster i. W. u. Chir. Abt., Laurentiushosp., Essen-Steele.) Münster i. W.:
Diss. 1939. 17 S.
5 eigene Fälle. Der Grundsatz der genauen Anpassung, Ruhigstellung und,
wenn notwendig, Extension wurde durchweg befolgt. Das Ergebnis der Behandlung
kann man als gut bezeichnen. *zur Verth†* (Hamburg).

Fritz Lotsch, Blutige Einrichtung einer Subluxation im Sattelgelenk
des ersten Mittelhandknochens. (Kreiskrankenh. d. Kreises Jerichow
I, Burg b. Magdeburg.) Zbl. Chir. **1939**, 2060—2062.
25jähriger mit dem äußerst seltenen Befund einer Subluxation ohne Knochenverletzung nach Stauchung des rechten Daumens. *Gollasch* (Hamburg).

F. Sauerbruch und *A. Frhr. v. Danckelman*, Zur chirurgischen Behandlung
einiger Typen von Fingerkontrakturen. Arch. ital. Chir. **54**, Donati-
Festschr. **5**, 502—507 (1938).
Querer Schnitt in der distalen Hautfalte des Handtellers, ein weiterer längs-
verlaufend. Am 5. Finger Schnitt an der ulnaren Kante. Enfernt werden nur
die erkrankten Teile der Aponeurose. Keine plastische Deckung! Streckung der
Finger nicht erzwingen! Gefahr der Nekrose. *Gollasch* (Hamburg).

E. J. Klaus, Über Boxverletzungen der Hand, ihre Entstehung und
Verhütung. (Soprtärztl. Untersuchungsstelle, Univ. Münster i. W.)
Münch. med. Wschr. **1940 I**, 265—267.
Die am meisten gefährdeten Teile sind der 1. Mittelhandknochen, die Köpf-
chen der Mittelhandknochen und das Kahnbein. *Gollasch* (Hamburg).

M. Nijkerk, Die Behandlung von Keloiden, Dupuytrenscher Kontraktur und Sklerodermie mit Iontophorese. (Univ.-Clin. v. Huid- en Geslachtsziekten, Amsterdam.) Nederl. Tijdschr. Geneesk. **1939**, 5135 bis 5140 u. dtsch. Zusammenfassung 5140 [Holländisch].

Die totale Behandlungsdauer bei Keloid betrug rund 1—2$^3/_4$ Jahre, die Sitzungsdauer 10—45 min. Ein Fall wurde klinisch geheilt, die 3 anderen gebessert. Bei den Sklerodermie-Patienten waren die entsprechenden Zahlen: 5 Monate bis 1$^3/_4$ Jahre, Stromstärke 1—4 mA, Sitzungsdauer 5—60 min, 2 Patienten geheilt, 5 gebessert. Bei *Dupuytren*scher Kontraktur wurde eine Stromstärke von 2 mA angewandt. Die Sitzungsdauer betrug maximal $^1/_2$ Stunde, eine Heilung, eine wesentliche Besserung. Die Stromstärke darf nicht zu stark gewählt werden, da sonst Röte, Ödem, Nekrose und Ulceration (galvanische Ulceration) auftreten könnten. Es wird die Stromstärke gewählt, welche der Patient am besten verträgt.   *Haehner* (Frankfurt a. M.).

E. König, Die Dupuytrensche Kontraktur. (Chir. Abt., Städt. Krankenh., Hildesheim.) Med. Klin. **1940 I**, 568—571.

Die langsam fortschreitende und vor allem die ulnaren Finger betreffende *Dupuytren*sche Kontraktur — überwiegend im vorgerückten Lebensalter auftretend — ist zu einem Teil der Fälle in ihrer Erblichkeit erwiesen. Sie ist keine Berufskrankheit. Äußerst genaue Beurteilung ist erforderlich bei Angabe eines einmaligen Traumas als Ursache. Erfolgreichste Behandlnng bei bereits gehemmter Fingerstreckung ist die radikale Entfernung der erkrankten Aponeurose. Bei entsprechender Nachbehandlung gute Dauererfolge.   *Reckling* (Straßburg).

Lewis Greenberg, Dupuytren's contracture of palmar and plantar fasciae. (Beth Israel Hosp., New York.) J. Bone Surg. **21**, 785—788 (1939).

Beiderseitige *Dupuytren*sche Kontraktur der Hohlhände bei gleichzeitiger ähnlicher Erscheinung an der Plantarfascie rechts. Erfolgreiche Operation am Fuß. Histologisch gleiche Erscheinung wie bei der *Dupuytren*schen Kontraktur.
                                                  Reckling (Heidelberg).

Dietrich Hoffmann, Einige seltenere Handwurzelverschmelzungen und andere Mißbildungen des Handskeletes. (Zentr.-Röntgen- u. Radiuminst., Stadtkrankenh., Kassel.) Röntgenprax. **12**, 41—45 (1940).

Erstens knöcherne Verschmelzung zwischen Kopf- und kleinem Vieleckbein. Links dieselbe Erscheinung nicht ganz sicher. Ursache ungeklärt. Zweitens teilweise Verschmelzung zwischen Mond- und Kahnbein links bei Spaltbildung (Falschgelenk ?) im Kahnbein. Ursache vielleicht traumatisch. Vergleichsaufnahme nicht erwähnt. Verschmelzung des Mond- und Dreieckbeines einerseits und des großen und kleinen Vieleckbeines andererseits miteinander auf der linken Seite bei vorhandenen anderen symmetrischen Mißbildungen der Finger und Mittelhand beiderseits. Weitere Mißbildungen am Handskelet in einem anderen Falle.
                                                  Reckling (Straßburg).

Josef Köstler, Traumatische Teilnekrosen des Kahnbeines der Hand. (Heilanst., Hohenlychen.) Zbl. Chir. **1939**, 2623—2627.

Empfiehlt bei Falschgelenkbildungen frühzeitige *Beck*sche Bohrung. Keine operative Entfernung eines Bruchstückes. Alte Falschgelenke werden freigelegt, die bindegewebige Narbe mit den Bruchstücken entfernt, der Defekt wird ausgefüllt mit verpflanzter Spongiosa. Ein nekrotisches Bruchstück wird entfernt.
                                                  Gollasch (Hamburg).

Abraham S. Rothberg, Fractures of the carpal navicular. Importance of special roentgenography. (Hosp. f. Joint Dis. a. Beth Israel Hosp., New York.) J. Bone Surg. **21**, 1020—1022 (1939).

Ein anfänglich negatives Röntgenbild schließt einen Kahnbeinbruch nicht aus. Spezialkontrollaufnahmen sind erforderlich trotz negativer Röntgenbilder. Bei klinischen Zeichen Ruhigstellung und später Röntgenkontrolle. Bei dieser wird durch Entkalkung der Bruchspalt sichtbar. *Gollasch* (Hamburg).

K. Lange, Das Naviculare bipartitum. (Chir. Abt., Stadtkrankenh., Aue i. Sa.) Röntgenprax. **11**, 566—567 (1939).

Mitteilung einer einschlägigen Beobachtung. *Gollasch* (Hamburg).

Gollasch, Das zweitgeteilte Kahnbein der Hand, seine Bedeutung für die Erkennung, Behandlung und Begutachtung der Kahnbeinverletzungen. (13. Tag. d. Dtsch. Ges. f. Unfallheilk., Versicherungsu. Versorgungsmed., Kiel, Sitzg. v. 7.—8. VII. 1939.) Arch. orthop. Chir. **40**, 269—271 (1939).

Mitteilung eines Falles. Doppelseitigkeit beweist noch nicht die angeborene Zweiteilung. Beurteilung dann schwierig. *Haase* (Berlin).

Hans Virchow, Alte Brüche des Naviculare carpi. Virchows Arch. **305**, 108—167 (1939).

Eingehende anatomische Studien am macerierten Präparat über pathologisch-anatomischen Veränderungen des alten Kahnbeinbruches. Viele Erkenntnisse des Anatomen sind dem Praktiker, der vom Röntgenbild ausgeht, neu und regen daher an. Sämtliche 26 Beobachtungen sind Zufallsbefunde gelegentlich von Sektionen. *Gollasch* (Hamburg).

W. Gollasch, Das zweigeteilte Kahnbein der Hand, seine Bedeutung für die Erkennung, Behandlung und Begutachtung der Kahnbeinverletzungen. (Inst. f. Unfallverletzte, Hamburg.) Röntgenprax. **11**, 564—566 (1939).

Die Zweiteilung des Kahnbeins der Hand kommt gelegentlich angeboren vor, ein- und doppelseitig. Bei der Annahme eines Geburtsfehlers ist größte Zurückhaltung geboten, da es sich um eine alte, bisher nicht erkannte Pseudarthrose handeln kann, die nicht immer ein typisches Röntgenbild ergibt. *Engelke.*

Leopoldo Giacobbi, Su di un caso di frattura bilaterale dello scafoide del carpo. (Über einen Fall von zweiseitigem Bruch des Schiffbeins der Handwurzel.) (Istit. di Radiol. e di Med. Leg., Univ., Modena.) Quad. radio., N. s. **4**, 308—312 (1939).

Die Verletzung, die zuerst mit einer einfachen bilateralen Verrenkung des Handgelenks verwechselt worden war, wurde radiologisch erst 2 Monate nachher diagnostiziert. 7 Monate nach dem Unfall bei der Landarbeit bestand noch Ödem und bilaterale Deformation der Handgelenke. Zwischen den beiden radio-carpalen Gelenken war das rechte das funktionell mehr geschädigte, bei dem jede Extensions- und Flexions- sowie jede laterale Bewegung stark behindert war. Ursache waren 1. die Beziehungsveränderungen der Medio-Carpalgelenke, genauer gesagt die Beziehungsveränderungen der Facies articularis des proximalen Endstücks des Schiffbeins, das gegen das untere Ende des Radius verschoben war, 2. die palmare Luxation des Os lunatum, 3. die ausgeprägte Atrophie der Handwurzelknochen, 4. die arthritischen Symptome. — Bezüglich des Verlustes der Arbeitsfähigkeit wird der einseitige Bruch gewöhnlich auf 15% geschätzt. Im vorliegenden Fall, der neu in seiner Art ist, speziell in bezug auf die Einbüßung an Arbeitskraft, wurde der Verlust an Gesamtarbeitsfähigkeit auf 40% berechnet. *Galletto* (Florenz).

Heim, Die operative Behandlung der Kahnbeinpseudarthrose. (13. Tag.
d. Dtsch. Ges. f. Unfallheilk., Versicherungs- u. Versorgungsmed., Kiel,
Sitzg. v. 7.—8. VII. 1939.) Arch. orthop. Chir. **40**, 264—269 (1939).

Entfernt operativ das distale Bruchstück. Erzielte: Schmerzfreiheit, Wiederherstellung des vollen Bewegungsausschlages und der uneingeschränkten Funktion.

Gollasch (Hamburg).

Tommaso Virnicchi, Sulla lussazione dell'osso semilunare. (Über die Verrenkung des Mondbeins.) (Osp., Gimma.) Riv. Chir. **6**, 424—432 (1940).

Trauma an der linken Hand 75 Tage vor Aufnahme ins Spital; funktionelle
Behinderung des Handgelenks. Radiologische Untersuchung: Verrenkung des
Mondbeins mit Zeichen von Arthritis sicca des Handgelenks. Chirurgische Entfernung des verrenkten Knochens. 3 Monate später fast vollkommenes Wiederfunktionieren. Durch Experimente an der Leiche konnte der Autor feststellen,
daß bei dem Zustandekommen der Verrenkung des Mondbeins die Bänder zwischen
dem Kahnbein und dem Mondbein die Hauptrolle spielen. Je nachdem ob diese
einer traumatischen Einwirkung nachgeben oder nicht, hat man beziehungsweise
zuerst Rotation und dann Verrenkung des Mondbeins oder zuerst Verrenkung
und dann Rotation des Mondbeins mit, oder in selteneren Fällen ohne Zerreißung
der Bänder, die es mit dem Kahnbein verbinden.   *Galletto* (Florenz).

Hanns Heinz Fischer, Doppelseitige Lunatummalacie bei ovariellen Störungen. (Chir. Abt., Städt. Krankenh., Düren.) Zbl. Chir. **1940**, 1773
bis 1777.

23jährige. Ein Zusammenhang der Lunatumerkrankung mit der ovariellen
Störung wird angenommen.   *Gollasch* (Hamburg).

J. M. Edelstein, Treatment of ununited fractures of the carpal navicular).
(Behandlung nicht knöchern verheilter Brüche des Handwurzelkahnbeines.
J. Bone Surg. **21**, 902—908 (1939).

Mehrere in offener Operation durch den Bruchbereich gelegte Bohrlöcher
können unter Voraussetzung genügender Ruhigstellung knöcherne Vereinigung
der Bruchstücke miteinander erzielen.   *Reckling* (Straßburg).

Heinz Bade, Traumatische aseptische Nekrose des Os naviculare der
rechten Hand. (Chir. Univ.-Klin., Kiel.) Röntgenprax. **11**, 573—574
(1939).

13jähriger. Auf die rechte Hand gefallen. Röntgenologisch o. B. Nach 22 Monaten im Röntgenbild Nekrose des Kahnbeins.   *Gollasch* (Hamburg).

Shigeo Nagura, Die Pathologie und Pathogenese der sog. Lunatummalacie. (Orthop. Chir., Univ.-Klin., Nagoya.) Arch. klin. Chir. **197**, 405
bis 427 (1939).

Aus einer ersten, meist geringfügigen Verletzung gehen alle weiteren Ab- und
Aufbauvorgänge bei der Lunatummalacie hervor.   *Gollasch* (Hamburg).

Edwin French Cave, Kienböck's disease of the lunate. (Fracture Clin.,
Massachusetts Gen. Hosp., Boston.) J. Bone Surg. **21**, 858—866 (1939).

Die Ursache der Kienböckschen Erkrankung ist wahrscheinlich ein Unfall.
Im Anfangsstadium wird lange Ruhigstellung, im Spätstadium operative Entfernung des Lunatum empfohlen.   *Gollasch* (Hamburg).

Du Bourguet, Fracture isolée du trapèze. (Isolierte Fraktur des Os multangulum majus.) (Hôp. Milit., Gabès, Tunisie.) Rev. d'Orthop. etc. **26**, 152
bis 153 (1939).

Bei einem Soldaten kam es durch Sturz auf das Handgelenk bei maximal
gebeugter Fauststellung zu einer isolierten Absprengung des Tuberculum externum

des Os multangulum majus. Nach 4 wöchiger relativer Ruhigstellung bestand
wieder volle Funktionstüchtigkeit. *Graßmück* (Prag).

Pavlos Pétridis, Fracture du trapèze. (Fraktur des Os multangulum majus.)
Rev. d'Orthop. etc. **26,** 149—151 (1939).

Durch Maschinenverletzung entstandene Fraktur des Os multangulum majus.
Völlige Heilung. *Graßmück* (Prag).

Adalbert Slany, Über einen Fall von Luxation des Os multangulum
minus carpi. (Chir. Abt., Allg. Krankenh., Wien-Neustadt.) Zbl. Chir.
1939, 2581—2584.

Einschlägige Beobachtungen nach Sturz mit dem Motorrad. Anatomisches
Ergebnis nicht völlig befriedigend, funktionelles sehr gut. *Gollasch.*

Alberto Vaghi, Scafoide bipartito e scafoide accessorio del carpo. (Zwei-
teiliges und akzessorisches Kahnbein der Handwurzel.) (Istit. di Pat.
Spec. Chir. e Propedeut. Clin., Univ., Milano.) Arch. di Ortop. **55,** 50—54
(1939).

Es handelt sich um einen Fall von bilateralem, zweiteiligem Kahnbein, wobei
das auf der rechten Seite, das ein Trauma erlitten hatte, ein *Koehler-Mouchet*sches
Syndrom mit beschränkter Lokalisierung nur auf die proximale Hälfte aufweist.
Außerdem hat der Autor links neben dem Kahnbein einen dritten Ossifikations-
kern feststellen können, den er als akzessorischen Knochen identifizieren zu können
glaubt, was der erste bisher beschriebene derartige Fall wäre. *Galletto* (Florenz).

F. Pecorari, Un raro caso di sublussazione abituale dell'uncinato del
carpo. (Ein seltener Fall von habitueller Subluxation des Hakenbeins
der Handwurzel.) Boll. Assoc. med. triest. **30,** 337—338 (1939).

Die Beobachtung bezieht sich auf eine Patientin, die am Vorabend einer
Operation der Gallenblase ohne irgendwelche traumatische Veranlassung Schwellung, Aufgetriebensein und Hitze, begleitet von heftigem Schmerz am linken
Handgelenk aufwies. Es war dies schon einige Male in der Vergangenheit vor-
gekommen und man hatte es als gichtische Erscheinung diagnostiziert. Diesmal
stellte man eine radiographische Untersuchung an, aus der hervorging, daß es
sich um eine habituelle Subluxation des Hakenbeins handelte, die einen Tag
später von selbst verschwand; der mechanische Hergang wäre darin zu suchen,
daß die Muskelansätze an dem distalen Ende des Knochens im Verhältnis zu den
zarten und wenig widerstandsfähigen Bändern, die das Hakenbein mit den übrigen
Knochen der Handwurzel und der Mittelhand verbinden, zu stark seien.
Galletto (Florenz).

A. Schäfer, Doppelseitige perilunäre Luxation bei gleichzeitigem einseitigem Kahnbeinbruch. (Chir. Univ.-Klin., München.) Arch. orthop.
40, 405—411 (1940).

31 jähriger Artist, nicht versichert. Die unblutige Einrichtung des proximalen
Kahnbeinbruchstückes gelang nicht. Operative Entfernung des Bruchstückes.
Ergebnis: arbeitet wieder als Artist. *Gollasch* (Hamburg).

32. Hüfte.

Georg Hohmann, Das gesunde und kranke Hüftgelenk. (Orthop. Univ.-
Klin., Frankfurt a. M.) Dtsch. med. Wschr. **1939 II,** 1433—1435.

Die akuten und chronischen entzündlichen Erkrankungen werden an Einzel-
beispielen besprochen und die Technik der Untersuchung beschrieben.
Engelke (Berlin).

K. Gebhardt, Muskelmechanische Probleme bei Hüftgelenksgabelung, Pfannendachplastik und anderen Eingriffen an den unteren Gliedmaßen. Dtsch. med. Wschr. **1939 II**, 1527.

Verf. nimmt zu dem mit der Überschrift benannten Buch von *Watermann* Stellung und hebt hervor, daß der Wert der Hüftgelenksgabelung in der Wiederherstellung des muskulären Gleichgewichts an der Hüfte liegt.   *Engelke.*

Wilhelm Friedrich Bielefeld, Drei Fälle von ganglionartigen Veränderungen der Hüfte. (Chir. Abt., Krankenh. „Bergmannsheil", Bochum.) Düsseldorf: Diss. 1939. 13 S.

Ganglien im Hüftgelenkbereich sind eine seltene Erscheinung und deren Diagnose wird meist erst nach der Operation feingeweblich gestellt. Es mag allerdings nicht allzu selten vorkommen, daß die Ganglien dieser Gegend verkannt werden und daß hinter einem diagnostizierten Absceß, einem Tumor, einer Schleimbeutelerkrankung, einem Sarkom u. ä. sich auch einmal ein Ganglion verborgen hält. Die 3 beschriebenen Fälle kamen zur Operation, weil der Verdacht bösartiger Gebilde vorlag bzw. weil die Auswirkungen auf die benachbarten Organe (Nerven, Gelenkfunktion) einen Eingriff notwendig machten.   *Rieß* (Hagen).°°

Günter Koch, Familiäres Vorkommen der angeborenen Coxa vara. (Orthop. Heil- u. Lehranst. Annastift, Hannover-Kleefeld.) Göttingen: Diss. 1940. 16 S.

Aus dem familiären Auftreten, wie sie die Geschwister- und Zwillingsbeobachtungen des Verf. ergeben, läßt sich der Schluß ziehen, daß erbliche Faktoren auch in der Entstehung der Coxa vara von Bedeutung sind.   *zur Verth†.*

George A. Duncan, Congenital and developmental coxa vara. (Angeborene und Entwicklungs-Coxa vara.) (New York Orthop. Dispens. a. Hosp., New York.) Surgery **3**, 741—765 (1938).

Eingehender Bericht über 31 Fälle. Therapeutische Schlußfolgerung: Da Fehlform durch Belastung zur Verstärkung neigt, hat sobald wie Diagnose gestellt ist, Behandlung einzusetzen. Therapeutisches Ziel: Wiederherstellung des normalen Winkels zwischen Oberschenkelkopf und -hals und dem Femurschaft. Geeignetster Weg: Subtrachontäre Osteotomie.   *Streckfuß* (Fulda).

Joe Pennybäcker, Sciatica and the intervertebral disc. Lancet **1940 I**, 771—777.

Die meisten Fälle von Hüftbeschwerden („ordinary sciatica") beruhen auf Schädigungen von Zwischenwirbelscheiben.   *Reckling* (Straßburg).

O. Voss, Zur Behandlung der Coxa vara epiphysaria (adolescentium). (Chir. Univ.-Klin., Rostock.) Dtsch Z. Chir. **252**, 511—528 (1939).

Empfiehlt die Nagelung, die zu einer nahezu vollkommenen Funktion des Hüftgelenks führen soll.   *Gollasch* (Hamburg).

Torben Andersen, The frequency of prolapsus disci intervertebralis as a cause of sciatica. (Die Häufigkeit des Bandscheibenprolapses als Ursache des Hüftschmerzes.) (Med. Dep. B, Copenhagen County Hosp., Gentofte.) Acta med. scand. (Stockh.) **104**, 427—461 (1940).

In einigen Fällen von nicht geklärten Hüftschmerzen wurden Myelogramme angefertigt, die „Defekte" im Kontrastschatten ergaben. Bei 3 Operationen dieser Fälle fanden sich Bandscheibenprolapse und Verdickungen des Lig. flavum. Operations- und Myelogrammbefund stimmten überein.   *Reckling* (Straßburg).

F. Delitala, Deambulazione ed anchilosi dell'anca. Contributo alla fisiopatologia articolare. (Deambulation und Ankylose der Hüfte. Beitrag zur Gelenkphysiopathologie.) (Clin. Ortop., Univ., Napoli.) Chir. Org. Movim. **26**, 5—13 (1940).

Es werden genau die Funktion der Hüfte beim normalen Schritt, der Mechanismus des Schrittes bei den Anchylosen der Hüfte und die Bewegungen der Lenden- und sacro-lumbalen Wirbelsäule, die Funktion der gesunden Hüfte, die für die Deambulation günstigste Anchylose, die Anchylosen der Hüfte bei schlechter Lage (in Flexion, Adduktion und Abduktion) diskutiert. — Folgende Beobachtung ist hervorzuheben: die bis jetzt angewandten Maßnahmen, um den Grad der Flexion festzulegen, sind ungenau und man korrigiert die Lordose entweder zu sehr oder zu wenig. Es wird die Roser-Nelaton-Linie vorgeschlagen. Die Ankylosen in Adduktion, Abduktion, Einwärts- und Auswärtsdrehung sind schädlich und müssen korrigiert werden. Am wenigsten schädlich ist die Adduktion, schädlicher die Abduktion und Auswärtsdrehung. Die Verkürzung des Gliedes dadurch zu korrigieren, daß man in Fällen von Anchylose die Hüfte in Abduktion bringt, ist ein Fehler; die Verkürzung muß durch andere Mittel kompensiert werden. — Reiche und ausgezeichnete Bebilderung mit Photos und schematischen Zeichnungen. Bibliographie. *Galletto* (Florenz).

K. Lindemann und *A. Dieckvoss*, Frühdiagnose des Hüftgelenks im Kindesalter. (Orthop. Heil- u. Lehranst. Annastift, Hannover-Kleefeld.) Z. Orthop. **71**, 225—238 (1940).

Die Röntgenuntersuchung deckt die Atrophie der dem Gelenk benachbarten Knochenregionen und eine Vergrößerung des Schenkelkopfepiphysenkernes auf, die bedingt ist durch Steigerung des enchondralen Wachstums im Gefolge der chronischen Gelenkentzündung. Da das Gelenk in diesem Stadium der tuberkulösen Zerstörung noch nicht anheimgefallen ist, soll dieses Zeichen die Frühdiagnose erleichtern. *Reckling* (Straßburg).

K. Lindemann und *H. W. Clasen*, Lebensbewährung und Berufsfähigkeit bei geheilter Coxitis tuberculosa. (Orthop. Heil- u. Lehranst. Annastift, Hannover.) Bruns' Beitr. **171**, 216—225 (1940).

Das nachgeprüfte Krankengut zeigte ein gutes Endergebnis, das durch die hohe Zahl der Werktätigen unter den ehemaligen Kranken bestätigt wurde. *G. Flatau* (Dresden).

Karl-Heinz Heymanns, Ein Beitrag zur Spontanheilung der sogenannten angeborenen Hüftverrenkung. (Orthop. Abt., Univ.-Klin., Münster i. W.) Münster i. W.: Diss. 1940. 16 S.

Da die Heilungstendenz von verschiedensten endogenen und exogenen Faktoren abhängt, die klinisch nie sicher vorausbestimmt werden können, ist stets trotz der Möglichkeit einer Spontanbesserung bei einer nachgewiesenen Subluxationsstellung und einer Störung der Ossifikation im oberen Pfannenbereich eine Behandlung unbedingt angezeigt, um durch Ruhigstellung (Gipsverband, Liegeschalen usw.) vor allem alle ungünstigen exogenen Faktoren auszuschalten. *zur Verth†*.

K. Ammann, Zur traumatischen Hüftgelenksluxation des Hundes. (Kleintierklin., Univ. Zürich.) Schweiz. Arch. Tierheilk. **79**, 283—284 (1937).

Wiederholt wurden Fälle von Femurluxation nach den Verfahren von *Überreiter* und *Westhues* mit Erfolg behandelt. *Bolz* (Gießen).°°

J. Schüller, Zur Frage der Behandlung der Perthesschen Krankheit. (Chir. Klin., Med. Akad., Düsseldorf.) Dtsch. Z. Chir. **253**, 233—237 (1939).

Die Schenkelkopfdeformierung bei der *Perthes*schen Erkrankung ist die Folge der Belastung. Entlastung kann aber nur ein Fortschreiten der Veränderung verhindern. Stellt man dagegen den Schenkelkopf unter eine Druckwirkung, die der Belastung entgegengesetzt ist, wird die Kopfform verbessert. Auf Grund dieser Überlegung wird bei nicht abgeheilten *Perthes*-Fällen folgende Behandlung vorgeschlagen: Bettruhe, Wärme, evtl. Streckverband bis akute Reizerscheinungen im Gelenk abgeklungen sind. Nach 14 Tagen wird das Bein in Narkose in starke Abduktion und Innenrotation gebracht und im Gipsverband für 4 bis 6—10 Wochen fixiert. Nach Abnahme des Gipses medico-mechanische Nachbehandlung im Streckverband, bis alle Bewegungen frei durchführbar sind. Dann Entlastungsapparat bis zur völligen Ausheilung des Prozesses im Hüftkopf. Fallbericht. *Graßmück* (Prag).

E. Schrader, Zur Klinik der Perthesschen Krankheit. (Orthop. Klin., Stadtkrankenh., Kassel.) Münch. med. Wschr. **1940 II**, 999—1000.

In Unterstreichung der 1940 in Nr 24, S. 650, ds. Wschr. erschienenen Kritik von *Hackenbroch* zu *Elbers* Ausführungen über die *Perthes*sche Krankheit (**1940**, Nr 20, 535) gibt *Schrader* eine lehrbuchmäßige Darstellung des typischen Krankheitsbildes. *Reckling* (Straßburg).

Fritz Felsenreich, Die operative Behandlung frischer und veralteter Epiphysenlösungen der Hüfte. (II. Chir. Univ.-Klin., Wien.) Arch. Kinderheilk. **114**, 227—236 (1938).

Die konservative Behandlung der Epiphysenlösung der Hüfte hat in der Regel eine Verbildung des Schenkelkopfes in Kauf zu nehmen. Um dies zu vermeiden, hat Verf. bei 7 Kindern die Epiphysenlösung wie einen medialen Schenkelhalsbruch behandelt. Er hat nach genauer Einrichtung der Epiphysenlösung einen Metallbolzen durch Schenkelhals und -kopf gelegt. Nach 1—2 Wochen wird das Hüftgelenk bewegt. Die Erfolge sind gut. Besonders gerühmt wird die kurze Behandlungsdauer. *Engelke* (Berlin).

Erich Ruschenburg, Die geburtstraumatische Epiphysenlösung am oberen Femurschaft ein typisches Krankheitsbild und ihre Abgrenzung zur kongenitalen Hüftgelenksverrenkung. (Orthop. Klin., Städt. Krankenanst., Dortmund.) Z. Orthop. **71**, 81—94 (1940).

Besprechung von 3 Fällen einer geburtstraumatischen Epiphysenlösung am oberen Femurschaftsende. Bisher wenig beschriebenes, zweifellos seltenes Krankheitsbild. Frühzeitige richtige Erkennung wichtig, da ohne Einrichtung und Ruhigstellung das Bild der Coxa vara mit Beinverkürzung entstehen kann, wie einer der beschriebenen Fälle zeigt. Ein erhebliches Trauma braucht nicht stattgefunden zu haben, doch liegt ohne dieses meist wohl eine forcierte zwangsläufige Rotationsbewegung des Beines der Schädigung zugrunde. Röntgenbild liefert wegen der knorpeligen Anlage kein sicheres Zeichen für die Diagnose. Die entscheidenden klinischen Zeichen sind erhebliche druckempfindliche Schwellung des oberen Oberschenkelendes mit Außendrehung und Verkürzung des Beines, sofern eine hüftgelenknahe Oberschenkelfraktur im Röntgenverfahren ausgeschlossen werden konnte. *Reckling* (Heidelberg).

M. Hackenbroch, Zur operativen Behandlung bestimmter Formen von Arthrosis deformans des Hüftgelenks. Zugleich kritischer Beitrag zur Frage der Tunnelierung des Schenkelkopfes und der Pfannendachbolzung. (Orthop. Klin., Univ. Köln.) Z. Orthop. **71**, 238—256 (1940).

Auf Grund guter Erfahrungen empfiehlt Verf. die Pfannendachbolzung bei den Fällen der Arthrosis deformans coxae, die eine veränderte Knochenstruktur des Pfannendaches aufweisen. Die Schenkelkopftunnelierung ist nur dann von Wert,

wenn der Schenkelkopf Krankheitsherde zeigt. Beide Verfahren, die auch zusammen angewendet werden können, regen die Umbauvorgänge an, haben also eine
rein biologische und keine mechanische Zielsetzung. Sie sind technisch verhältnismäßig einfach und auch bei Kranken in vorgerücktem Lebensalter möglich. Nach
3 Wochen kann das Gelenk wieder belastet werden. *Engelke* (Berlin).

G. Hohmann, Zur Ursache und Behandlung des Malum coxae senile.
(Orthop. Univ.-Klin. Friedrichsheim, Frankfurt a. M.) Med. Welt **1940**,
885—886.

Nicht nur das Senium wird befallen. Als Ursachen werden genannt: Bildungs-
fehler und Jugenderkrankungen der Hüfte, rheumatische Störungen und schwere
Traumen, schließlich die Altersarthrose. Die Behandlung in leichten Fällen besteht
in konservativen orthopädischen Maßnahmen. In schweren Fällen wird die *Hoh-
mannsche* Hüftbandage empfohlen. Bei Fehlstellungen (Kontrakturen) ist die
Athrodese angebracht, gegebenenfalls auch Pfannendachplastik. *Tyrell.*

Creyssel et *Marcel Bérard,* Sur un cas de fracture simultanée du cotyle et
du plateau tibial. Des possibilités actuelles du traitement des
polyfracturés. (Ein Fall von gleichzeitigem Bruch der Hüftgelenkspfanne und des Schienbeinkopfes.) (Soc. de Chir., Lyon, 20. IV. 1939.)
Lyon chir. **36**, 600—602 (1940).

Eine 53jährige Frau stürzte aus einer Höhe von 5—6 m hinab und erlitt einen
Beckenbruch in der rechten Hüftgelenkspfanne mit Verschiebung des Sitzbein-
schambeinbruchstückes schubladenförmig nach innen und Ausrenkung des Oberschenkelkopfes nach oben und innen. Ferner bestand ein Keilbruch im linken
äußeren Schienbeinkopf und ein Hämothorax mit Rippenbruch. Wegen des
schlechten Zustandes der Verletzten wurde die Resorption des Hämothorax abgewartet (10 Tage), dann zunächst in Lumbalanästhesie unter Extension nach
Kirschner das Bruchstück des Schienbeinkopfes reponiert. Transcutane Osteo-
dese mit Bolzung nach *Kirschner.* 8 Tage später wurden unter starker Extension
das verschobene Bruchstück des Beckens und der luxierte Oberschenkelkopf reponiert, letzterer etwas überkorrigiert tiefer als normal. Das Bein wurde 3 Monate
lang in Abduktion festgestellt. Gutes funktionelles Ergebnis. Der Oberschenkelkopf stellte sich von selbst wieder in die Pfanne ein. *Pillot* (Hamburg).

Les nouvelles techniques d'ostéosynthèse du col fémoral. Ostéosynthèse de la hanche par une vis plantée dans la tête fémorale au
travers du toit de la cavité cotyloide. (Technische Neuerungen
der Osteosynthese des Schenkelhalses. Osteosynthese der Hüfte durch
Verschraubung des Oberschenkelkopfes durch das Dach der Gelenkpfanne.)
Techn. chir. **31**, 103—110 (1939).

Ein tuberkulöses, in starker Beugestellung stehendes Hüftgelenk wird in
Narkose langsam gestreckt und mittels Verschraubung durch den Oberschenkel-
kopf und das Dach der Gelenkpfanne immobilisiert. Kontrolle nach fast 5 Jahren.
Gutes Resultat. Die Schraube wird gut vertragen. *Pillet* (Hamburg).

F. A. Kopyloff, Les résultats éloignés des ostéotomies subtrochan-
teriennes effectuées pour le traitement des ankyloses et des
contractures de l'articulation coxo-fémorale. (Spätergebnisse
subtrochantärer Osteotomien, ausgeführt wegen Versteifung und Kontrakturen der Hüfte.) Ortop. i Travmat. Nr **3**, 29—36 (1940) [Russisch].

Es werden die an 104 subtrochanteren Osteotomien gesammelten Erfahrungen
verarbeitet. Als Technik wurde meistens die offene schräge Osteotomie nach *Hoffa*
ohne Bolzung aber mit Einrammung des einen Fragmentendes in den Markkanal

ausgeführt. Die geschlossene Osteotomie wurde nur in 19 Fällen ausgeführt. Zu den frühen Komplikationen gehören Verschiebung der Fragmente, Infektion, Fettembolie, verzögerte Callusbildung und Pseudarthrose. Als späte Komplikation steht das Rezidiv der Mißstellung an erster Stelle. Eine Längsverschiebung der Fragmente ist in 9 Fällen von offener Osteotomie eingetreten, bei geschlossener in 7 Fällen von im ganzen 19. Deswegen ist es notwendig, in allen Fällen nach der Osteotomie eine Rö.-Aufnahme in 2 Ebenen zu machen. An Infektionen ist eine frühe Infektion der Wunde und ein Wiederaufflackern einer alten Coxitis bekannt. In vielen Fällen von Coxitis tbc. hat die O. t. einen guten Einfluß auf die Entwicklung des Krankheitsprozesses gehabt, eine Verschlechterung wurde nicht beobachtet. Bei nicht tuberkulöser Coxitis hat sich die Operation zweimal schlecht ausgewirkt, einmal durch Fistelbildung, die Callusbildung wurde jedoch nicht beeinträchtigt. Fettembolie konnte in keinem Fall klinisch festgestellt werden, auch praktisch genommen keine Pseudarthrose. Verf. kennt einen fremden Fall von totaler Durchtrennung des N. ischiadicus. Zweimal wurden Neurome des N. cutaneus femoris lateralis beobachtet, die abgetragen werden mußten. Manchmal klagten Patienten nach der Operation über starke Schmerzen im Oberbauch mit Temperaturanstieg und Erbrechen, die auf ein retroperitoneales Hämatom zurückzuführen sind. Dies ist leicht möglich bei Überdehnung und Riß des M. ileopsoas, was besonders bei intratrochantären Osteotomien möglich ist, da die Insertion auf dem distalen Fragmente bleibt. Als späte Komplikation stellt manchmal sich die Anpassungsunmöglichkeit einer versteiften Wirbelsäule an die neugeschaffenen statischen Verhältnisse im Hüftgelenk ein. Ein Rezidiv in schlechter Stellung ist nur bei ungenügend langer Fixation und Ruhigstellung möglich. Wenn die O. t. wegen Kontrakturen ausgeführt werden muß, dann sollte die Fixierung der Extremität die praktisch längst zulässige sein. Von Wichtigkeit ist auch die Zeitspanne zwischen Erscheinen der Deformität und der Operation, weil in diesen Fällen der Zustand der Muskulatur von besonderem Einfluß ist. In 2 Fällen wurde die O. t. an Knochen eines Amputationstumpfes ausgeführt. Die Immobilisationszeit war kurz, wogegen sie sehr lang war in Fällen, wo das andere Bein eine Amputation erlitten hatte, und deswegen das osteotomierte besonders fest sein mußte.

T'schervenakov (Sofia).°°

33. Schenkelhalsbruch.

Franz Adler, Schenkelhalsfrakturen als Überlastungsschaden. (Chir. Univ.-Klin., Münster i. W.) Münster i. W.: Diss. 1939. 10 S.

Es ist auffallend, daß die Zerrüttungszonen immer in einem Winkel von 45° zur Kraftrichtung auftreten. Sie sind typisch lokalisiert und fallen immer mit den von *Küntscher* gefundenen, sog. „Spannungsspitzen" zusammen. *zur Verth†*.

W. R. Hamsa, Intracapsular femoral neck non-union. Surg. ect. **69**, 200—206 (1939).

Bei guter allgemeiner Verfassung von Kranken mit Schenkelhalsbrüchen wird bei noch ernährtem Kopf Reposition und Fixation im Knochenspan vorgeschlagen. Bei schlecht ernährtem Kopf Operation nach *Albee* oder *Whitman*. Ist auch der Schenkelhals weitgehend abgebaut, dann Operation nach *Colonna*. Bei bestehender Osteoarthrosis Versteifung der Hüfte. Bei befriedigendem Allgemeinzustand Operation nach *Brackett* oder *Magnuson* bei intaktem Kopf, bei nekrotischem Kopf Osteotomie nach *Lorenz* oder *Schanz*. Bei schlechtem Allgemeinzustand kommt Osteotomie nach *Lorenz* oder *Schanz* allein in Frage.

Reisner (Stuttgart).

R. Kienböck, Schenkelhalsbruch bei Osteopsathyrose, Krebsmetastase vortäuschend. Röntgenprax. **12,** 47 (1940).

80jährige Frau mit bindegewebig verbundenem Bruch im Bereich des linken Schenkelhalses und trochantären Oberschenkelanteiles, der sich vor 42 Jahren ereignete und als Spontanbruch bei Knochenbrüchigkeit aufgefaßt wird. Jetzt infolge starker Porose Vortäuschung einer Krebsmetastase. Ausschluß derselben bei der Sektion. *Reckling* (Straßburg).

Herbert Sprengell, Die Gehfähigkeit bei frischem Schenkelhalsbruch. (Chir. Abt., Städt. Krankenh., Bielefeld.) Zbl. Chir. **1940,** 4—7.

Verletzte mit einem frischen Schenkelhalsbruch können unter gewissen Umständen noch einige Zeit herumgehen. Ein Verletzter hat noch 2 Tage gearbeitet. *Gollasch* (Hamburg).

Richard C. Batt und *Aubrey O. Hampton,* Spontaneous subcapital hip fractures occurring in tabes dorsalis. (Spontanbrüche unterhalb des Hüftkopfes bei Tabes dorsalis.) (Dep. of Radiol., Massachusetts Gen. Hosp., Boston.) J. Bone Surg. **22,** 137—146 (1940).

Spontanfrakturen des Schenkelhalses sind meist tabischer Natur. Sie kennzeichnen sich durch Sitz der Bruchlinie an der Stelle der ehemaligen Epiphysenlinie und wolkige Schattenbildungen in der Umgegend des Hüftgelenks. Weiter ist massige Callusbildung und dichte Struktur des Schenkelkopfs charakteristisch. Differentialdiagnostisch wird ein Fall erwähnt, der als Spontanfraktur nach Röntgenbestrahlung aufgefaßt wird. *Schütz* (Regensburg).

Paul B. Magnuson, Report of fity-nine consecutive cases of ununited fracture of the neck of the femur. (Bericht über 59 Serienfälle von Schenkelhalsbruch mit ausbleibender Heilung.) Surgery **7,** 763—772 (1940).

Alle Fälle wurden operiert. Das durchschnittliche Alter betrug 57 Jahre. Das Verhältnis von Männern zu Frauen war 3:1. Die Operation erfolgte durchschnittlich 18,5 Monate nach der Verletzung. Die Betäubung bestand in Avertin und Gasnarkose. 2 Todesfälle. Erst nach Freilegung des Bruches kann festgestellt werden, ob der Kopf lebensfähig ist. Nach dem Befund wird die Art der Operation bestimmt. Von 41 nach der vom Verf. modifizierten *Brakett*schen Methode operierten Fällen hatten 28 einen guten, 2 einen befriedigenden und 6 einen schlechten Erfolg. Beschreibung der Operationstechnik (Freimachung des Kopfes von allen Verwachsungen mit der Pfanne, Entfernung der Narben zwischen Kopf und Schenkelhals, Aushöhlung des Kopfes, Zurechtrichtung des Halses und Einstellung desselben in den ausgehöhlten Kopf). Der abgeschlagene Rollhöcker wird tiefer und mehr auswärts befestigt. Eine völlige Funktion kann nicht verlangt werden. Wenn der Femurschaft das Gewicht in direkter Linie mit dem Kopf und der Pfanne trägt, so kann ein gutes Gelenk mit beweglichem Kopfe erzielt werden. *Schosserer* (Stolzalpe).

A. Bruce Gill, Arthrodesis for ununited fracture of the neck of the femur. (Arthrodese bei nicht geheilter Schenkelhalsfraktur.) J. Bone Surg. **21,** 710 bis 714 (1939).

Die Arthrodese ist angezeigt, wenn andere Operationen keinen Erfolg gehabt haben oder kontraindiziert sind. Solche Kontraindikationen sieht Verf. im Vorliegen 1. einer chronischen Synovitis und Arthritis, 2. einer vollständigen oder beinahe vollständigen Resorption des Schenkelhalses, 3. einer Arthrosis oder Versteifung der Wirbelsäule. Verf. führt meist die intraartikuläre Arthrodese durch, die er in manchen Fällen mit der extraartikulären kombiniert. In 6 von 10 Fällen erreichte er eine knöcherne Vereinigung. Alle 10 Patienten waren beschwerdefrei. *Graßmück* (Prag).

James A. Jackson and *J. Newton Sisk,* Hip injuries: Solution of the ,,unsolved fracture". (Hüftverletzungen: Lösung der Frage der unvereinigten Fraktur.) (Jackson Clin., Madison.) Amer. J. Surg., N. s. **45,** 48—52 (1939).

Wenn durch Zugbehandlung der Schenkelhalsbruch nicht richtig zu stellen ist, so tritt die offene Reposition in ihre Rechte. Vereinigung der Bruchfragmente durch einen Dreikantnagel, nachdem vorerst die richtige Lage mittels Meßinstrumentes und mittels eines eingetriebenen Steinmann-Drahtes im Röntgenbild festgestellt worden ist. Der Nagel soll 1 Jahr und länger verbleiben und nur über besondere Anzeige entfernt werden.   *Schosserer* (Stolzalpe).

Paul C. Colonna, The Colonna reconstruction operation for ununited fractures of the neck of the femur. Analysis of seventy cases. (Die Wiederherstellungsoperation nach Colonna bei nicht geheilten Schenkelhalsbrüchen. Bericht über 70 Fälle.) (Oklahoma Univ. School of Med., Oklahoma City.) J. Bone Surg. **21,** 701—709 (1939).

Sammelstatistik über 70 Fälle, die von 22 verschiedenen Chirurgen operiert wurden. Unterscheidung folgender Gruppen: Fälle, die bereits vorher operativ angegangen waren (13mal Schenkelhalsnagelung) und Fälle, die vor der Operation Veränderungen im Sinne einer Arthrosis deformans zeigten. Der Versuch einer Bolzung oder Nagelung ist, wenn eine Resorption des Schenkelhalses oder eine Kopfnekrose vorliegt, immer zum Scheitern verurteilt. Der gute Enderfolg hängt von der vorhergegangenen Behandlung und der Unversehrtheit des Knorpelbelages des Acetabulums ab. Bei Beuge- und Abduktionskontraktur ist vor dem Eingriff eine Dehnung der Haut, sowie häufig eine Durchtrennung der Sehnen erforderlich. Postoperativ Gipsverband in Streckstellung bei 20—25° Abduktion. — Ergebnisse: Bei der Gruppe ohne vorausgegangene Operation 60% sehr gut, gegen nur 15% bei vorheriger Operation. Bei bestehender Arthrosis deformans 30% sehr gut gegen 50% bei fehlender Arthrosis. Bei völliger Resorption und bei Kopfnekrose 59% sehr gut, gegenüber 20% bei unvollständiger Resorption des Schenkelhalses.

Graßmück (Prag).

W. E. Gallie and *F. I. Lewis,* Ununited fracture of the neck of the femur in the aged. (Ungeheilte Brüche des Schenkelhalses im Alter.) J. Bone Surg. **22,** 76—80 (1940).

Während bei jungen, kräftigen Leuten die Freilegung, Anfrischung und die nachfolgende Nagelung die Methode der Wahl in der Behandlung alter Schenkelhalsfrakturen ist, wird bei älteren Leute ohne Freilegung außer dem Smith-Peterson-Nagel oberhalb dieses noch ein Knochenspan aus Darmbeinkamm, Fibula oder Tibia eingetrieben. Die Verkürzung und Adduktionsstellung wird vorerst durch Zugbehandlung ausgeglichen. Nach Entfernung des Nagels wird in den Bohrkanal allfällig noch ein 2. Span eingepflanzt. Von 15 Fällen 1 Mißerfolg, 6 Heilungen. Die übrigen Kranken sind noch bettlägerig, oder mit Krücken gehend.

Schosserer (Stolzalpe).

Frederick Christopher, Treatment of impacted fracture of the neck of the femur. (Behandlung des eingekeilten Schenkelhalsbruchs.) (Northwestern Univ. Med. School a. Evanston Hosp., Evanston.) J. Bone Surg. **22,** 161 bis 167 (1940).

Die Funktion ist für die Ausheilung von Schenkelhalsbrüchen von erheblicher Bedeutung. Die Kranken sollen daher so früh wie möglich ans Gehen gebracht werden. Verf. erzielte 5 sehr gute Erfolge mit folgender Methode: Gipshose in Abduktion und Innendrehung, am verletzten Bein aber nur bis zum Kniegelenkspalt herabreichend; Erhöhung des Absatzes am gesunden Bein um 5 cm; Gehen mit Krücken nach etwa 2 Wochen.   *Schütz* (Regensburg).

Henry W. Meyerding and *George A. Pollock*, Acute fractures of the neck of the femur. Development of the treatment. (Akute Brüche des Schenkelhalses. Entwicklung der Behandlung.) (Sect. on Orthop. Surg., Mayo Clin., Rochester.) Amer. J. Surg., N. s. **46**, 292—299 (1939).

Geschichtliche Studie. In der Behandlung der Schenkelhalsbrüche können 3 Perioden unterschieden werden: vom Beginn der Zeitrechnung bis zur Einführung der Whitman-Methode (1905). Die erste Erkennung von Schenkelhalsbrüchen durch *A. Parè*. Verwendung der Schienen nach *Liston* und *Thomas*. Die 2. Periode reicht von 1905—1931. Sie wird abgelöst von der Periode seit Beginn der inneren Feststellung. Bei frischen Frakturen führt die Fixation durch einen *Smith-Petersen*-Nagel oder durch die von *Henderson* angegebene Schraube nach Reposition und unter Röntgenkontrolle in 72% zu knöcherner Heilung.   *Schosserer* (Stolzalpe).

Hans Iselin, Zerstörung des Schenkelhalses durch Wander-Pseudarthrose und sein Wiederaufbau. Probleme der Entwicklungsmechanik (Roux). Schweiz. med. Wschr. **1938 I**, 472—476.

Das *Pauwel*sche Prognose- und Behandlungsschema auf Grund der Einteilung der Schenkelhalsbrüche in 3 Grade nach ihrem Neigungswinkel von 30, 50 und 70 Grad im Sinne der mechanischen Beanspruchung wird von *Iselin* weiter gefaßt. Er ist nicht der Ansicht, daß der erste Bruchverlauf allein für die Entstehung einer späteren Pseudarthrose maßgeblich ist, weil der primäre Schenkelhalsschwund in kurzer Zeit den Bruchneigungswinkel verändern kann. Man habe es nicht mehr mit einem primären, sondern dann mit einem sekundären *Pauwel*-schen Typus III des Schenkelhalsbruches zu tun. Es müsse daher der primäre Bruchneigungswinkel und der sekundäre Schenkelhalsschwund-Neigungswinkel unbedingt auseinander gehalten werden. Dem den primären Neigungswinkel ungünstig beeinflussenden Knochenschwund müsse vorgebeugt werden. Das Charakteristische an der Schenkelhalspseudarthrose sei ihre Wanderung, Verknöcherung, Entknöcherung usw. Diesem Werdegang könne definitiv erst Halt durch Verschraubung geboten werden, wenn dadurch die für die Pseudarthrose ursächlichen mechanischen Fehlvorgänge (Schub- und Drehmoment) beseitigt werden. Es sollen die beiden Pseudarthrosenstümpfe durch dauernde Verschraubung in geeignetem Abstand voneinander gehalten werden, der durch die Entfaltung des Gelenk-Schenkelhalsschlauches bestimmt wird. Da die Pseudarthrosenenden nicht krank, sondern aktiv seien, sei jetzt Raum geschaffen für die „Autogenese", für den Selbstaufbau von innen heraus. Man könne auch noch ohne Pseudarthrosenresektion Spongiosabrei von anderer Stelle (z. B. Trochanter) übertragen (nach *Mattis* Methode an der Tibia bei erhaltener Fibula), wodurch der Wiederaufbau vielleicht schneller erzielt werde. Wie lange Zeit nach dem Schenkelhalsbruch die Verschraubung ohne Angreifen der Pseudarthrose noch zum Ziele führe, sei ungewiß.   *Reckling* (Heidelberg).

Chr. van Gelderen, Die Behandlung der medialen Schenkelhalsfraktur. (Chir. Univ.-Klin., Amsterdam.) Bruns' Beitr. **170**, 297—310 (1939).

Das operative Behandlungsverfahren medialer Schenkelhalsbrüche mit autoplastischem Material, wie es vor 25 Jahren von *Delbet*, *Albé* und *Noordenbos* empfohlen wurde, wird der heute geübten Osteosynthese mit dem stählernen Dreikantnagel gegenübergestellt, wobei die Vorteile dieses Verfahrens hervortreten durch die höhere Verwendbarkeit (auch im hohen Alter bis zu 90%), sowie durch die beschränkte Immobilisierung. Auch der endgültige Gesamterfolg scheint das frühere Verfahren zu übertreffen. Die konservative Behandlung der Schenkelhalsbrüche ist nicht mehr zu befürworten.   *Scheffler* (Oberhausen-Sterkrade).

Les nouvelles techniques opératoires appliquées au traitement des fractures du col du fémur. (Technische operative Neuerungen bei der Behandlung des Schenkelhalsbruches.) Techn. chir. **31**, 113—115 (1939).

Es werden technische Fragen für die operative Behandlung der Schenkelhalsbrüche besprochen: die üblichen Führungsapparate, die extraartikuläre Nagelung bzw. Verschraubung der Bruchstücke mit und ohne Verwendung eines Kirschner-Drahtes als Führungslinie, 3 monatige Immobilisierung. .Die operierten Fälle müssen in chirurgischer Beobachtung bleiben. Röntgenkontrolle ist von Zeit zu Zeit notwendig. Komplikationen: Nekrosen des Oberschenkelkopfes und Arthritis des Hüftgelenks.   *Pillet* (Hamburg).

R. Denis et *F. Cuilleret*, **Au sujet du traitement des fractures du col du fémur.** (Zur Behandlung der Schenkelhalsbrüche.) (Soc. de Chir., Lyon, 20. IV. 1939.) Lyon chir. **36**, 606—613 (1940).

Ratschläge für die Einrenkung der Bruchstücke des Schenkelhalsbruches unter Röntgenkontrolle, die Nagelung bzw. Verschraubung der Bruchstücke unter Benutzung eines Führungsapparates. Besprechung verschiedener Operationsmethoden und der Behandlung des Schenkelhalsbruches nach *Witman*.
                                                     Pillet (Hamburg).

Karl Bornebusch, **Die aseptische Caputnekrose nach Schenkelhalsfraktur bei Jugendlichen und ihre Beziehung zum Perthesschen Krankheitsbild.** (III. Chir. Univ.-Klin., Berlin.) Dtsch. Z. Chir. **253**, 458—471 (1940).

Die kritische Gegenüberstellung der aseptischen Caputnekrose nach Schenkelhalsbruch und der Osteochondritis def. coxae juv. (Perthes) läßt die Vermutung der Entstehung von *Perthes*schen Erkrankungen auf rein traumatischer Grundlage zu. Auch bei Caputnekrose wird nach genügend langer Ruhebehandlung mit völliger Ausschaltung der Gelenkfunktion eine Entlastung im Gehapparat empfohlen.
                                                   Reckling (Straßburg).

Fritz Felsenreich, **Histologische Untersuchungen an operierten Schenkelhalsbrüchen. VIII. Mitt. Die Vorgänge am Knochen und Knorpel nach Knochennekrose.** (II. Chir. Univ.-Klin., Wien.) Arch. klin. Chir. **198**, 532—578 (1940).

An Hand von 14 länger als 2 Monate nach der Operation zurückliegenden Präparaten werden die Umbauvorgänge nach Knochennekrosen im Hüftkopf besprochen. Es werden eine „zonenförmige Wiederbelebung", „konzentrische Überlagerung nekrotischen Knochens" und ein Umbau toten Knochens unterschieden. Von praktischer Bedeutung ist die Erkenntnis, daß der Umbauvorgang viele Monate ja Jahre in Anspruch nehmen kann und ausgedehnte Nekrosen recht häufig sind. Spontanbrüche kommen nicht selten vor. Hierdurch wird die Prognose der operierten Schenkelhalsbrüche getrübt. Erst nach Ablauf von 3 Jahren ist ein abschließendes Urteil über das Ergebnis möglich. Der Nagel hemmt kraft seiner Masse den Wiederbelebungsvorgang. Er ist nach einwandfreier knöcherner Heilung womöglich zu entfernen.   *Scheffler* (Oberhausen-Sterkrade).

Victor Struppler, **Mediale Schenkelhalsbrüche durch Muskelzug und deren Verhütung bei der Cardiazolkrampfbehandlung der Schizophrenie.** (Chir. Univ.-Klin., München.) Arch. klin. Chir. **197**, 628 bis 638 (1940).

Bespricht Entstehung, Verhütungsversuch und Behandlung. Diesmal mit Nagelung.   *Metge* (Wismar).

Küntscher, Ergebnisse und Indikation der Schenkelhalsnagelung. (13. Tag. d. Dtsch. Ges. f. Unfallheilk., Versicherungs- u. Versorgungsmed., Kiel, Sitzg. v. 7.—8. VII. 1939.) Arch. orthop. Chir. **40**, 282—284 (1939).

Schenkelhalsnagelung ist kein schwerer Eingriff. Bei konservativer Behandlung sterben wesentlich mehr. Nagelt auch pertrochantere Brüche (!). Die Schenkelhalsnagelung ist eine ideale Frakturbehandlung. *Gollasch* (Hamburg).

Herbert Sprengell, Fragen zur Schenkelhalsnagelung. (Chir. Abt., Städt. Krankenh., Bielefeld.) Zbl. Chir. **1940**, 1730—1736.)

Drei besonders lehrreiche Fälle, Nekrose des Schenkelkopfes, Nekrose des großen Rollhügels mit Verbiegung eines Nagels (zu weicher Stahl!). *Gollasch*.

G. Voss, Nagelung der Epiphysenlösung am Schenkelhals. (Chir. Univ.-Klin., Rostock.) Ther. Gegenw. **81**, 201—205 (1940).

Das relativ günstigste Resultat, welches zur Wiederherstellung einer nahezu vollkommenen Funktion des Hüftgelenks führt, ist durch einfache Nagelung zu erzielen. *Gollasch* (Hamburg).

Hans J. A. Löber, Was leistet die Nagelung der Schenkelhalsfraktur am kleinen Krankenhaus? (Kreiskrankenh., Osterode, Ostpr.) Münch. med. Wschr. **1940 I**, 180—182.

Die Erfolge decken sich mit denen großer Kliniken und Unfallkrankenhäuser. *Gollasch* (Hamburg).

Paul Fuchsig, Ist die Schenkelhalsbolzung die Methode der Wahl bei der Behandlung der medialen Schenkelhalsfraktur? (I. Chir. Univ.-Klin., Wien.) Wien. klin. Wschr. **1939**, 876—877.

Die Frage wird auf Grund der eigenen Ergebnisse bejaht. Für pertrochantere Frakturen und Abduktionsbrüche mit Einkeilung in Valgusstellung ist die Bolzung nicht erforderlich. Vorgehen im wesentlichen das übliche: Einrichtung in einwöchigem Dauerzug, Führungsgerät nach *Valls*. *Metge* (Wismar).

G. Nyström, Multiple Nagelung von Schenkelhalsbrüchen. (Nord. Chir. Ver., Oslo, Sitzg. v. 29. VI.—1. VII. 1939.) Zbl. Chir. **1940**, 1649—1650.

Ist jetzt die Normalmethode des Verf.: 3 schmale und leichte rostfreie Stahlnägel. *Metge* (Wismar).

James P. Cole, A blind method of nailing fractured femoral necks. (Eine blinde Methode der Nagelung von Schenkelhalsbrüchen.) Surgera **6**, 841—844 (1939).

Zur Bestimmung der Lage des feststellenden Nagels, des Punktes, an dem der Hautschnitt über dem Trochanter anzulegen ist und zur Bestimmung des Schenkelhalsschaftwinkels, wird ein neues Meßinstrument angegeben. *Schosserer* (Stolzalpe).

Walter Wix, Einfaches Zielgerät zur Schenkelhalsnagelung. (Chir. Abt., Hafenkrankenh., Hamburg.) Zbl. Chir. **1940**, 1427—1433.

Wird geschildert. *Metge* (Wismar).

Wilhelm Heim, Nagelung des medialen Schenkelhalsbruches. (Chir. Abt., Städt. Krankenh. am Urban, Berlin.) Dtsch. Z. Chir. **253**, 523—539 (1940).

Empfiehlt die Nagelung des frischen Bruches, hat schlechte Erfahrungen bei Pseudarthrosen. *Gollasch* (Hamburg).

Gerhard Schumann, Spätergebnisse und Spätschäden der Schenkelhalsbolzung. (Chir. Univ.-Klin., Leipzig.) Bruns' Beitr. **170**, 567—580 (1939).

Der Schenkelhalsbruch verlangt zu seiner raschen Heilung eine anatomisch mustergültige Stellung und zentrale Lage des Nagels. Bei allen Verletzten knöcherne Heilung. 29 Fälle. *Gollasch* (Hamburg).

Fritz Felsenreich, Verhinderung knöcherner Heilung genagelter Schenkelhalsbrüche durch Rostschäden. (II. Chir. Klin., Univ. Wien.) Chirurg **12**, 15—19 (1940).

Bericht über 2 Fälle, die noch nicht abgeschlossen sind, bei denen es aber trotz „rostfreier" Nägel zu Rostschäden kam. Benutzt wurden M. M. 2-Nägel, die Ref. zwar nicht kennt, aus deren Bezeichnung aber ein martensitisches Gefüge anzunehmen ist. Dieses ist nicht rostfrei und keineswegs dem V_2A-Stahl (austensitisch!!) gleichzusetzen. *Felsenreich* berücksichtigt nicht die zahlreichen deutschen Arbeiten aus dem Krupp-Krankenhaus und die des Ref. ab 1935 u. a.   *Haase* (Berlin).

Chr. van Geldern, Die operative Behandlung des medialen Schenkelhalsbruches. Nederl. Tijdschr. Geneesk. **1939**, 3605—3615 [Holländisch].

In der Amsterdamer Klinik wurden Schenkelhalsbrüche und Pseudarthrosen mit autoplastischer Transplantation eines Stückes der Fibula behandelt, wie es von *Delbet* angegeben ist, d. h. extraartikulär. Ohne Öffnung des Hüftgelenks, also ohne Reposition des Bruches unter Augenkontrolle, wurde das Implantat von der Seite her eingepflanzt. Anschließend Extension und Röntgenkontrolle nach der Operation. Als beste Behandlungsmethode wird jetzt die Nagelung mit einem dreieckigen Nagel angesehen. Gegenindikation ist auch Atrophie des Schenkelhalses, ebenso wie erhebliche Deformierung des Kopfes. Die Dauerresultate sind nicht so gut als die Anfangsergebnisse, die Ursache liegt in der „Nekrose" des Kopfes und der Ausbildung einer Arthrosis deform. coxae. Beide vereiteln die Konsolidation aber nicht. Die autoplastische Methode, die ungefähr gleiche Resultate gibt wie die Nagelung eignet sich nicht für sehr alte Leute, da sie eine langdauernde Entlastung und Fixation in einem großen Gipsverband erfordert.   *Haehner*.

34. Oberschenkel.

Magdalene Weidenbrück, Der anatomische Bau der Femurkondylen und seine Beziehungen zu Genu valgum, Meniscusschäden und Arthrosis deformans. (Orthop. Abt., Chir. Klin., Univ. Münster i. W.) Münster i. W.: Diss. 1939. 16 S. u. 7 Abb.

Der anatomische Bau der Femurkondylen kann eine Bedeutung für Deformitäten, Kniegelenksschäden und -verletzungen haben. In Betracht kommen hier besonders Oberschenkel mit ausgezogener, asymmetrischer mehr oder weniger walzenförmiger Oberfläche, welche eine stärkere Inkongruenz des Kniegelenkes bedingen. Beziehungen bestehen zum: Genu valgum, zu Meniscusschäden, zur Arthrosis deformans, darüber hinaus zum reizempfindlichen Knie überhaupt. Anlaß für ein Genu valgum ist ein stärker ausgebildeter und weit ausgezogener medialer Condylus. Für die Meniscusschädigungen erweisen sich die walzenförmigen Kondylen geeignet, einmal, weil die zu diesen Knorren gehörenden Zwischenscheiben flacher sind und deshalb in erhöhter Einklemmungsbereitschaft und damit auch erhöhter Rißgefahr stehen. Ferner, weil sie im allgemeinen eine stärkere Inkongruenz bedingen, die zu größeren Abnutzungserscheinungen und schnellerem Verschleiß der Knorpelsubstanz führen. Aus dem zuletzt genannten Grunde besteht auch eine Beziehung zur Genese der Arthrosis deformans.   *zur Verth †*.

H. Schmitt, Loosersche Umbauzonen in den Oberschenkeln. (Strahleninst., Allg. Ortskrankenkasse, Köln.) Röntgenprax. **11**, 509—510 (1939).

51jähriger mit ausgeprägtem Watschelgang und Schmerzen in beiden Oberschenkeln.   *Gollasch* (Hamburg).

Erich Lutz, Über die sog. Stieda-Fraktur. (Chir. Univ.-Klin., Tübingen.) Tübingen: Diss. 1937. 25 S.

Bei dem typischen, nach Verletzung auftretenden Stieda-Begleitschatten an der oberen Grenze des Condylus femoris internus handelt es sich um eine periostale Knochenneubildung nach teilweisem Band-Sehnen-Periostausriß. Die näher dem Gelenkspalt gelegenen Schatten verdanken ihre Entstehung Periostabrissen durch das gezerrte Seitenband oder Bandeinrissen. Die Knochenneubildung entwickelt sich bei frühbeobachteten Fällen in den ersten 2—3 Wochen nach dem Unfall und ist in der Regel noch nach 2 Jahren nachweisbar.   *zur Verth†* (Hamburg).

Henry Milch, Avulsion fracture of the great trochanter. (Abrißfrakturen des Trochanter major.) (Hosp. f. Joint Dis., New York.) Arch. Surg. **38**, 334—350 (1939).

Verf. beobachtete 8 Fälle von isolierter Fraktur des Trochanter major, die relativ selten ist. Man muß Epiphysenlösungen und echte Abrißfrakturen unterscheiden. In 6 Fällen mußte eine direkte Abrißfraktur durch Zug der Außenrotatoren des Beines angenommen werden. Hochsteigen des Trochanters bei fehlender Längenveränderung des Beines ist ein pathognomisches Zeichen. Ruhigstellung ist die Behandlungsmethode der Wahl. Nur bei sehr großer Distraktion ist operative Versorgung angezeigt.   *Graßmück* (Prag).

Observation. Fracture cervico-trochantérienne vicieusement consolidée avec raccourcissement marqué. Réduction. Cerclage transosseux métallique rattachant transversalement le trochanter au col fémoral. Vissage dans l'axe du col avec une grosse vis d'os mort. Madame R. Techn. chir. **31**, 137—139 (1939).

Bei einer jungen Frau war ein dreiteiliger Stückbruch im Schenkelhals-Trochantergebiet mit starker Verkürzung schlecht geheilt. Die Bruchstelle wurde operativ freigelegt und gelöst. Durch die Bruchstücke wurde ein Kupferdraht gezogen mit nachfolgender fester Umreifung. Zum Schluß wurde ein knöcherner Bolzen durch den Trochanter in das innere Bruchstück eingeführt. Sehr guter Erfolg. Nachuntersuchung 12 Jahre später. Vollkommene Beweglichkeit des verletzten Beines und Beschwerdefreiheit.   *Pillet* (Hamburg).

Elly-Tomma Koch, Symmetrisches Sarkom beider unteren Femurenden. (Orthop. Klin. u. Poliklin., Univ. Hamburg.) Hamburg: Diss. 1939. 31 S.

Im Anschluß an einen Unfall traten bei einem 15 jährigen Fleischerlehrling Schmerzen im Femur auf, als deren Ursache nach 2 Monaten ein Spindelzellensarkom erkannt wurde. Ein Zusammenhang mit dem Unfall wurde jedoch in letzter Instanz abgelehnt. 3 Jahre später erkrankte Patient an Sarkom im anderen Bein, das zu Lungenmetastasen führte, an denen Patient starb. Mikroskopisch handelte es sich um ein chondroplastisches Sarkom. — Literaturübersicht.
      Fetscher (Dresden).°°

Michael S. Burman, and *Maurice J. Langsam*, Posterior dislocation of lower femoral epiphysis in breech delivery. (Dislokation der unteren Femurepiphyse bei Steißgeburt.) (Hosp. f. Joint. Dis., New York.) Arch. Surg. **38**, 250—260 (1939).

Bei Steißgeburten kann es zur Lösung der unteren Femurepiphyse kommen, die dann durch den Zug der Gastrocnemiusköpfe nach hinten disloziert wird. Es ergibt sich dadurch eine Beugung des Kniegelenkes in mehr oder weniger großer Varusstellung. Meist starker Bluterguß, der sehr frühzeitig verkalkt. Gute Prognose.   *Graßmück* (Prag).

Ernst Freund, Osteochondritis dissecans of the head of the femur. Partial idiopathic aseptic necrosis of the femoral head. (Osteochondritis dissecans des Oberschenkelkopfes. Teilweise idiopathische aseptische Nekrose des Oberschenkelkopfes.) (Dep. of Orthop. Surg., Coll. of Med. Evang., Los Angeles.) Arch. Surg. **39**, 323—352 (1939).

Beschreibung von 6 Fällen, bei denen es zu teilweisen Nekrosen kam, ohne daß der ganze Schenkelkopf betroffen wurde (Unterscheidung von der *Perthes*schen Erkrankung), oder ohne daß es zur Abstoßung des abgestorbenen Teiles bzw. zur Reorganisation kam (Unterscheidung von Osteochondritis dissecans). Es wird daher auch von einer Pseudoosteochondritis gesprochen. Es liegt kein klinisch oder pathologisch selbständiges Krankheitsbild vor, sondern die Erscheinungen sind der morphologische Ausdruck für eine Störung während der Organisation einer mehr oder weniger ausgedehnten Epiphysennekrose. Wird im kritischen Zeitpunkt die völlige Ruhigstellung durchgeführt, so ist die völlige Wiederherstellung zu erwarten. Trauma ist von wesentlichem Einfluß. Konstitutionelle und auch hereditäre Momente scheinen mitzuwirken. Der dissoziierende Prozeß ist eine Frühreaktion auf eine aseptische Nekrose, wenn diese nur einen kleinen subchondralen Abschnitt betrifft, oder eine Spätkomplikation von Nekrosen größerer Ausdehnung, wenn durch mechanische Reize die Organisationszone gestört wird. Arthritis deformans gehört nicht unbedingt zum Bilde einer Osteochondritis, wird aber durch starke Beanspruchung befördert. Bei fortgeschrittenen Prozessen kommt therapeutisch die Arthrodes bei einseitigem Prozeß oder sonst die Arthroplastik in Betracht.   *Schosserer* (Stolzalpe).

Samuel Kleinberg, Aseptic necrosis of the femoral head following traumatic dislocation. Report of two cases. (Aseptische Nekrose des Oberschenkelkopfes nach traumatischer Verschiebung.) Arch. Surg. **39**, 637 bis 646 (1939).

Aseptische Schenkelkopfnekrose nach Zerreißung des Lig. teres durch Dislokation.   *Reckling* (Straßburg).

Laarmann, Traumatische Schenkelkopfnekrosen. (13. Tag. d. Dtsch. Ges. f. Unfallheilk., Versicherungs- u. Versorgungsmed., Kiel, Sitzg. v. 7.—8. VII. 1939.) Arch. orthop. Chir. **40**, 219—221 (1939).

Knorpeleinbruch tritt nicht an der Stelle der direkten Gewalteinwirkung ein, sondern im Ausstrahlungsgebiet der Spongiosakraftlinien, also an der Stelle der stärksten Druckbelastung. Das Röntgenbild ist für die Behandlung maßgebend. Jede Belastung im Umbaustadium muß im Hinblick auf die gefürchteten Hüftkopfveränderungen vermieden werden.   *Tyrell* (Hamburg).

H. L. Rocher, Ostéolyse post-traumatique du col du femur sur une ankylose par coxalgie. (Posttraumatische Osteolyse des Oberschenkelkopfes auf eine Ankylose durch Coxalgie.) (Hôp. des Enfants, Bordeaux.) Arch. ital. Chir. **54**, Donati-Festschr. **5**, 263—273 (1938).

Verf. erwähnt eine Reihe von Fällen traumatischer Osteolyse, die in den letzten Jahren veröffentlicht wurden und deren Ursache *Leriche* in vasomotorischen Reaktionen vom hyperämischen Typus erblickt. Bericht über einen neuen Fall von Osteolyse des Oberschenkelkopfes bei einer 56 jährigen Frau, die schon früher an einer Sacro-Coxalgie und Coxalgie der rechten Seite litt und jetzt nach einem Autounfall beide Unterschenkel gebrochen hatte. Fortschreitende Osteolyse des Oberschenkelkopfes und -halses.   *Pillet* (Hamburg).

Günter Kratzert, Die Ursache und Behandlung der Schenkelkopfepiphy-
senlösung. (Orthop. Klin., „Hindenburgkrankenh.", Königsberg i. Pr.)
Königsberg i. Pr.: Diss. 1937. 29 S.

Traumatische Lösungen kommen vor. Die meisten Fälle sind zu den pathologischen zu rechnen. Innersekretorische Störungen sind hier die Ursache bzw.
das prädisponierende Moment. Durch eine frühzeitige Diagnose und Früheinsetzen
der Behandlung soll dem weiteren Abrutschen Einhalt geboten und das Entstehen
einer Coxa vara vermieden werden. Das Bein wird vorsichtig, ohne jede Gewaltanwendung in Innenrotation und Abduktion, evtl. nach kurzdauernden Extensionen,
eingegipst. *zur Verth†* (Hamburg).

H. Waldenström, Epiphyseolysis capitis femoris (Entstehung, Entwicklung, Spätstadien und Behandlung). (Nord. Chir. Ver.,
Oslo, Sitzg. v. 29. VI.—1. VII. 1939.) Zbl. Chir. **1940**, 1646 u. 1647 bis
1648.

Lösung findet (unter endokriner Einwirkung) allmählich statt. Verf. gibt
der allmählichen Reposition durch Extensionsbehandlung den Vorzug vor der
gewaltsamen Reposition und dem Gips. *Metge* (Wismar).

M. Tavernier, À propos du traitement des fractures du col du fémur.
(Beitrag zur Behandlung von Oberschenkelkopfbrüchen.) (Soc. de Chir.,
Lyon, 4. V. 1939.) Lyon chir. **36**, 634—637 (1940).

Die Konsolidierung der Oberschenkelkopfbrüche ist ein mechanisches Problem,
das gelöst wird durch eine korrekte Reposition und völlige Ruhigstellung. Kurze
Besprechung der Technik und der Verhütung von Pseudarthrosen. Die Ätiologie
sekundärer Arthritis ist noch unklar. *Pillet* (Hamburg).

Pál Rubányi, Traumatische Ablösung der unteren Epiphyse des Oberschenkels. Orv. Hetil. **1939**, 409—411 [Ungarisch].

Die Ablösung der unteren Epiphyse des Oberschenkels kommt fast ausschließlich im jugendlichen Alter vor (vom 6. bis 17. Lebensjahre); zumeist werden Knaben
betroffen. Sie entsteht unmittelbar infolge direkter großer Gewalteinwirkung, oder
mittelbar durch extreme Bewegungen des Kniegelenks. Die gefürchtetste Komplikation ist die Verletzung der Blutgefäße der Kniekehle. Häufig ist auch die Verletzung des Kniegelenks. Auch das Abreißen der Kniegelenkbänder kommt vor,
im allgemeinen allerdings selten, da die Bänder widerstandsfähiger sind als die
Epiphysenknorpel. Vom Standpunkte der Gebrauchsfähigkeit der Extremität
sind jene Veränderungen von Wichtigkeit, welche Folgen der Epiphysenlösung
sein können. Fehlerhafte Adaptierung, nachfolgende Entzündungsprozesse
können eine Kontraktur, eine Ankylose zur Folge haben; die Verletzung an und
für sich bedingt oft eine Wachstumsstörung des Knochens. Klinisch stehen die
allgemeinen Symptome des Knochenbruches im Vordergrund. Nachdem die Gelenkkapsel vorn an der Diaphyse haftet, hinten an der Epiphysenlinie, ist die Verletzung immer intraartikulär, demzufolge in frischen Fällen stets Hämarthrose besteht. Bezüglich der Diagnosenstellung ist die in 2 Richtungen durchgeführte
Röntgenaufnahme von besonderer Wichtigkeit. Die Behandlung ist blutlos oder
operativ; manchmal auch eine Kombination dieser beiden Verfahren. Das Wesentliche jeder Behandlung ist die genaue Adaptierung und Fixierung. Die Bedenken
gegen das Vereinigen der Bruchenden mittels Nägel oder Schrauben sind übertrieben. Jedem Verfahren muß eine zielbewußte und überaus sorgsame Nachbehandlung folgen. *E. Illés* (Budapest).°°

W. Thomsen, Die Bedeutung der stärkeren Einziehung an der Gelenkfläche des Condylus femoris lateralis. (Orthop. Univ.-Klin., Frankfurt a. M.) Röntgenprax. **12,** 138—139 (1940).

Die auf seitlichen Röntgenbildern gelegentlich zu beobachtende Eindellung rührt von einem „Scheibenmeniscus" mit stark verdicktem vorderem Rand her. Dieser stellt ein Punctum minoris resistentiae dar. *Schütz* (Regensburg).

Maurice M. Pomeranz, Epiphyseolysis or separation of the capital epiphysis of the femur in adolescence. (Epiphysiolyse oder Trennung der Kopfepiphyse vom Oberschenkel im Wachstum.) (Dep. of Radiol., Hosp. f. Joint Dis., New York.) Amer. J. Roentgenol. **40,** 580—597 (1938).

Betrachtung auf Grund der Behandlungserfahrungen an über 100 Fällen seit 1933. Noch häufig Nichterkennen des Initialstadiums im Röntgenbild: Verlust des Buckels, der durch die leicht vorspringende Lippe der Epiphyse gebildet wird, die sich normalerweise etwas über die obere Kante des Schenkelhalses ausdehnt. 2. Verbreiterung der Wachstumslinie und leichte Zunahme in der Dichte der Kopfepiphyse an ihrer Basis, beides als Ausdruck der beginnenden Innenrotation des Kopfes. 3. Anteversion des Schenkelhalses. Unbehandelte Fälle haben fast immer ein schlechtes Endergebnis; entweder kommt es nicht zur Vereinigung des Kopfes mit dem Schenkelhals oder die Verbindung erfolgt in abgerutschter Kopfstellung. Beide Ausgänge führen zu schweren Deformierungen oder auch zur Ankylose. — Therapie: So früh wie möglich. Ziel: Weiteres Abrutschen des Kopfes durch Beschleunigung der Ossifikation der Epiphysenfuge verhindern. Weg: Einfache, nicht gewalttätige Reposition und anschließende Ruhigstellung (Gips) im Frühfall. (Gutes Endergebnis, wenn in den ersten 3 Monaten nach Krankheitsbeginn.) Anlegung von Bohrkanälen durch die Epiphysenlinie. (Ossifikation dadurch so zu beschleunigen, daß zuweilen röntgenologisch schon nach 4 Wochen das Einsetzen der Verknöcherung nachweisbar ist.) Verhämmern der Epiphyse. (Dadurch Verknöcherung in etwa 4—6 Monaten zu erreichen.) Blutige Reposition und Fixation mit Elfenbeinschrauben oder Knochenstift und Arthroplastik. (Sehr unsicher im Endergebnis.) Subtrochantäre Osteotomie. (Befriedigende Erfolge in vorgeschrittenen Fällen.) *Streckfuß* (Fulda).

Andreas Sitterli, Ein Beitrag zur operativen Spätbehandlung einer Pseudarthrosis colli femoris. (Evang. Diakonissen-Sanat., Kronstadt, Siebenbürgen, Rum.) Z. Orthop. **69,** 490 (1939).

Verf. gibt für die Wiederherstellungsoperation nach *Albee, Anschütz, Spitzy* und *Whitman* folgenden Handgriff für die Entfernung des Schenkelkopfes an: Nachdem vom typischen Bogenschnitt aus Trochanter major samt Weichteillappen nach oben geschlagen sind, und die Gelenkkapsel eröffnet ist, faßt ein Assistent das leicht gebeugte Knie und den Fuß mit festem Griff und führt eine kräftige Außenrotation durch. Dabei springt der Kopf sofort und ganz leicht heraus.

Graßmück (Prag).

Allen F. Voshell und *Dominic J. Verda,* Fractures of the femur treated by the automatic ambulatory method of Roger Anderson. (Mit der „automatischen ambulatorischen Methode nach Roger Anderson" behandelte Oberschenkelbrüche.) (Baltimore City Hosp., Baltimore.) Amer. J. Surg., N. s. **49,** 175—176 (1940).

Unter dem im Titel genannten Verfahren versteht man das Einbringen von je zwei Nägeln in das proximale und distale Bruchstück. Die Nägel werden mit einem Zugapparat in Beziehung gebracht, dessen Handhabung unter Röntgenkontrolle die Brucheinrichtung gestattet. Es wird dann ein kurzer aber gut sitzender Gips vom Gesäß bis zum Knie gemacht, der die Nägel einbezieht. Kurze Dauer der Krankenhausbehandlung, frühzeitiges Gehen mit Hilfsmitteln und Erhaltung der Muskel- und Gelenkfunktion sind die Vorzüge.   *Schütz* (Regensburg).

H. Winnett Orr, Methods of treatment and results in compound fractures of the femur. (Behandlungsmethoden und Ergebnisse bei komplizierten Oberschenkelbrüchen.) Amer. J. Surg., N. s. **49**, 189—194 (1940).

Als Schrittmacher der im Spanienkrieg erprobten „geschlossenen Behandlung" handhabt Verf. die Versorgung komplizierter Oberschenkelbrüche folgendermaßen: Revision der Wunde auf dem Extensionstisch, Einführen von Vaselingaze, Pflaster- oder Nagelextension, geschlossener doppelseitiger Gips. Es wird von jedem Verbandwechsel wochenlang abgesehen. Das Polstermaterial saugt die Wundabsonderungen auf.   *Schütz* (Regensburg).

P. Topa, et *D. Caramzulesco*, L'ostéosynthèse dans le traitement des fractures de la diaphyse fémorale chez l'enfant. (Die Osteosynthese in der Behandlung der Oberschenkelbrüche in der Diaphyse beim Kind.) (Soc. de Chir., Bucarest, 31. V. 1939.) Rev. Chir. **42**, 691—693 (1939).

Für die Behandlung kindlicher Oberschenkelbrüche in der Diaphyse wird die Osteosynthese warm empfohlen.   *Pillet* (Hamburg).

H. Schwab, Beitrag zur Versorgung eines schwerstkomplizierten Oberschenkelbruches. (24. Tag. d. Bayer. Chir.-Vereinig., München, Sitzg. v. 23.—24. VI. 1939.) Zbl. Chir. **1940**, 265.

Ein 13 cm langes, periostentblößtes Schaftstück des Femur wurde grobmechanisch und mit 5proz. Zephirol gereinigt und reponiert. Es heilte ein.   *Metge* (Wismar).

Gerhard Küntscher, Die Technik der Marknagelung des Oberschenkels. (Chir. Univ.-Klin., Kiel.) Zbl. Chir. **1940**, 1145—1153.

Schilderung der Technik und Indikationsbreite.   *Metge* (Wismar).

Otto J. Hermann, Reconstructions in non-united femoral neck fractures. (29. ann. clin. congr. of the Americ. coll. of surg., Philadelphia, 16.—20. X. 1939.) Surg. etc. **70**, 403—407 (1940).

Bevorzugt wurde die Methode nach *Colonna* und *Magnuson*. Erfolgversprechend ist die Vereinigung von Hals und Kopf meistens nur, wenn entzündliche Prozesse fehlen und der Bruch nicht zu lange zurückliegt.   *Reisner*.

Lau, Callusbildung bei idealgestellten drahtgenähten Oberschenkelfrakturen. (30. Tag. d. Vereinig. Mitteldtsch. Chir., Eisleben, Sitzg. v. 9.—10. VI. 1939.) Zbl. Chir. **1940**, 41.

Callusbildung nur innen und hinten, einerlei ob man drahtgenäht, gebolzt oder metallgeschient hat.   *Metge* (Wismar).

Biebl, Callusbildung bei idealgestellten, drahtgenähten und anschließend gipsbehandelten Oberschenkelfrakturen. (30. Tag. d. Vereinig. Mitteldtsch. Chir., Eisleben, Sitzg. v. 9.—10. VI. 1939.) Zbl. Chir. **1940**, 42.

Die Beobachtungen sind so zu deuten, daß Druckspannungen die Callusbildung stets fördern, während Zugspannungen sie stets hemmen.   *Metge*.

F. B. Chavasse, Treatment of fractured femur of the site at the casualty. (Behandlung der Oberschenkelfraktur am Unfallort.) Brit. med. J. Nr **4122**, 25 (1940).

Der Verunglückte wird auf eine Trage gelagert. Beide Füße werden durch gekreuzte Lederschlaufen an den Holmen befestigt. Dann wird die Trage am Fußende hochgestellt, wobei durch das Körpergewicht eine Extension der Frakturenden erzielt wird. In der erreichten Lage wird eine Lederschlaufe durch die Schenkelbeuge gezogen und am kopfwärts gelegenen Tragenholm befestigt.

Graßmück (Prag).

A. B. Le Mesurier, **The treatment of fractures of the shaft of the femur in children.** (Die Behandlung der Femurschaftfrakturen bei Kindern.) (Hosp. f. Sick Childr., Toronto.) Amer. J. Surg., N. s. **49**, 140—146 (1940).

Es ist erforderlich, sobald es möglich ist, einen Extensionsverband anzulegen und die Fragmente innerhalb der ersten Woche in eine befriedigende Stellung zu bringen. In den meisten Fällen ist der Extensionsverband nach *Thomas* am besten geeignet, wobei der ganze Oberschenkel in Streckstellung auf eine schiefe Ebene gelagert wird. Bei einer Dislokation des unteren Fragmentes nach hinten hat sich der Verband nach *Hodgen* bewährt, der eine Modifikation des *Thomas*schen Verbandes darstellt. Bei Kindern unter 2 Jahren ist die vertikale Aufhängung die Methode der Wahl. Nach 4 Wochen kann in den meisten Fällen der Extensionsverband durch einen Gipsverband ersetzt werden. Nach 10 Wochen kann durchschnittlich der Verband entfernt werden. Nach diesen Gesichtspunkten hat Verf. 216 Oberschenkelfrakturen mit gutem Erfolg behandelt. *Graßmück* (Prag).

Alexander P. Aitken, **Overgrowth of the femoral shaft following fracture in children.** (Übermäßiges Längenwachstum des Femurschaftes nach Frakturen bei Kindern.) Amer. J. Surg., N. s. **49**, 147—148 (1940).

Bei Femurschaftfraktur von Kindern kann man mit einem vermehrten Längenwachstum von durchschnittlich 1 cm rechnen, unabhängig von der Art der Behandlung. Ein schiefes Becken und eine leichte Skoliose sind die Folgen. Um sie zu vermeiden, muß eine solche Verlängerung kompensiert werden.

Graßmück (Prag).

M. Dubois, **Indikationen zur Stellungskorrektur durch Osteotomie am oberen Femurende.** Schweiz. med. Wschr. **1938 I**, 489—491.

Dauerergebnisse der Pfannendachplastiken im großen ganzen unsicher. *Schanz*sche hochdiaphysäre Osteotomie kommt somit auch als Methode der Wahl bei Restfolgen septischer Einschmelzungen des Hüftgelenkkopfes und nachträglicher Luxation des Halsrestes, Subluxationszuständen an sich und irreponiblen Luxationen in Frage wie auch zuweilen bei der Schenkelhalsfraktur. Bei der Coxa vara Osteotomie in der distalen Partie des Schenkelhalses oder unterhalb des Trochanter majus. — Besprechung der Berechnung des erforderlichen Abduktionswinkels an der Osteotomiestelle des Oberschenkels. *Streckfuß* (Fulda).

John Dunlop, **The Russell traction method of treating fractures of the femur.** (Die Extension nach Russel zur Behandlung von Oberschenkelfrakturen.) Amer. J. Surg., N. s. **49**, 155—167 (1940).

Es handelt sich dabei im wesentlichen um die Anbringung von 2 Zügen: einem Längszug und einem Winkelzug, der am Kniegelenk angebracht wird und dieses in leichte Beugestellung bringt. Einzelheiten siehe Originalarbeit. Die Vorrichtung ist für alle Frakturen des Oberschenkels geeignet. Verf. berichtet über gute Erfolge. Vorzüge gegenüber den bei uns üblichen Methoden sind nicht erkennbar. *Graßmück* (Prag).

John Royal Moore, **Femoral shaft fractures, pin and plaster method.** (Oberschenkelschaftbrüche; eine Methode mit Nägeln und Gips.) Amer. J. Surg., N. s. **49**, 168—174 (1940).

Die Behandlung des Verf. bei Oberschenkelbrüchen ist folgende: Zunächst Beckengips. Dann wird über dem oberen und unteren Bruchstück ein rundes Loch in den Gips gemacht und an beiden Stellen Nägel durch die Bruchstücke getrieben. Die Nägel werden mit eingegipst. Zirkuläres Aufschneiden des Verbandes zwischen den Nägeln. Reposition durch Zug, Drehung usw. Dann werden beide Verbandteile erneut durch Gipsbindentouren miteinander verbunden.

Schütz (Regensburg).

Leroy C. Abbott, The treatment of malunited and ununited fractures of the shaft of the femur by manipulation and skeletal traction. (Die Behandlung schlecht geheilter und nichtgeheilter Oberschenkelschaftbrüche durch manuelle Beanspruchung und Zugbehandlung.) (Div. of Orthop. Surg., Dep. of Surg., Univ. of California Med. School, San Francisco.) Amer. J. Surg., N. s. **49**, 181—188 (1940).

Die Zugbehandlung ist ein geeignetes Verfahren bei schlecht verheilten Oberschenkelbrüchen. Wenn diese noch nicht ganz fest sind, erfolgt Refraktur. Sind sie schon fest geworden, so ist nach Osteotomie und Eröffnung der verschlossenen Markhöhlen ebenfalls Zugbehandlung angezeigt. Sie vermag schließlich auch bisweilen nach manueller Beanspruchung der Bruchstelle bei Brüchen mit verzögerter Heilung Festwerden zu erzielen. 4 Fälle. *Schütz* (Regensburg).

Georges Rieunauz, Extension transosseuse en double broche des fractures du fémur. (Extension durch den Knochen mit doppeltem Nagel bei Oberschenkelbrüchen.) Clin. Chir., Univ., Toulouse.) Rev. de Chir. **58**, 197—217 (1939).

Bei Oberschenkelbrüchen wird zur Feststellung der Bruchenden die Extension mit einem Steigbügel durch die Kondylen für den Längszug und einem zweiten Bügel etwas proximalwärts für den Zug in der Richtung nach oben bzw. unten empfohlen. Auch die Benutzung eines Kirschnerbügels mit doppeltem Nagel und Zug in den angegebenen Richtungen soll dieselben guten Dienste leisten.

Pillet (Hamburg).

Bannasch, Spätergebnisse bei Oberschenkelbrüchen. (55. Tag. d. Vereinig. Nordwestdtsch. Chir., Stettin, Sitzg. v. 10.—11. XII. 1937.) Zbl. Chir. **1938**, 1468—1469.

Bei 30 nachuntersuchten, meist gezogenen Oberschenkelbrüchen, bestand durchschnittlich völlige Arbeitsunfähigkeit auf die Dauer von 7,7 Monaten.

Metge (Wismar).

William Durrach, Fracture of shaft of femur. Open reduction and internal fixation. (Oberschenkelschaftbruch. Offene Einrichtung und innere Befestigung.) Amer. J. Surg., N. s. **49**, 177—180 (1940).

Verf. bevorzugt zur Versorgung von Oberschenkelschaftbrüchen die blutige Osteosynthese und operiert sofort nach dem Unfall. Er fordert besondere aseptische Vorkehrungen und schonendes Vorgehen, hauptsächlich auch Vermeidung weiterer Ablösungen der Knochenhaut. Als Mittel zur Fixation bedient er sich rostfreier Stahlplatten mit hohem Chromgehalt. Befriedigende Erfolge. *Schütz.*

Hans Heldt, Die Operationstechnik der Oberschenkelamputation nach Callander. (Chir. Klin., Krankenh., Magdeburg-Sudenburg.) Zbl. Chir. **1939**, 1590—1593.

Die Amputationsmethode nach *Callander* ist in physiologischer und biologischer Beziehung ein gutes Amputationsverfahren. Es handelt sich nicht um einen Exartikulationsstumpf. *Hoffschild* (Hamburg).

Arnold K. Henry, A posture for thigh amputation. With a note on sepsis. (Eine günstige Stellung für die Oberschenkelamputation.) (Brit. Postgraduate Med. School, London.) Lancet **1940 I**, 736—737.

Der Kranke liegt auf der gesunden Seite. Das kranke Bein wird im Knie leicht gebeugt, und ruht aufgestellt auf dem Absatz. In dieser Stellung kann es leicht von einer helfenden Hand gedreht werden. Einschnitt in der Kniekehle nach

Anästhesierung der Haut. Freilegung des Nervenstrangs; Einspritzung in den Nervenstrang möglichst nahe am Austritt aus dem Adductorenkanal. Die Durchschneidung des Nervenstranges erfolgt erst nach der Lappenbildung frühestens 10 Minuten nach der Einspritzung. Amputation ausschließlich unter örtlicher Betäubung ist ein ausgezeichnetes Verfahren, das den Kranken nicht shockiert.

zur Verth† (Hamburg).

35. Knie.

Karl Schnaberth, Vortäuschung freier Gelenkkörper im Kniegelenk. (Orthop. Spit., Wien.) Zbl. Chir. **1940**, 1577—1578.

Zwei kleine eigenartig eingeklemmte Fettläppchen des subcutanen Fettgewebes neben bzw. über der Kniescheibe. *Gollasch* (Hamburg).

Ernst Hass, Durch Exostose bedingte Bewegungsbehinderung des Kniegelenks. Zbl. Chir. **1940**, 1297—1299. '

Beschreibung eines Falles, bei dem eine Exostose an der Innenseite des Schienbeinkopfes eine Streckhemmung des Kniegelenkes bedingte. *Andreesen.*

J. Baumann, Differentialdiagnose und Behandlung der Schmerzen in der Kniegegend. (Chir. Univ.-Klin., Marburg a. d. L.) Z. ärztl. Fortbildung **37**, 104—109 (1940).

Umfassender Überblick über die verschiedenen Formen der Kniegelenkserkrankungen, Schleimbeutelentzündungen am Knie usw. Fragen der Begutachtung werden kurz gestreift. *Pillet* (Hamburg).

Marie-Luise Wenzel, Über operative und konservative Behandlung der Kniegelenks-Tuberkulose. (Chir. Univ., Frankfurt a. M.). Frankfurt a. M.: Diss. 1939. 51 S.

Für den tuberkulösen Hydrops genu reicht im allgemeinen die konservative Therapie aus. Beim tuberkulösen Fungus ist neben dem Allgemeinzustand die Beurteilung des Grades der Zerstörung das Wichtigste, um richtig die Indikation zur Resektion oder Amputation zu stellen. Auch bei der operativen Therapie ist die zusätzliche konservative Behandlung selbstverständlich. *zur Verth†* (Hamburg).

Thèo Marti, À propos d'un cas d'ossification post-traumatique du type Pellegrini-Stieda. (Zu einem Fall von posttraumatischer Ossifikation vom Typ Pellegrini-Stieda.) Z. Unfallmed. u. Berufskrkh. (Bern) **33**, 37—44 (1939).

Verf. berichtet über einen Fall von posttraumatischer Ossifikation des medialen Seitenbandes am Kniegelenk. Durch medico-mechanische Behandlung kam es zu einer Verschlimmerung und erst der chirurgische Eingriff, der in der Exstirpation der Kalkeinlagerung bestand, brachte Heilung. *Graßmück* (Prag).

W. Heyn, Zur Technik der Kniegelenksresektion. (Kaiserin Auguste-Viktoria-Krankenh., Berlin-Lichtenberg.) Zbl. Chir. **1940**, 110—113.

Versteift und vergrößert die Resektionsflächen durch einen Keil aus der Kniescheibe, welcher noch mit Knochennägeln an Femur und Tibia fixiert werden kann. *Metge* (Wismar).

Svante Orell, À propos des ostéosynthèses dans les résections de l'articulation du genou. (Zur Osteosynthese bei Resektionen des Kniegelenkes.) (Hôp. St.-Göran, Stockholm.) J. internat. Chir. **5**, 147—157 (1940).

Bei Kniegelenksresektionen ist es wichtig, wirksamere Osteosynthesen durchzuführen, als man sie durch die einfache Naht der umliegenden fibrösen Gewebsanteile erhält. Bei der Knochenplastik bietet die Verwendung von Os purum gegenüber der Autoplastik folgende Vorteile: 1. Das plastische Material ist vollkommen vorbereitet und in genügender Menge vorhanden. Eine vorausgehende

Sonderoperation zur Materialbeschaffung ist also nicht notwendig. 2. Die erfor·
derliche Formung des plastischen Materials kann schon vor der Operation erfolgen.
Bei der Verwendung eines breiten geraden Stückes von os purum ist die Fixation
in der Spongiosa des Oberschenkels oft schwierig. Man muß darauf achten, daß
die Enden lang genug sind. Bei Verwendung von bogenförmig gekrümmten La-
mellen von os purum ist es etwas schwieriger, sie in den Knochen hineinzustoßen,
dafür aber haben sie den Vorteil, wie ein Haken zu wirken und dadurch ein Ab-
gleiten der Resektionsflächen zu verhindern. Da die Knochensubstanz beim
Kochen erweicht und sich allmählich löst, ist es notwendig, daß die Späne bei der
Verwendung vollkommen trocken sind. Sie müssen also am Abend vor der Operation in einer Kochsalzlösung ausgekocht und während der Nacht bei Zimmertempe-
ratur oder in einem Brutschrank bei 50—60° getrocknet werden.   *Graßmück.*

G. R. Girdlestone, Traumatic synovitis and injuries to the ligaments of
the kneejoint. (Excluding meniscus injuries.) (Traumatische
Synovitis und Verletzungen der Kniegelenkbänder [außer Meniscusverlet-
zungen].) Brit. med. J. Nr **4116**, 1050—1052 (1939).
Wichtig ist bei allen Knieverletzungen zunächst der Ausschluß ernsterer
Schäden. Ausschluß dieser und peinliches Untersuchen ermöglicht die Erkennung
der einzelnen Verletzungsarten. In der Behandlung sollen 3 Gesichtspunkte in
Einklang gebracht werden: Ruhigstellung, Bewegungen zur Vorbeugung gegen
Adhäsionen, Erhaltung der Muskelkraft. Das ist schwierig, da ein gewisser Cir-
culus vitiosus besteht. Für die Behandlung von Bandverletzungen usw. werden
eine Reihe von Vorschlägen gemacht.   *Schütz* (Regensburg).

Robert L. Preston, Restoration of motion in fibrous ankylosis of the
knee. With the description of a new apparatus. (Beweglichkeits-
wiederherstellung bei fibröser Ankylose des Kniegelenkes. Mit Beschreibung
eines neuen Apparates.) (Post-Graduate Med. School a. Hosp., Columbia
Univ., New York.) Amer. J. Surg., N. s. **43**, 519—525 (1939).
Verf. beschreibt einen von ihm angegebenen Schienenhülsenapparat, bei dem
sich durch Anziehen einer Schraube das Kniegelenk in verschiedenen Beugegraden
fixieren läßt. Der Apparat soll nachts angelegt werden und dabei die Beugestellung
allmählich verstärkt werden. Daneben Massage und aktive Bewegungsübung
erforderlich. In manchen Fällen läßt sich dadurch bereits eine fibröse Ankylose
beseitigen. Bringt diese konservative Methode keinen Erfolg, so muß operiert werden. Die üblichen Methoden werden kurz beschrieben. Auch zur postoperativen
Nachbehandlung empfiehlt Verf. den Schienenhülsenapparat. *Graßmück* (Prag).

Willis C. Campbell, Interposition of vitallium plates in arthroplasties
of the knee. Prelim. rep. (Zwischenschaltung von Vitalliumplatten bei
der Arthroplastik des Kniegelenkes. Vorläufige Mitteilung.) Amer. J.
Surg., N. s. **47**, 639—641 (1940).
Fußend auf den guten Erfolgen, die *Smith-Peterson* mit der Zwischenschaltung
von Vitalliumplatten bei der Arthroplastik des Hüftgelenkes hatte, wurde versucht, solche Kappen auch bei der Wiederbeweglichmachung des Kniegelenkes anzuwenden. Die Kappen wurden mit 2 Zacken rückwärts am Femurkondyl und
vorn am Femur mit einer Vitalliumschraube befestigt. Über die Ergebnisse kann
ein abschließendes Urteil noch nicht abgegeben werden.   *Schosserer.*

Arnold Jirásek, Sklerose des ganzen weichen Knies nach Unfall. Čas. lék.
česk. **1941**, 1—3 [Tschechisch].
Verf. beschrieb 1938 eine „paraartikuläre Sklerose", die manchmal, besonders
nach Operationen am Knie, eintreten. Er unterschied 4 Arten dieses Zustandes,

die ödematöse, bindegewebige, atrophische und adhäsive Sklerose. Die Funktion ist dabei sehr stark herabgesetzt, oft schlechter als vor der Operation. Behandelt wurden diese Fälle durch Umspritzung und Füllung des Gelenkes mit Novocain und Umspritzung des zugehörigen Lumbalsympathicus mit $^1/_2$—1 proz. Novocain. Von 11 Fällen wurden 8 geheilt. Auf Grund dieser guten Erfolge wurde Umspritzung und Gelenkfüllung zur Anästhesie bei der Operation und zur Vorbeugung des Auftretens einer solchen Sklerose empfohlen. Im folgenden werden 2 Fälle beschrieben, bei welchen eine besonders starke Sklerose auftrat. *Golla.*°°

L. Pouyanne, Les périarthrites du genou. Traitement orthopédique et chirurgical. (Die Periarthritis des Knies. Orthopädische und chirurgische Behandlung.) (21. réun. ann. de la Soc. Franç. d'Orthop. et de Traumatol., Paris, 13. X. 1939.) Rev. d'Orthop. etc. **26**, 439—440 (1939).

Bei dem *Pellegrini-Stieda*schen Syndrom am Kniegelenk ist im Falle einer ausgedehnten, bandförmigen Verknöcherung, die das Gelenk in seiner Beweglichkeit behindert, die Exstirpation der Verknöcherung angezeigt. *Pillet.*

L. Stumpfegger, Rearthrotomie bei früherer Kniegelenkplastik. (Heilanst., Hohenlychen.) Dtsch. Z. Chir. **252**, 269—274 (1939).

Bei zwei wiedereröffneten Kniegelenksplastiken mit Fettplastiken war eine weitgehende Umwandlung des Fettgewebes in Bindegewebe bzw. faserknorpelähnliches Gewebe eingetreten. *Hoffschild* (Hamburg).

Hermann Ehlert, Beitrag zur Kasuistik der seitlichen Kniegelenksluxation. (Chir. Univ.-Klin., München.) Arch. orthop. Chir. **39**, 646—650 (1939).

Drei seitliche Kniegelenksluxationen sind bisher beschrieben worden. Ein 4. Fall, eine Skiverletzung, hat 15 Wochen nach der unblutigen Einrenkung mit freibeweglichem Kniegelenk die Wiederaufnahme der Arbeit (Buchdrucker) erlaubt. Etwa 1 Jahr später wurde eine leichte Arthrosis deformans mit geringen Beschwerden festgestellt. *Engelke* (Berlin).

Hellmuth Fuchs, Untersuchungen über die Ernährungsmöglichkeit des Kniegelenkknorpels. (Chir. Klin., Univ. Freiburg i. Br.) Freiburg i. Br.: Diss. 1938. 20 S. u. 5 Abb.

Es wird experimentell am lebenden Versuchsobjekt eine Linie an der Knorpelknochengrenze mit Hilfe von $AgNO_3$ dargestellt, die als Scheidewand zwischen zwei verschiedenen Ernährungsgebieten aufzufassen ist. Die Nährflüssigkeit kann in Form der Synovia aus der Gelenkhöhle nur bis zu der von *Ishido* erstmalig beschriebenen Grenzlamelle vordringen. Jenseits dieser Schicht aber ist eine Ernährung des Gewebes nur von seiten der subchondralen Markhöhle aus möglich. Die Bedeutung der Synovia für die Ernährung des Kniegelenkknorpels ist durch den Versuch bewiesen worden. *zur Verth†* (Hamburg).

Magg, Knieschmerzen und krankhafte Kniebefunde in der Sprechstunde des Allgemeinpraktikers. Münch. med. Wschr. **1940 II**, 965 bis 969.

Ausführungen über die verschiedenen Arten und Ursachen von Knieschmerzen. z. B. auch bei Hüftgelenkserkrankungen, auf statischer Grundlage usw. Eingehende Untersuchung des ganzen Beins ist erforderlich. Therapeutische Ratschläge für den praktischen Arzt. *Pillet* (Hamburg).

Karl Schnaberth, Über kommunizierende Kapselcysten des Kniegelenkes. (Orthop. Spit., Wien.) Münch. med. Wschr. **1940 II**, 939—940.

Kniegelenkscysten, die mit dem Gelenk in Verbindung stehen, werden manchmal infolge mangelnder Füllung bei der Untersuchung nicht gefunden, verursachen aber bei praller Füllung nach längerem Gehen durch Druck auf die Umgebung Krankheitserscheinungen, z. B. Reizung des Wadenbeinnervs (Wadenschmerzen) und können ein intermittierendes Hinken vortäuschen. Mehrmalige Untersuchungen vor und nach längerem Gehen sind erforderlich. Die operative Entfernung der Cyste beseitigt alle Beschwerden. *Pillet* (Hamburg).

Fritz Gumpel, Zur Behandlung der posttraumatischen Verknöcherung des Kniescheibenbandes. Zbl. Chir. **1939**, 2451—2453.

Querresektion einer durch posttraumatische Verknöcherung des Kniescheibenbandes vergrößerten Patella beseitigte die bestehende Beugehemmung. *Metge*.

F. Best, Eine weitere Anwendung des Extensionsdrahtes, zugleich ein neues Verfahren für die Fixation der Knochenenden nach Kniegelenksresektion. (Chir. Abt., Städt. Krankenh. Kemperhof, Koblenz.) Zbl. Chir. **1940**, 1254—1256.

Hat durch Kirschnerdrähte und Spannschrauben eine Art Kontraktionsapparat geschaffen, mit welchem er die resezierten Kniegelenksflächen aneinander preßt. *Metge* (Wismar).

A. G. Fisher Timbrell, Injuries of the semilunar cartilages. (Verletzungen der Semilunarknorpel.) Brit. med. J. Nr **4118**, 1149—1151 u. Nr **4119**, 1196—1197 (1939).

Da nur die peripheren Partien der Menisci Blutversorgung haben, kann eine Regeneration nur bei geringgradigen peripheren Läsionen erfolgen. Die häufige Wiederkehr der Einklemmungen führt zu Gelenkreizung und Arthritis. Es ist frühzeitige Operation angezeigt, die nach einer beigegebenen Tabelle ausgezeichnete Ergebnisse zeitigt. Die Prognose ist von der Zahl und von der Heftigkeit der einzelnen Attacken und davon abhängig, ob schon Arthritis besteht. Konservative Maßnahmen (wie Bandagen oder Apparate) kommen nur in Betracht, wenn die Operation wegen Alter oder Krankheit kontraindiziert ist. Technik der Operation. *Schosserer* (Stolzalpe).

Leichs, Beitrag zur Pneumoradiographie der Kniegelenke. (33. Kongr. d. Dtsch. Orthop. Ges., Gießen, Sitzg. v. 3.—5. X. 1938.) Z. Orthop. **69**, 359—361 (1939).

Verf. ist trotz der erst $1^1/_2$ jähr. Erfahrungen an der Münchener Orthopädischen Klinik der Ansicht, daß die Röntgenkontrastdarstellung sowohl bei alten als auch bei frischen Knieverletzungen unentbehrlich ist. Bei unsicheren Fällen wird sogar nach Ablauf einer Woche eine neue Knieluftfüllung vorgenommen. *Andreesen* (Bochum).

Georg Lotheissen, Ist die Kniescheibe unbedingt notwendig? Med. Klin. **1940 II**, 735—737.

Bei Entfernung der Kniescheibe soll angeblich oft eine Arthrosis deformans auftreten. Trotzdem wird in dringenden Fällen die Entfernung der Kniescheibe für richtig gehalten, wenn man die selbstverständliche Forderung nach Erhaltung des sehnig-bindegewebigen Anteils des Streckapparates erfüllt. *Andreesen*.

A. Beutel, Gumma der Patella. Röntgenprax. **11**, 591—592 (1939).

Einschlägige Beobachtung. Gumma der Kniescheibe ist sehr selten. *Gollasch* (Hamburg).

J. Albert Key, The treatment of fractures of the patella. (Behandlung des Kniescheibenbruches.) (Dep. of Surg., Washington Univ. School of Med., St. Louis.) Amer. J. Surg., N. s. **44**, 166—177 (1939).

Einfache Brüche ohne Dislokation werden im Gipsverband ruhiggestellt. Bei vorhandener Distraktion muß operiert werden. Die einfache Drahtumschlingung hat sich am besten bewährt. Die Seitenbänderrisse werden mit D-Seide genäht. Bei Abrissen der Quadricepssehne oder des Ligamentum patellae werden 2 dicke Seidenfäden durch 2 Bohrlöcher durch die Kniescheibe geführt und auf der Gegenseite verknüpft. Komplizierte Frakturen werden nach den allgemein üblichen Grundsätzen behandelt. *Graßmück* (Prag).

E. P. Brockmann, Fracture and dislocation of the patella. (Bruch und Verrenkung der Kniescheibe.) Brit. med. J. Nr **4114**, 963—965 (1939).

Der normale Kniescheibenbruch mit starkem Auseinanderweichen der Bruchstücke wird zweckmäßig operiert. Naht des seitlichen Reservestreckapparates ist notwendig. Die Kniescheibe selbst kann genäht werden, besser aber ist Exstirpation. Brüche ohne Dislokation brauchen nicht operiert zu werden. Bei Zertrümmerungsbrüchen kommt es ebenfalls auf den Grad der Dislokation an, um zu entscheiden, ob man operiert oder konservativ verfährt. Bei offenen Brüchen operiert man erst nach Abklingen der Infektionsgefahr. Abriß der Quadricepssehne kann durch einfache Naht geheilt werden, Abriß des Kniescheibenbandes erfordert Fascie als Hilfsmittel, da das knappe Material am unteren Kniescheibenrand nicht ausreicht zur Naht. *Schütz* (Regensburg).

Otto Heinrich Zilles, Angeborene Verrenkung der Kniescheibe und ihre Behandlungstechnik. (Chir. Abt., Stadtkrankenh., Worms a. Rh.) Frankfurt a. M.: Diss. 1938. 26 S.

Das Verfahren *Herlyn* hat sich dem *Lexer*schen Verfahren überlegen gezeigt (je ein Fall). *zur Verth†* (Hamburg).

H. Earle Conwell, Dislocations of the knee joint. (Luxation des Kniegelenkes.) (Childr. a. Crippled Childr. Hosp., Birmingham, Alabama.) Amer. J. Surg., N. s. **43**, 492—496 (1939).

Verf. berichtet über 7 Fälle von vollständiger Luxation des Kniegelenkes und gibt folgende Richtlinien zur Behandlung: 1. Sofort einen ruhigstellenden Verband anlegen und alle unnützen Eingriffe unterlassen. 2. Immer die Röntgenuntersuchung durchführen, um Frakturen auszuschließen. 3. Reposition sobald als möglich bei geeigneter Schmerzbetäubung. 4. Ruhigstellung für 6—8 Wochen, dann medicomechanische Nachbehandlung. Ein Stützapparat für mehrere Monate ist erforderlich. 5. Immer auf Zirkulationsstörungen achten. Ein steifes, schmerzfreies Knie ist besser als ein bewegliches Knie, das Schmerzen verursacht. *Graßmück* (Prag).

Nic. Wiig, Kniegelenksluxation mit Komplikationen. (Sjukeh., Hoyanger og Haukeland Sygeh., Bergen.) Nord. Med. (Stockh.) **1939**, 3327—3330 u. engl. Zusammenfassung 3330 (Norwegisch).

Starke Dislokation des Kniegelenkes kompliziert zunächst durch Peroneuslähmung und Zirkulationsstörungen, sodann durch Decubitus, Kontraktur und Atrophie. Skizzierung und kritische Besprechung der Behandlung. Zufriedenstellendes Endergebnis, trotz einiger Funktionsstörungen (als Folge von Decubitus und Kontrakturen). *Funccius* (Wuppertal-Elberfeld).

Joseph W. Wheeler, Original method for repair of fracture of the patella. (Die neue Methode bei Patellarfraktur.) Med. Bull. Veterans' Admin. **16**, 349—350 (1940).

Verf. formt bei Querfrakturen aus einem der Fragmente einen Zapfen und versenkt diesen in ein entsprechend gebohrtes, $1/4$—$3/8$ Zoll tiefes Zapfenloch am anderen Fragment. Ein Catgutfaden Stärke 3 genügt zur Fixation, bis die knöcherne Vereinigung erfolgt ist. Periostnaht, Hautnaht. Ruhigstellung in einer Beugestellung von 20° für 3 Wochen. Bericht über 2 mit gutem Erfolg nach dieser Methode operierte Fälle. *Graßmück* (Prag).

José Valls, Ruptures of the lateral ligaments of the knee joint. (Seiten-
bänderriß des Kniegelenkes.) Amer. J. Surg., N. s. **43**, 486—491 (1939).

Verf. unterscheidet nach dem Umfang der Verletzung: 1. Die leichte Form:
es bestehen leichte Ecchymosen, geringe Infiltration der Weichteile, kleiner Bluterguß im Gelenk, mäßige Beweglichkeitseinschränkung, leichter Druckschmerz
und seitliche Beweglichkeit von wenigen Millimetern, nie mehr als 1 cm. 2. Die
mittlere Form: Bluterguß im Gewebe, großer Gelenkerguß, starke Bewegungs-
einschränkung und seitliche Verschieblichkeit von 2, 3 und mehr Zentimetern.
3. Die schwere Form, die zu einer Dislokation des Gelenkes führt und mit anderen
Verletzungen im Gelenk (Kreuzbänder, Meniscus) vergesellschaftet ist. Therapie:
Leichte Form: Ruhigstellung in Streckstellung für 2—8 Wochen. Dann 1—4 Wochen medicomechanische Behandlung, anschließend Belastung unter Fortsetzung
der physikalischen Behandlung für 1—2 Wochen. 2. Mittlere Form: Ruhigstellung
für 10—12 Wochen mit anschließender physikalischer Therapie, die mehrere Monate erfordern kann oder frühzeitiges operatives Vorgehen mit Revision des Kniegelenkes und Naht des zerrissenen Bandes. 3. Bei der schweren Form ist das operative Vorgehen indiziert. Zeitpunkt: Ende der 1. oder Beginn der 2. Woche.
Plastischer Ersatz des Bandes meist erforderlich. Verf. hat durch Einnähen von
dicken Seidenfäden gute Erfolge erzielt. *Graßmück* (Prag).

M. Thomas Horwitz, Injuries of the ligaments of the knee joint. An
experimental study. (Verletzungen der Bänder des Kniegelenkes. Eine
experimentelle Studie.) (Dep. of Orthop. Surg., Jefferson Med. Coll., Philadelphia.) Arch. Surg. **38**, 946—954 (1939).

Verf. kommt auf Grund von Versuchen am Kaninchen und menschlichen
Leichen zu folgenden Ergebnissen: 1. Beim Kaninchen heilen Verletzungen der
Seitenbänder des Kniegelenkes aus ohne Rücksicht auf die Größe der Verletzung und
gleichgültig, ob Ruhigstellung erfolgt oder nicht. Verletzungen der Kreuzbänder
heilen bei einfacher Ruhigstellung nicht aus. Chirurgische Vereinigung der durchtrennten Kreuzbänder ist nur im frischen Stadium möglich. Verf. schließt daraus,
daß die guten Erfolge bei konservativer Behandlung von Kreuzbandrissen in
Wirklichkeit nur auf der Ausheilung der begleitenden Seitenbänderverletzungen
beruhen, während die Kreuzbänder selbst nicht ausheilen. 2. Die Bänder des
Kniegelenkes bei menschlichen Leichen und frisch getöteten Kaninchen sind am
schwächsten an ihren Ansatzstellen am Knochen, und hier reißen sie bei einem
adäquaten Trauma ein. *Graßmück* (Prag).

Willis C. Campbell, Reconstruction of the ligaments of the knee. (Die
Wiederherstellung der Kniegelenksbänder.) (Univ. of Tennessee School of
Med., Memphis.) Amer. J. Surg., N. s. **43**, 473—480 (1939).

Wenn konservative Maßnahmen erfolglos bleiben, ist ein operativer Eingriff
indiziert. Besonders bei jungen Individuen, bei Arbeitern und Athleten, muß die
anatomische Wiederherstellung gefordert werden. Die erzielten Erfolge sind gut.
Graßmück (Prag).

William R. Cubbins, James J. Callahan and *Carlo S. Scuderi*, Cruciate ligaments. A résumé of operative attacks and results obtained. Die
Kreuzbänder. Eine Übersicht über die operativen Eingriffe und Ergebnisse.) (Loyola Univ. Med. School, Chicago.) Amer. J. Surg., N. s. **43**,
481—485 (1939).

Eine Frühoperation zur Wiederherstellung der Kreuzbänder ist bei einer vollständigen Dislokation des Gelenkes kontraindiziert. Das Gelenk soll mindestens
120 Tage ruhiggestellt werden; denn die Erfahrung lehrt, daß ein gewisser Pro-

zentsatz ohne Operation zur Ausheilung kommt. Bei Abriß nur eines Kreuzbandes dagegen ist die Frühoperation immer indiziert, denn das Ergebnis ist um so besser, je eher operiert wird. Hat bei Abriß beider Bänder das konservative Vorgehen keinen Erfolg, so ist die Operation angezeigt. Eine Querruptur der Seitenbänder kommt nur selten ohne gleichzeitige Verletzung der Kreuzbänder vor. Abrisse der Insertionsstellen der Seitenbänder am Femur sind sehr häufig und heilen bei Ruhigstellung für 90 Tage völlig aus. Eine Regeneration der Kreuzbänder bei Abrissen oder Querrissen kommt nicht vor. Zur Operation: Keine Lokalanästhesie, weil keine genügende Entspannung der Oberschenkelmuskulatur erreicht werden kann. Vorgehen nach *Hey-Groves* und *Ahryn Smith*. Zur Plastik des vorderen Kreuzbandes wird ein aus der Fascia lata gewonnener Fascienstreifen verwendet, für die Wiederherstellung des hinteren Kreuzbandes die Aponeurose des Musculus biceps femoris. *Graßmück* (Prag).

W. Rowley Bristow, Internal derangement of the knee joint. (Binnenverletzungen des Kniegelenkes.) (St. Thomas Hosp., London, Engl.) Amer. J. Surg., N. s. **43**, 458—465 (1939).

Besprechung der Differentialdiagnose mit besonderer Berücksichtigung der Schwierigkeiten der Unterscheidung zwischen Verrenkung und Meniscusschaden. Wichtig ist die Unterscheidung, ob es sich um eine erste oder eine rezidivierende Verletzung handelt. Bei der Verrenkung darf nicht lange ruhiggestellt werden. 1—2 Tage genügen. Wenn ein Meniscusschaden vorliegt, muß immer operiert werden, da eine Regeneration nicht stattfindet. Postoperativ Kompressionsverband für 24 Tage. Dann Bewegungsübung im Bett ohne Belastung. Nach 48 Tagen Belastung. Unter 956 Meniscusläsionen waren in 766 Fällen der mediale und in 190 Fällen der laterale Meniscus betroffen. Unter 791 Längsrissen handelte es sich bei 48% um totale Kontinuitätstrennung, bei 31% war nur der hintere, bei 21% nur der vordere Anteil verletzt. *Graßmück* (Prag).

R. Haecker, Stachelschienenverband bei Schußbrüchen des Kniegelenks und Oberschenkels im Felde. Dtsch. Mil.arzt **5**, 121—122 (1940).

Die Stachelschiene soll die Befestigung der Volkmann-Schiene am Körper übernehmen. *Metge* (Wismar).

Carl Ludwig Gross, Offene Knieverletzungen und ihre Behandlungsergebnisse. (13. Tag. d. Dtsch. Ges. f. Unfallheilk., Versicherungs- u. Versorgungsmed., Kiel, Sitzg. v. 7.—8. VII. 1939.) Arch. orthop. Chir. **40**, 221—226 (1939).

Verzichtet in der Regel auf eine Gelenkspülung. Phenolcampher führt leicht zu Gelenksergüssen. Weitgehende mechanische Säuberung unter Freilegen der tiefgelegenen Wundbezirke. Ruhigstellung: 2—3 Wochen.

Gollasch (Hamburg).

A. Leo Brett, Operative treatment of genu recurvatum. (Die operative Behandlung des Genu recurvatum.) (Carney Hosp., Boston.) Amer. J. Surg., N. s. **43**, 466—472 (1939).

In leichten Fällen werden mit Erfolg Sehnen- und Fascienverpflanzungen durchgeführt. Bei starker Belastung des Gelenkes aber ist in den meisten Fällen eine knöcherne Fixation erforderlich. Besondere Aufmerksamkeit muß der Abwärtsneigung der vorderen Tibiaoberfläche, als der häufigsten Ursache für das Genu recurvatum gewidmet werden. Sie kommt zustande durch Wachstumshemmung der Diaphyse der Tibia infolge Krankheit oder Trauma. Durch Unterlagern von Knochenspänen hat Verf. in 6 Fällen gute Erfolge erzielt.

Graßmück (Prag).

Rudolf Görlach, Methodischer Kunstbeinaufbau nach Form und Funktion, Lotaufbau: Neues physiologisches Kniegelenk am Stuttgarter W. u. G.-Bein (Weber & Greissinger). Arch. orthop. Chir. **40**, 126—129 (1939).

Grundsätze der handwerksgerechten Fertigung des Kunstgliedes und Kunstbeintypen in kurzer Darstellung. Einzelheiten der Kniegelenkskonstruktion.
Gollasch (Hamburg).

Felix Mandl, Zur Symptomatologie der Seiten- und Kreuzbandveränderungen des Kniegelenkes und ihre Therapie mit Eigenblutinjektionen. (Hadassah Univ.-Hosp., Jérusalem.) J. internat. Chir. **5**, 129—135 (1940).

Verspricht sich von der Eigenblutinjektion Gewebsverdichtungen, welche einen Ersatz für das lädierte Seitenband bedeuten. Anzahl der Injektionen: 20.
Gollasch (Hamburg).

Kurt Strauss, Monarthritis gonorrhoica als ätiologisches Moment für Meniscusschäden. (III. Chir. Univ.-Klin., Städt. Robert Koch-Krankenhaus, Berlin.) Arch. klin. Chir. **199**, 142—144 (1940).

Verf. nimmt kurz allgemein zur Frage der Meniscusschädigung Stellung und bestätigt für spontane und spontan-traumatische Schädigungen das im Schrifttum Bekannte auf Grund der Erfahrungen seiner Klinik. *Andreesen* (Bochum).

C. Henschen, Meniscuslipom als indirekte Ursache einer zur Spontanruptur führenden Abnützungsmeniskopathie. Monographische Studie über die Geschwülste der Menisken. (Chir. Univ.-Klin., Basel.) Zbl. Chir. **1940**, 1762—1773.

Zusammenstellung aus der Literatur: 3 Fibrome, 3 gutartige· xanthomatöse Riesenzellentumoren. Eigene Beobachtung: Meniscuslipom (23jährige Frau).
Gollasch (Hamburg).

Günther Schallock, Untersuchungen zur Morphologie der Kniegelenksmenisci an Hand von Messungen und histologischen Befunden. (Path. Inst., Univ. Leipzig.) Virchows Arch. **304**, 559—590 (1939).

Verf. bezeichnet das Meniscusgewebe als Sehnenknorpel, wobei man im Aufbau verschiedenartige Bilder antreffen kann, die abhängig von der Druck- oder Zugbelastung sind. So kommen bei statischen Änderungen auch Veränderungen der Form des Meniscus vor. Degenerative Veränderungen werden nur bei Druckbelastung des Gewebes festgestellt. Im übrigen stellt Verf. fest, daß man den Ausdruck „schleimige und fettige Degenerationen" nur für die krankhaften Veränderungen verwenden soll. Derartige Veränderungen der Grundsubstanz sind nicht sehr häufig, so daß man nicht von physiologischen Veränderungen sprechen kann. Auf die Schwierigkeit der Begutachtung von Meniscusschäden allein auf Grund histologischer Veränderungen, wird hingewiesen; eine Unterscheidung, ob eine primäre oder sekundäre Degeneration vorliegt, ist oft nicht möglich.
Andreesen (Bochum).

Constantin C. Velluda, Über Gefäßbildung der Kniegelenksmeniscen beim Menschen. Virchows Arch. **306**, 526—537 (1940).

Wichtig ist, daß das Meniscusgewebe in der Jugend und später nochmals in der Zeit der Pubertät reichlich Gefäße enthält. Die weiteren Untersuchungen über die Gefäßversorgungen bei Erwachsenen bestätigen frühere Feststellungen, daß nur an der Randzone Gefäßbildung vorhanden ist. Die bei histologischen Untersuchungen häufig festzustellenden Bindegewebsbündel, die von den Randzonen aus in das Meniscusgewebe eindringen, sind als Reste der früheren Gefäßbildung anzusehen. In diesen Schichten finden sich manchmal auch bei Erwachsenen noch radiär verlaufende Blutgefäße.   *Andreesen* (Bochum).

C. Lambrinudi, **Injuries to both semilunar cartilages of the knee-joint.** (Verletzungen beider Menisci im Kniegelenk.) (Sect. of orthop., London, 6. XII. 1938.) Proc. roy. Soc. Med. **32**, 635—640 (1939).

Auf Grund seiner Beobachtungen an 8 Fällen kommt Verf. zu folgenden Schlüssen: 1. Verletzungen beider Menisci kommen häufiger, als allgemein angenommen wird, vor. Deshalb sollen bei Operationen stets beide Seiten kontrolliert werden. 2. Verletzungen des äußeren Meniscus sind häufiger mit Kreuzbandläsionen kombiniert als Verletzungen des inneren Meniscus. 3. Die Diagnose ,,Quadricepsinsuffizienz" sollte verlassen werden, da sie nur Verwirrung stiftet. 4. Die alarmierenden Symptome, die mit einer gewissen Schlaffheit des Bandapparates verbunden sind, werden durch das Aus- und Eingleiten des äußeren Meniscus bedingt und verschwinden nach Exstirpation des Meniscus.

Graßmück (Prag).

Leif Efskind, **Über Meniscusschäden.** (Chir. Abt. B, Reichshosp., Oslo.) Acta chir. scand. (Stockh.) **82**, 499—529 (1939).

Die Arbeit berücksichtigt das Schrifttum nur bis zum Jahre 1937. Es wird auf die Schwierigkeiten hingewiesen, eine Meniscusschädigung im Anfangsstadium festzustellen. Bei dem Krankengut des Verf. von 32 Fällen sollen die Patienten mit postoperativem Erguß im Kniegelenk Neigung zur Arthrosis deformans gezeigt haben. Ein Meniscusregenerat beim Menschen ist verhältnismäßig selten, und kann sowohl in anatomischer als auch funktioneller Beziehung nur ein minderwertiges Produkt ergeben.   *Andreesen* (Bochum).

Josef Köstler, **Experimentelle Versuche über Ernährungsstörungen der Menisken.** (Heilanst., Hohenlychen u. Path. Inst., Rudolf Virchow-Krankenh., Berlin.) Arch. klin. Chir. **199**, 49—61 (1940).

Nach allgemeinen Erörterungen besonders über das Vorkommen von Berufsschäden als Aufbrauchserkrankung werden die Ergebnisse von Tierversuchen eingehend beschrieben. Es wird festgestellt, daß Gelenkflüssigkeit und Lymphe nicht allein genügen, um die Ernährung des Meniscusgewebes zu gewährleisten. Die Blutversorgung spielt eine wesentliche Rolle. Durch Ausschaltung der Blutversorgung kann es nach den Versuchen des Verf. zur Nekrose von Meniscusgewebe kommen.   *Andreesen* (Bochum).

C. Henschen, **Der spontane Riß der Kniegelenksmeniscen als Berufskrankheit der Bodenleger. (Meniscusruptur im Schlaf.) Degeneration übernützter Gewebe als Folge quantenphysikalischer Kernalterationen.** (Chir. Univ.-Klin., Basel.) (Frankfurt a. M., Sitzg. v. 26.—30. IX. 1938.) Ber. 8. internat. Kongr. f. Unfallmed. u. Berufskrankh. **2**, 626—644 (1939).

Die von *Henschen* seit 1917 betriebenen Untersuchungen über die mechanischen Abnutzungszustände und Krankheiten, und die von H. eingeführten Begriffe ,,Ermüdung des Gewebematerials durch Überbeanspruchung der Arbeitsfestigkeit", finden in den neuen Ausführungen eine weitere Stütze. Für die Begutachtung wichtig ist die Abfuhr für die Anschauungen, daß bei manchen Meniscusschäden Folgen aus ,,getarnten" Unfällen vorliegen. Der rein spontane Meniscusriß wird von *H.* nach wie vor als eine ,,langsam einschleichende Aufspaltung durch Überschreiten der Arbeits- oder Dauerfestigkeit" bezeichnet. Verf. ist der Ansicht, daß die letzte haltende Gewebebrücke dynamisch mit oder ohne Mitwirkung einer äußeren oder inneren Gewalt durchreißt.   *Andreesen* (Bochum).

Karel Novotný, Beitrag zur Diagnose der Meniscusruptur in der hinteren Hälfte. (Orthop. klin., univ., Brno.) Čas. lék. česk. **1940**, 755—756 (Tschechisch).

Es wird über einen ungewöhnlichen Mechanismus von Kniegelenkblockaden berichtet, der durch den Operationsbefund geklärt wurde. Der Patient erlitt regelmäßig eine Einklemmung bei maximaler Kniegelenkbeugung. Bei der Operation zeigte sich nun die vordere Hälfte des inneren Meniscus intakt, während die ganze hintere Hälfte bis zum Ansatz des Hinterhorns von der Gelenkkapsel losgerissen war. Bei der maximalen Beugung spannte sich nun immer das losgelöste Meniscusstück wie eine Saite, über die der Femurkondyl bei der Beugung glitt. War er einmal über sie hinweggeglitten, verwehrte sie durch ihre Spannung das Zurückgleiten. So erklären sich die wiederholten Einklemmungen bei maximaler Beugung und auch die leichte Reposition durch passive Streckung. In dieser Blockade bei jeder maximalen Beugung sieht der Verf. ein typisches Symptom des in der hinteren Hälfte von der Gelenkkapsel losgetrennten und zwischen Meniscusmitte und hinterem Horn ausgespannten Meniscus. *Gregora* (Prag).°°

A. Hübner, Unfall und Recht. Meniscusschäden. Endarteriitis obliterans. Chirurg **12**, 76—84 (1940).

Eingehende Darstellung des Meniscusschadens in seiner Beziehung zur Degeneration bzw. zum Unfall unter Würdigung der Rechtsprechung des RVA. Mitteilung einschlägiger Begutachtung über ursächlichen Zusammenhang von Endarteriitis obliterans und Unfall. *Gollasch* (Hamburg).

Erik Millbourn, Ein weiteres Arthrogrammsymptom bei Meniscusschäden. (Chir. u. Röntgenabt., Krankenh., Uddevalla.) Acta chir. scand. (Stockh.) **83**, 91—103 (1939).

An Hand von 9 operativ bestätigten Fällen wird darauf hingewiesen, daß bei einem „konzentrischen Meniscusschaden" der dreieckige Kontrastdefekt am Platze des gerissenen Meniscus erheblich kleiner sei als der auf der anderen Seite. Dieses Symptom ist aber nicht absolut zuverlässig! *Andreesen* (Bochum).

Herbert Groh, Kniegelenkverletzungen und ihre Behandlung. (Heilanst., Hohenlychen.) Z. ärztl. Fortbildg **37**, 129—132 (1940).

Unterschieden werden: leichter frischer Bandschaden, frische Meniskuszerreißung, alter Bandschaden und Meniscusschaden. Behandlungsvorschläge.
Gollasch (Hamburg).

Hans Heldt, Die Behandlung der Meniscusverletzung. (Chir. Klin., Städt. Krankenh., Magdeburg-Sudenberg.) Ther. Gegenw. **80**, 395—401 (1939).

Übersichtsaufsatz. Bei konservativer Behandlungsmöglichkeit wird der Bluterguß punktiert, durch Pantocain-Infiltration die Sperre beseitigt, 8—14 Tage auf Schiene ruhiggestellt, dann eine ungepolsterte Kniehülse aus Gips zum Aufstehen für 3—4 Wochen gegeben und weitere 2—3 Wochen nachbehandelt. Entgegen der Überschrift werden auch Bandzerreißungen besprochen. Anlehnung an die *Gebhardt*sche Schule. *Haase* (Berlin).

G. Panthel, Zur Technik der Schnittführung bei Meniscusoperationen. (Chir. Univ.-Klin., Berlin.) Arch. klin. Chir. **197**, 857—869 (1940).

Die bei Nachuntersuchungen Kniegelenksoperierter in fast 90% gefundenen Sensibilitätsstörungen bei medialer Schnittführung (zum Teil *Payr*-Schnitt) lassen von einem Wechselschnitt — leicht spitzwinklige Führung von Haut- und Kapsel-

schnitt — bessere Resultate erwarten. Durchtrennung der Haut in Nervenfaser-
richtung, Durchtrennung der Kapsel in Kapselfaserrichtung.   *Tyrell.*

Friedrich-Ernst Stieve, Über die Neubildung entfernter Meniscen des
    menschlichen Kniegelenkes. (Anat. u. Anat.-Biol. Inst., Univ. Berlin.)
    Z. mikrosk.-anat. Forsch. **46**, 436—458 (1939) u. Berlin: Diss. 1939.
Post mortem-Untersuchungen an 2 aus anderen Ursachen zu Tode gekommenen
früher mit Excision des Meniscus bzw. beider Menisken behandelten Menschen
ergaben, daß sich an Stelle eines entfernten Meniscus im Kniegelenk ein neuer
Meniscus ausbildet. Er besteht zunächst hauptsächlich aus Fettgewebe. Unter
dem Einfluß der Funktion verwandelt sich dieses nach und nach in verfilztes
Bindegewebe, schließlich in Faserknorpel. Nach genügend langer Zeit bildet sich
dann durch funktionelle Anpassung ein Meniscus aus, der sich in seiner Form, der
Art seiner Befestigung und seinem histologischen Bau in keiner Weise von einem
normalen Meniscus unterscheidet.   *zur Verth†* (Hamburg).

Felix Mandl, Technischer Bericht über 800 Meniscusoperationen.
    (Hadassah Univ.-Hosp., Jérusalem.) J. internat. Chir. **5**, 137—145 (1940).
Neben der üblichen schonenden Operationstechnik wird eine Methode beschrieben, bei welcher das ganze Nahtmaterial beim Fädenentfernen aus dem Wund-
bereich entfernt werden kann. In üblicher Weise wird zur Vermeidung eines postoperativen Gelenkergusses ein Kapselfenster angelegt. Bei 800 operierten Fällen
wurde keine Infektion beobachtet.   *Andreesen* (Bochum).

L. Stumpfegger, Wiedereröffnung von Kniegelenken nach Meniscus-
    operationen. (Heilanst., Hohenlychen.) Arch. klin. Chir. **199**, 62—75
    (1940).
Bericht über 70 Wiedereröffnungen von Kniegelenken bei vorausgegangenen
Meniscusoperationen. Auf Grund der Erfahrungen wird unbedingt die völlige Aus-
rottung des Meniscus empfohlen, weil der Verf. feststellen konnte, daß zurück-
gebliebene Meniscusteile erneut einreißen können und zu Reizzuständen des Kniegelenks führen können. Naht eines eingerissenen Meniscusteils kann niemals zur
Heilung führen. Ebenso soll man den Meniscus auch dann entfernen, wenn man
zunächst äußerlich nichts Besonderes feststellen kann, weil es Schädigungen gibt,
die so versteckt liegen, daß sie nicht sofort entdeckt werden können. Wenn also die
Vorgeschichte eindeutig ist und auch der klinische Befund für einen Meniscusschaden
spricht, soll man den Meniscus ganz entfernen. Berufe mit viel knieender Tätigkeit schaffen die Voraussetzungen für einen gleichartigen Ernährungsausfall, so daß
die Anschauung über die primäre Degeneration des Meniscusgewebes zu Recht
besteht. Als praktische Folgerung ist wichtig, daß anscheinend unbeschädigt aus-
sehende Menisken nur dann im Gelenk belassen werden dürfen, wenn die ver-
sorgenden Blutgefäße erhalten bleiben können.   *Andreesen* (Bochum).

Theo Eck, Meniscusverkalkungen und ihre Differentialdiagnose. (Chir.
    Abt., Heeres-Standortlaz., Stuttgart.) Chirurg **11**, 547—560 (1939).
Von 800 Kniegelenksaufnahmen bei durchweg jugendlichem Krankengut 2%
Verkalkungen der C-Knorpel. Nur bei einem Zehntel klinisch sichere, schwere
Meniscusverletzungen.   *Gollasch* (Hamburg).

H. R. Paas, Beobachtungen an der Kniegelenkkapsel mittels positiver
    Kontrastfüllung und Röntgendurchleuchtung. (Chir. Univ.-Klin..
    Köln.) Dtsch. Z. Chir. **252**, 478—498 (1939).
Verwendet neben Einzelaufnahmen die Durchleuchtung der kontrastgefüllten
Gelenke.   *Gollasch* (Hamburg).

36. Unterschenkel und Fuß.

Bürkle-de la Camp, Die Behandlung der Schienbeinkopfbrüche. (95. Tag. d. Vereinig. Niederrhein.-Westfäl. Chir., Münster i. W., Sitzg. v. 15.—16. VII. 1939.) Zbl. Chir. **1940**, 367—368.

Die Gelenkfläche im Bruchbereich muß wiederhergestellt werden. Beim Spaltbruch Doppelgewindeschraube nach *Andreesen*, beim Eindellungsbruch Hebung mit Knochenkeil nach *Lexer*. Vorher Fahndung auf Binnenverletzung. *Metge.*

Stocker, Zur Behandlung der schweren Tibiakopffrakturen und der Nebenverletzungen. (Breslauer Chir. Ges., Sitzg. v. 5. VI. 1939.) Zbl. Chir. **1940**, 132.

Operativ im wesentlichen der heute allgemeingültige Standpunkt: Verschraubung oder Hebung mit Knochenkeil. Jedoch kann man beim Spaltbruch auch konservativ „ausgezeichnete funktionelle Ergebnisse" erzielen. Der mitverletzte Meniscus gibt bei total zerrissenen Seitenbändern einen ausgezeichneten Seitenbandersatz ab. *Metge* (Wismar).

Malatray et *Bastien*, Le traitement des fractures du plateau tibial. Résultats éloignés. (À propos de vingt-quatre observations personnelles.) (Die Behandlung der Brüche des Schienbeinkopfs. Spätergebnisse. [24 eigene Fälle.]) (Clin. Chir., Hôp. Saint-Sauveur, Lille.) Rev. de Chir. **58**, 45—74 (1939).

Bezüglich der Brüche im Schienbeinkopf werden Einrisse, einseitige und doppelseitige Brüche mit und ohne Verschiebung und komplizierte Brüche unterschieden. Nach einer eingehenden Übersicht über die Literatur der einzuschlagenden Therapie schildern die Verff. die angewandten Behandlungsmethoden an eigenen 24 Fällen. Bei Einrissen und Brüchen ohne Verschiebung stehen frühzeitige Bewegungen im Vordergrund. Die einseitigen und doppelseitigen Brüche des Schienbeinkopfes mit Verschiebungen der Bruchstücke, erfordern eine genaue Reposition und peinliche Wiederherstellung der Gelenkfläche, Vermeidung jeder Verkürzung oder einer O- bzw. X-Stellung. Das Festhalten der reponierten Bruchstücke erfolgt durch Gipsverbände, Nagelung, Verschraubung oder Bolzung. Gute Behandlungsergebnisse. *Pillet* (Hamburg).

P. Gérard-Marchant, Fractures des plateaux tibiaus. (Schienbeinkopfbrüche.) (21. réun. ann. de la Soc. Franc. d'Orthop. et de Traumatol., Paris, 13. X. 1939.) Rev. d'Orthop. etc. **26**, 499—546 (1939).

Die Arbeit stellt eine Gesamtabhandlung über alle Arten von Brüchen des Schienbeinkopfes dar und umfaßt solche eines oder beider Kondylen, Querbrüche des ganzen Kopfes sowie kleine Randbrüche und Brüche der Gelenkflächen. Es wird unterschieden zwischen Trennungsbrüchen, eingekeilten Brüchen und einer Mischform zwischen beiden. Die direkten Ursachen für das Zustandekommen der Schienbeinkopfbrüche sind selten. Es überwiegen indirekte Ursachen, die meist in einer Gewalteinwirkung in der Längsachse des Körpers besteht. Auf die Behandlung mit entweder Ruhigstellung und funktioneller Nachbehandlung oder Reposition (Schraubenzwinge) und Retention oder blutige Maßnahmen wird gründlich eingegangen. *Schütz* (Regensburg).

Kurt Honecker, Zur Behandlung schwer reponierbarer Schräg- und Spiralbrüche des Unterschenkels mittels temporärer percutaner Drahtfixation. Bemerkungen zur gleichnamigen Arbeit von W. Bergk in ds. Ztschr. 1939, 185. (Knappschaftskrankenh., Fischbachtal a. d. Saar.) Chirurg **11**, 664—666 (1939).

Die gute *Sommer*sche Spießung wird mit obigen 3 Fremdworten bezeichnet und ausführlich beschrieben. *Metge* (Wismar).

Paul Schmid, Der isolierte Schienbeinbruch.   (Unfallkrankenh., Wien.)
Arch. orthop. Chir. **40**, 412—424 (1940).
Neigt zur Verschiebung, daher häufige Röntgenkontrolle. Ist trotz mehrmaliger Korrektur keine gute Stellung zu erzielen, ist die Callusbildung verzögert: Osteotomie der Fibula.   *Gollasch* (Hamburg).

Adolf Friedrich Rossbach, Die Behandlung der Unterschenkelbrüche unter besonderer Berücksichtigung der Böhlerschen Methode. (Chir. Klin., St. Marien-Krankenh., Frankfurt a. M.) Frankfurt a. M.: Diss. 1939. 31 S.
Mit der Knochenbruchbehandlung nach Böhler wurden die bestmöglichen Heilungsergebnisse, eine erhebliche Entlastung der Krankenkassen und Berufsgenossenschaften durch eine schnellere Wiederherstellung der Arbeitsfähigkeit somit eine erhebliche Ersparnis an Zeit und Kosten erzielt.   *zur Verth†.*

O. Winterstein, Unerwartete Ergebnisse über die Ebenen der Torsionsfrakturen. (Chir. Univ.-Klin., Zürich.) Z. Unfallmed. u. Berufskrkh. (Bern) **34**, 64—69 (1940).
Von 110 Unterschenkelbrüchen waren 77 außenrotiert und 33 innenrotiert. Die typische Stelle des Außenrotationsbruches ist die distale Unterschenkelhälfte, des Innenrotationsbruches die proximale.   *Gollasch* (Hamburg).

Werner Ehrlich, Spontanfraktur des Schienbeins nach Beckscher Bohrung. (Krankenh. Bergmannssegen, Hindenburg, O.-Schl.) Zbl. Chir. **1940**, 1010—1012.
Die Bohrkanäle dürfen den Bereich der Bohrstelle nicht überschreiten.
Metge (Wismar).

Nieden, Zur Behandlung der Spiralbrüche im unteren Drittel des Unterschenkels. (94. Tag. d. Vereinig. Niederrhein.-Westfäl. Chir., Wuppertal-Barmen, Sitzg. v. 11. II. 1939.) Zbl. Chir. **1939**, 1786.
Empfiehlt operative Behandlung bei Brüchen im unteren Drittel.
Gollasch (Hamburg).

I. J. Sternberg, Contribution à l'étude de la résection ostéoplastique d'après le procédé de Vladimiroff-Miculicz. (Zur Frage der osteoplastischen Resektion derFußwurzel nach Wladimiroff-Mikulicz.) Ortop. i Travmat. Nr **3**, 41—45 (1940) [Russisch].
Nach Besprechung der Operation wird eine Zusammenstellung von Bogoras aus dem Jahre 1909 angeführt, welcher aus der Weltliteratur 133 Fälle aufführen konnte, dazu 8 eigene Fälle. Von diesen hatten 48 eine knöcherne Ankylose, 27 konnten von denen als gut, 21 als mittelmäßig bezeichnet werden. Nicht verwachsen waren 24 Fälle, davon 2 funktionell gut, 20 mittelmäßig. 2 Fälle waren schlecht. Die eigenen Beobachtungen umfaßten 5 Fälle, auswärts operiert. Ein Fall war ausgesprochen schlecht, was jedoch Fehlern in der Indikation und Technik der Operation (wegen Osteomyelitis) zuzuschreiben war. Der Fall wurde reamputiert. Auch bei den übrigen 4 Fällen waren Fehler gemacht worden, es waren die Zehen nicht genügend dorsalflektiert worden, keine genügende Immobilisation nach der Operation, keine Gehübungen. Nur bei einer Patientin volle knöcherne Vereinigung. Immerhin gingen die Patienten mit orthopädischem Schuhwerk recht gut, 3 waren im Beruf, eine im Haushalt tätig. Bei fast allen Fällen war es zu einer statisch ungünstigen Abknickung .des Vorfußrestes nach vorn gekommen, so daß ein hinterer offener Winkel entstand. Zur Vermeidung dessen schlägt Verf. vor, die Gelenke zwischen Kahn-, Würfel- und Keilbeinen durch Entfernung der Gelenkflächen zu arthrodesieren. Der Vorfuß sollte soviel wie möglich dorsalflektiert werden.   *Rall* (Bromberg).

M. S. Burman and *S. E. Sinberg*, An anomalous talocalcaneal articulation: Double ankle bones. Radiology **34**, 239—241 (1940).

Mitteilung des Röntgenbefundes einer Abart in der Gelenkbildung zwischen Sprungbein und Fersenbein. Bisher war nur ein anatomisches Präparat von *Pfitzner* bekannt. *Reisner* (Stuttgart).

Kreglinger, Fehler und Gefahren in der Chirurgie. Brüche der Knöchelgabel mit besonderer Berücksichtigung der Frage der Knickbereitschaft. (Chir. Abt., Elisabeth-Krankenh., Koblenz.) Münch. med. Wschr. **1940 I**, 541—544.

Die Brüche gehören wegen ihrer schweren Folgen für das aufrechte Stehen, für die Lauf- und Gehfähigkeit sofort in fachärztliche Behandlung. Verschraubung der Bruchstücke ist niemals angezeigt. Bei schweren Brüchen nicht vor der 7. bis 8. Woche belasten. Sachgemäße Nachbehandlung. *Gollasch* (Hamburg).

Wolf Weber, Frakturen und Luxationen des unteren Sprunggelenks. Verlauf und Therapie an Hand der in den letzten zehn Jahren in der chirurgischen Universitäts-Klinik zu Freiburg i. Br. zur Beobachtung gelangten Fälle. Freiburg i. Br.: Diss. 1940. 29 S.

44% bezogen eine Rente, 3 Jahre nach der Verletzung bezogen noch 17% Rentenentschädigung. Bei allen diesen Fällen ist die Funktion des unteren Sprunggelenks stark eingeschränkt. *zur Verth†* (Hamburg).

Eric I. Lloyd, Fractures round the ankle joint. (Brüche im Bereich des Fußgelenkes.) Brit. med. J. Nr **4121**, 1286—1288 (1939).

Einteilung in äußere Torsions-(Rotations-), Abduktions- und Adduktionsbrüche. Behandlung mit Berücksichtigung der alten und vernachlässigten Brüche. Bei lange bestehenden schmerzverursachenden Heilergebnissen mit erheblicher Fehlstellung und Gelenkarthrose Vorschlag der Fußgelenksarthrodese.

Reckling (Straßburg).

Leroy C. Abbott and *John B. de C. M. Saunders*, The operative lengthening of the tibia and fibula. A preliminary report on the further development of the principles and technic. (Die operative Verlängerung des Schienbeines und des Wadenbeines. Ein vorläufiger Bericht über die weitere Entwicklung der Prinzipien und Technik.) (Div. of Surg., Dep. of Orthop., Univ. California Med. School, San Francisco.) Ann. Surg. **110**, 961—991 (1939).

Vor der Osteotomie werden die Zwischenknochenhaut, die tiefe Fascie und die Intermuskularsepten völlig durchschnitten, da sie ein Hindernis für die Verlängerung darstellen. Die Nerven und Gefäße werden freigelegt und verlegt, die Muskelansatzpunkte abgelöst. Die ernährenden Gefäße werden eingehend geschont. Da der Musc. gastrocnemius auch eine Verlängerung behindert, so wird er transplantiert (Überpflanzung auf Musc. soleus). — Die Komplikationen, die genau beschrieben werden, liegen in: Deformitäten des Fußes und des Knies. Verschiebung der Fragmente, Einschränkung der Beweglichkeit des Fußes, motorische und sensorische Störungen, Gefäßstörungen, Infektion und aseptische Nekrosen.

Schosserer (Stolzalpe).

Walter Babucke, Ein Fall von überzähligem Fußknochen. (Röntgenabt., Reservelaz., Landau [Pfalz].) Röntgenprax. **12**, 195 (1940).

Überzähliger Fußknochen an der Innenseite des Mittelfußes mit gelenkiger Verbindung zum Kahnbein. *Gollasch* (Hamburg).

Lutz Ott, Studien über die passiven und aktiven Veränderungen der Vorfußbreite. (Orthop. Univ.-Klin. „Friedrichsheim", Frankfurt a. M.) Arch. orthop. Chir. **40**, 446—457 (1940).

Die Vorfußbreite ist infolge aktiver und passiver Kräfte veränderlich. Messungen mit dem *Thomsen*schen Meßapparat, Aufstellung von verschiedenen Fußtypen ·und Auswertung der Messungen.   *Reckling* (Straßburg).

Götz Kadelbach, Ein Beitrag zu den Fußwurzelsynostosen. (Orthop. Klin., Marienstift, Arnstadt i. Thür.) Arch. orthop. Chir. **40**, 363—369 (1940).

Bei einem 20 Jahre alten Mädchen, das wegen Fußbeschwerden den Arzt aufsuchte, wurde an beiden Füßen das Fehlen des Gelenkspaltes zwischen Sprung- und Kahnbein und zwischen verschiedenen anderen Fußwurzelknochen festgestellt. Endogene Hemmungsmißbildung, die im zweiten Embryonalmonat zustande gekommen ist.   *Engelke* (Berlin).

Th. Hill, Synostosis talo-navicularis. (Chir. Univ.-Poliklin., München.) Röntgenprax. **11**, 567—569 (1939).

Wird auf einen embryonalen Schaden zurückgeführt.   *Gollasch* (Hamburg).

K. Lenggenhager, Zur operativen Behebung der durch Fibuladefekt entstandenen Fuß-Deformität. (Chir. Univ.-Klin., Bern.) Schweiz. med. Wschr. **1940 I**, 276—277.

Operative Entfernung eines der beiden Doppelknochen am Unterschenkel bzw. Unterarm im Wachstumsalter stets vermeiden! Sequestrierung abwarten! Angabe der Technik zur Behebung einer nach Fibulaexstirpation aufgetretenen lateralen Fußabweichung.   *Gollasch* (Hamburg).

A. Kobryner, Le pied plat expression morphologique de l'insuffisance constitutionnelle du cœur. (Serv. de Méd. Interne, Hôp. „Czyste", Varsovie.) Presse méd. **1939 II**, 1175—1176.

Der Plattfuß und Herzklappenfehler nach Endokarditis sind Zeichen konstitutioneller Schwäche des Bindegewebs- bzw. Blutgefäßsystems. Sie werden häufig zusammen bei ein und demselben Kranken beobachtet (in 75% der Fälle). Verf. sieht den Plattfuß als morphologischen Ausdruck der konstitutionellen Herzinsuffizienz an. Prophylaktisch wird empfohlen, bei Plattfüßlern, die zu Mandelentzündungen neigen, die Gaumenmandeln zu entfernen.   *Pillet* (Hamburg).

Rolf Pirath, Der entzündliche „Lehrlingsplattfuß". Seine Ätiologie und seine Früherkennung im Röntgenbild. (Orthop. Univ.-Klin., Frankfurt a. M.) Frankfurt a. M.: Diss. 1940. 20 S. u. 3 Abb.

Der entzündliche Lehrlingsplattfuß ist eine Erscheinung der zu frühen Belastung in einer Zeit, in der die Bänder und Muskeln des Fußes noch in der Entwicklung stehen. Oft ist auch eine konstitutionelle Bänder- und Muskelschwäche vorhanden. Durch das Röntgenbild ist eine Früherkennung der Entstehung des Knickplattfußes möglich, und damit seine Verhütung durch frühzeitig eingeleitete Entlastung des Fußes. Die ersten sichtbaren Knochenzacken im Röntgenbild haben immer die gleiche charakteristische Lokalisation an der lateralen oberen Ecke des Talonaviculargelenks.   *zur Verth†* (Hamburg).

A. S. Blundell Bankart, The treatment of flat-foot. (Die Behandlung des Plattfußes.) Brit. med. J. Nr **4134**, 537—539 (1940).

Das Gewölbe des Fußes wird durch die Spannung der Sohlenmuskel aufrechterhalten. Diese beruht auf einem Reflex, der in der Kindheit fehlt und der durch Erschöpfung nach Krankheiten, bei Rachitis, bei Neurasthenie und Überarbeitung herabgesetzt sein kann. Schließlich behindern die Schmerzen die Spannung der Muskel und so kommt es zur Abflachung des Fußgewölbes. Bei Fixation im Fußgewölbe kann die willkürlich durchführbare Abflachung des Fußgewölbes aufgehoben sein. Das Tragen des Körpergewichtes verursacht dann Schmerzen (Spannungsfuß). Die verschiedenen Formen und die Behandlung werden beschrieben. *Schosserer* (Stolzalpe).

Wilfried Fölsch, Der Plattfuß und seine Bekämpfung im Heere. (Heeres-Standortlaz. Königsberg i. Pr., Pr.-Maraunenhof.) Dtsch. Mil.arzt **4**, 354 bis 361 (1939).

Verf. führt bei sämtlichen Rekruten, die er zu betreuen hat, in den ersten Wochen eine „Fußschulung" durch, die in allabendlichen Fußübungen und Fußpflege besteht. Durch dieses planmäßige Vorgehen lassen sich Plattfußbeschwerden meist verhindern und in ihren leichten Graden bekämpfen. Bei einem kleinen Teil der Soldaten kann jedoch auf Einlagen nicht verzichtet werden. Verordnet werden je nach der Schwere des Falles die heeresübliche Fertigeinlage, die Euplan- oder die Maßeinlage. *Engelke* (Berlin).

Robert C. Lonergan, Surgical treatment of flat feet: Indications and technic. (Die chirurgische Behandlung des Plattfußes. Indikation und Technik.) (Evanston Hosp., Evanston.) Surg. Clin. N. Amer. **19**, 21—34 (1939).

Verf. unterscheidet nach der Ätiologie folgende Plattfußarten: 1. die statische, 2. die kongenitale, 3. die traumatische, 4. die paralytische, 5. die arthritische. An Hand von einzelnen Fällen werden Ätiologie, Befund und Therapie der verschiedenen Formen besprochen. *Graßmück* (Prag).

Kurt Döring, Über operative Plattfußbehandlung an der Frankfurter Orthopädischen Universitätsklinik Friedrichsheim in den Jahren 1930—1937. Frankfurt a. M.: Diss. 1939. 31 S.

Die bloßen Weichteiloperationen an den Sehnen und Bändern und dgl. sind oft nicht imstande, dauernd die anfangs erzielte Korrektur aufrechtzuerhalten. Knochenoperationen, wie z. B. die Keilentnahme aus dem Talushals, geben ebenfalls oft gute Anfangsresultate, genügen aber auf die Dauer mitunter nicht, so daß man diese komplizierten Verfahren später einschränkte zugunsten der soliden Keil osteotomie aus dem Chopartschen Gelenk. Dies ist aber nur für die schweren Fälle angezeigt. Handelt es sich aber vorwiegend nur um die dorsale Aufbiegung des 1. Strahles mit dem Knick zwischen Naviculare und Cuneiforme 1, so genügt hierfür die Keilosteotomie aus dem Naviculare-Cuneiforme unter Schonung des Chopartschen Gelenkes, so daß die Beweglichkeit in diesen wichtigen Gelenken erhalten bleibt. *zur Verth†* (Hamburg).

Günther Imhäuser, Zur Gipstechnik beim Klumpfuß und kontrakten Plattfuß. (Orthop. Univ.-Klin., Leipzig.) Z. Orthop. **71**, 265—268 (1940).

Spekulum-ähnliches Leichtmetall-Instrument. Zweck: Verhütung von Druckschäden bei Erhaltung der besterreichten Korrekturstellung in Gipsverbänden wegen angeborenen Klump- bzw. Plattfußes und nach Redressements bei Adolescenten oder nach Osteotomien des alten angeborenen oder Lähmungs-Klumpfußes. Handhabung einfach bei der Anlegung der Gipsverbände. *Reckling* (Straßburg).

F. Asbeck, Zivilisation und Senkfußbildung. Dtsch. med. Wschr. **1939 II**. 1800—1801.

Der Schaden des Flachplattenpflasters für die Füße erfordert eine Gymnastik als Ausgleich. Verf. empfiehlt eine Korkenlaufmatte bereits für das Kleinkind. *Gollasch* (Hamburg).

Heinrich Fernhomberg, Drei Fälle von Köhlerscher Navicularerkrankung
   des Fußes in Analogie zur Köhlerschen Metatarsalerkrankung,
   zur Perthesschen und zur Schlatterschen Krankheit. (Orthop.
   Abt., St. Andreaskrankenh., Neuhaus i. W.) Münster i. W.: Diss. 1939. 32 S.
Vererbung spielt keine geringe Rolle. Das Trauma kann auslösen oder hervorrufen.   *zur Verth†* (Hamburg).
J. de Fourmestraux, Fracture isolée du 1ᵉʳ cunéiforme, présentation de
   radiographie. (Isolierter Keilbeinbruch. Röntgenbild.) Mem. Acad.
   Chir. **65**, 1240—1242 (1939).
Totale dorso-laterale Luxation des Mittelfußes nach außen als Folge eines
Kraftwagenunfalles, kompliziert durch einen Bruch des großen Keilbeins, dessen
oberes Bruchstück mit nach außen gedrängt war. Leichte Reposition. Gipsverband. 6 Wochen später zeigten die Röntgenbilder eine starke Osteoporose der Fußwurzel und des proximalen Mittelfußstückes. Schmerzen und Fußödem gingen
nach 2 lumbalen Novocaineinspritzungen völlig zurück. Guter Heilungserfolg.
                                                       Pillet (Hamburg).
Edward K. Cravener and *Donald G. MacElroy*, Supernumerary tarsal sca-
   phoids. (Überzählige Kahnbeinknochen am Fuß.) Surg. etc. **71**, 218—221
   (1940).
Über den Zweck eines überzähligen Kahnbeinknochens am Fuß, der im Verlauf der Tibialissehne liegt, besteht keine eindeutige Klarheit. Sicher ist, daß diese
Gebilde gehäuft bei langen und schmalen Füßen auftreten, die eine Disposition zum
Plattfuß in sich tragen. Vor dem 8. bis 9. Lebensjahr sind sie im Röntgenbild nicht
erkennbar. Von unvollständigen Abtrennungen vom eigentlichen Kahnbein über
echte Gelenkverbindungen bis zum freien Sesambein in der Sehne gibt es alle Übergänge. Obwohl diese überzähligen Knochen gewöhnlich symptomenlos sind,
können echte Gelenkentzündungen und Bildungen eines Schleimbeutels vorhanden
sein, die unter Umständen plastische Operationen erfordern. *Henningsen.*
F. Pecorari, Una frattura trasversa del I cuneiforme del tarso. (Ein
   Transversalbruch des ersten Keilbeins der Fußwurzel.) Boll. Assoc. med.
   triest. **30**, 339—341 (1939).
Der Bruch wurde verursacht, indem ein junger Mann im Laufschritt von
geringer Höhe hinuntersprang, wobei der linke Fuß mit erzwungener Hyperexten-
sion auf den Boden aufstieß. Der Charakter der Bruchlinie hatte ausgeschlossen,
daß es sich hier um eine Zweiteilung handle, die, wie bekannt, hier leichter vorkommt, da dieser Knochen zwei Ossifikationskerne enthält. Vollkommene anatomische und funktionelle Heilung mit einfachem plantarem Gipsverband.
                                                   Galletto (Florenz).
F. Mondry, Der dorsale Knochenhöcker am 1. Keilbein-Mittelfuß-
   knochengelenk. (Chir. Univ.-Klin., Marburg a. d. L.) Münch. med.
   Wschr. **1939 II**, 1699—1700.
Empfohlen wird Filzringbandage.   *Gollasch* (Hamburg).
L. Ginieys, Trois lésions de l'arrière-pied: Fracture de shepherd et
   entorse de l'os trigone. Rev. d'Orthop. etc. **26**, 320—327 (1939).
Beschreibung von 2 Abrissen des Os trigonum und einem Bruch des Proc.
post. tali.   *Reisner* (Stuttgart).
W. Thomsen, Ein Vorschlag, der sich nicht bewährte. (Zur Operation
   der Haglund-Ferse.) (Orthop. Univ.-Klin., Frankfurt a. M.) Z. Orthop.
   71, 245—260 (1940).
Die stark ausgebildete hintere obere Ecke des Fersenbeins, die Ursache entzündlicher Veränderungen infolge Stiefeldrucks, wurde vom Verf. durch Keil-

resektion verkleinert, mit dem Ziel, die überknorpelte hintere Fläche des Fersenbeins zu schonen. *Zadek* hat unabhängig davon das gleiche Verfahren empfohlen. Es muß dabei der stehengebliebene Rest des Fersenbeins eingeknickt werden. Da der Callus störend wirkt, hält Verf. es für besser, das alte Verfahren, das im Abtragen der hinteren oberen Ecke besteht, beizuhalten. *Engelke* (Berlin).

Karl Lang, Rißfraktur des Calcaneus. (Bezirkskrankenh., Nixdorf [Sudetengau].) Zbl. Chir. **1939,** 1599—1601.
Entenschnabelbruch bei einer 81(!)jährigen Frau. Arteriosklerose.
Gollasch (Hamburg).

Josef Köstler, Zur operativen Wiederherstellung alter Fersenbeinbrüche. (Heilanst., Hohenlychen.) Zbl. Chir. **1939,** 2501—2503.
Keilosteotomie bei traumatischem Plattfuß an dem Fersenbein. Über das funktionelle Ergebnis wird nicht berichtet. *Gollasch* (Hamburg).

Friedrich Krohn, Die Behandlung der Calcaneusfrakturen und ihre Erfolge und Nachuntersuchung von 21 im Böhlerschen Schraubenzugapparat reponierten Fersenbeinbrüchen. (Chir. Klin., Stadtkrankenh., Dresden-Friedrichstadt.) Freiburg i. Br.: Diss. 1939. 47 S.
Bei aktivem Vorgehen sind die Erfolge besser als durch rein konservative Maßnahmen. Am erfolgreichsten ist das *Böhler*sche und *Westhues*sche Verfahren mit Anwendung der Fersenbeinzwinge. *Gollasch* (Hamburg).

Paul F. Olson, The treatment of fractures of the os calcis. J. Bone Surg. **21,** 747—751 (1939).
Modifikation der Transfixation nach *Böhler.* Das gebrochene Fersenbein wird durch eine zwischen Schienbein- und Fersenbeinnagel angebrachte Schraubenmutter durch Anziehen aufgerichtet. *Gollasch* (Hamburg).

Schoen, Verwechslung des Calcaneus secundarius mit Absprengung am Calcaneus. Röntgenprax. **12,** 36 (1940).
Ein „Calcaneus secundarius" wurde für Verletzungsfolge gehalten.
Gollasch (Hamburg).

Victor Struppler, Rißbruch am Fersenbeinhöcker. (Chir. Univ.-Klin., München.) Arch. orthop. Chir. **39,** 651—658 (1939).
Entenschnabelbruch bei 42jährigem, 85 kg schwerem Mann. „Knacks im Fußgelenk" bei Absprung. *Gollasch* (Hamburg).

R. Grashey, Vordere axiale Calcaneusaufnahme. Röntgenprax. **11,** 382 (1939).
Frakturlinie im vorderen Fortsatz des Fersenbeins, die nur in dorso-plantarer Richtung sich darstellt. *Gollasch* (Hamburg).

John Dunlop, The traction treatment of fractures of the os calcis. (29. ann. clin. congr. of the Americ. coll. of surg., Philadelphia, 16.—20. X. 1939.) Surg. etc. **70,** 408—412 (1940).
Bericht über gute Erfolge mit der Zugbehandlung der Fersenbeinfrakturen nach *Böhler.* *Reisner* (Stuttgart).

Albert Ahlberg, Studien über 111 nachuntersuchte Fälle von Calcaneusfrakturen unter besonderer Berücksichtigung der Gelenkschäden zwischen Talus und Calcaneus. Göteborg 1940. VI, 171 S.
Nach Gelenkbrüchen ist eine vollständige anatomische und funktionelle Wiederherstellung selten. In frischen Fällen: sofortige Einrichtung — in alten: Versteifung des unteren Sprunggelenks. Im einzelnen geht Verf. allen Beschwerden nach Fersenbeinbrüchen sorgfältig nach und kommt so zu wertvollen Anregungen in allen mit dem Thema zusammenhängenden Fragen. Für das Schrifttum der Fersenbeinbrüche ist das Buch eine Bereicherung. *Gollasch* (Hamburg).

Walter Gollasch, Behandlungsergebnisse von 250 Fersenbeinbrüchen. (H. Unfallheilk. H. 31.) Berlin: F. C. W. Vogel 1941. 163 S. u 13 Taf. RM. 12.80.

Eine äußerst gewissenhafte Zusammenstellung von Fersenbeinbrüchen, nach eigener zweckmäßiger Einteilung, mit Angabe des jeweiligen Behandlungsverfahrens, der Krankheitsdauer und der zurückgebliebenen Behinderung. Tabellarisch zusammengestellt und an Hand zahlreicher Röntgendarstellungen und Photographien erläutert, wird über jeden Einzelfall je nach Schwere und Bruchanordnung geordnet ein übersichtliches Bild gegeben. Mit diesem Heft hat die *Böhler*-Schule den Beweis für den Erfolg der Aufrichtung der Fersenbeinbrüche erbracht.   *Tyrell* (Hamburg).

Thore Olovson, Hat die aktive Behandlung der Fersenbeinbrüche in den letzten Jahren die Invaliditätszahlen beeinflußt? Nach 412 Beobachtungen an Versicherten. Nord. Med. (Stockh.) **1940**, 911—914 u. dtsch. Zusammenfassung 914 [Schwedisch].

Statistische Erfassung der Fersenbeinbrüche aus der Schwed. Reichsversicherungsanstalt der Jahre 1929—1938. Etwa die Hälfte heilte ohne Erwerbsminderung (nach 3—4 Monaten), ein Viertel mit vorübergehender Invalidität für durchschnittlich $3^1/_2$—4 Jahre, das letzte Viertel mit definitiver Invalidität aus. In einer 5-Jahres-Periode von 1924—28 hinterblieb in 25,7% bei passiver Behandlung, in der folgenden Periode von 1929—33 in 23,8% bei aktiver Behandlung Invalidität. Diese Zahlen läßt der Verf. jedoch als Maßstab für das aktive Behandlungsverfahren nicht gelten, empfiehlt vielmehr weiterhin die Einrichtung.
                                                    Gollasch (Hamburg).

Erich Heidsieck, Fersenbeinbrüche als Explosionsverletzung im Landkrieg. Dtsch. Mil.arzt **5**, 262—263 (1940).

Diese Entstehung entspricht der Verletzung im Seekrieg (*zur Verth, Magnus*) weitgehend. Ursachen: Landminen, Spätzünder, Fliegerbomben.   *Gollasch*.

Walther Ehalt, Beitrag zur Behandlung der Fersenbeinbrüche. (Unfallkrankenh., Graz.) Zbl. Chir. **1940**, 1300—1304.

Stark zertrümmerter Fersenbeinbruch, eingerichtet mittels querem Nagel unter Zug (nach *Böhler*). Hebung der abgesunkenen Tragplatte mit einem von der Fußsohle eingestochenen Nagel. Anschließend Nagel nach *Westhues*.
                                                    Gollasch (Hamburg).

Karl Guth, Erfahrungen mit der Fußamputation nach Pirogow. Münch. med. Wschr. **1940 I**, 502—503.

Man soll nach der Ansicht des Verf. (Pirogow-Amputierter) von der Amputation mehr als früher Gebrauch machen.   *Gollasch* (Hamburg).

Erhard Uebel, Über Fußlängenänderungen insuffizienter Füße, ihre Messung, Ätiologie und diagnostische Auswertung. (Orthop. Univ.-Klin., Frankfurt a. M.) Z. Orthop. **69**, 339—352 (1939).

Die Fußlängenveränderung ist abhängig von den ligamentären passiven und muskulären aktiven Stützkräften. Hinweis auf die diagnostische Verwertung dieser Verhältnisse. Besondere Typisierung der Fußdeformitäten.   *Reckling*.

Zur Verth †, Unterbrechungslinien an arthrotischen und spondylotischen Zacken. (13. Tag. d. Dtsch. Ges. f. Unfallheilk., Versicherungs- u. Versorgungsmed., Kiel, Sitzg. v. 7.—8. VII. 1939.) Arch. orthop. Chir. **40**, 262—264 (1939).

Osteophyten am Knochenstumpf, bei der Arthrose des Großzehengrundgelenks und an ähnlichen Stellen sind meist ohne Bedeutung. Sie weisen manchmal Aufhellungslinien auf, die nicht ohne weiteres als Fraktur aufgefaßt werden dürfen, sondern eher Umbauzonen sind und eher eine Leistungssteigerung als eine Leistungsminderung bedeuten. *Haase* (Berlin).

L. S. Kofmann, Les résultats éloignés de l'exarticulatoin de Chopart. (Spätergebnisse der Absetzung des Fußes nach Chopart.) Ortop. i Travmat. Nr **3**, 46—49 (1940) [Russisch].

Die Absetzung nach *Chopart* (*Ch.*) wird von den meisten Autoren widerraten, trotzdem in der Praxis noch vielfach ausgeführt. An 92 Fällen aus dem Krankengut des Leningrader Institut f. Prothesierung wurden die Spätergebnisse dieser Operation entsprechend der Tragfähigkeit der Stümpfe festgestellt. 26% waren nur teilweise tragfähig (orthopädisches Schuhwerk), 22% überhaupt nicht tragfähig, das Ergebnis also in 48% nicht befriedigend. 28 von 92 Kranken mußten reamputiert werden (nach *Pirogoff* oder *Bier*). Die Tragfähigkeit der Stümpfe wird beeinträchtigt bzw. aufgehoben durch Geschwüre, Narben, meist aber durch statische Deformierung (71%), vorwiegend (52%) in Form der Equinus-Stellung. Diese Deformierung entsteht im Laufe der ersten 2—3 Jahre nach der Operation und läßt sich durch chirurgisches Vorgehen kaum beseitigen. Auch Modifikationen der Absetzung nach *Ch.* wurden bezüglich des späteren Ergebnisses nachgeprüft, und zwar: 1. Absetzung nach *Laborie* (Exarticulatio antescaphoido-calcanea): 8 Fälle, davon gut 1, befriedigend 3, schlecht 4. Es fanden sich 3mal Geschwüre, 6mal Equinus-Stellung, 3 Fälle wurden reamputiert. 2. Absetzung nach *Bona-Jaeger* (Exarticul. intertarsea anterior): 13 Fälle, davon gut 9, befriedigend 3, schlecht 1. — Die Absetzung nach *Ch.* befriedigt also nicht, auch nicht die Modifikation nach *Laborie.* Dagegen erzielt das Verfahren nach *Bona-Jaeger* gute Stümpfe. Es sollte daher nicht nach *Ch.* operiert werden, sondern nur nach *Bona-Jaeger* oder *Lisfranc.* Sind diese beiden Verfahren nicht anwendbar, dann muß nach *Pirogow* amputiert werden. *Schober* (Hamburg).°°

P. Lance, Le traitement des fractures du scaphoïde tarsien. (Die Behandlung der Kahnbeinbrüche in der Fußwurzel.) (Clin. Orthop. de l'Adulte, Univ., Paris.) J. de Chir. **54**, 625—642 (1939).

Das Kahnbein der Fußwurzel stellt gewissermaßen das Zentrum der Fußbewegungen dar. Es wirkt als Ambos und überträgt die Impulse des Unterschenkels und der hinteren Fußwurzel auf die Keilbeine. Kahnbeinbrüche rufen schwere Fußschäden hervor. Die Brüche sind entweder einfache Längsbrüche oder Brüche mit 3 Bruchstücken, deren jedes in der Form einem Keilbein entspricht, oder Zertrümmerungsbrüche in der Mitte. Meist bleiben die Kahnbein-Keilbeinbänder unversehrt. Der vordere Fortsatz des Sprungbeins gleitet nach vorn und nach innen ab. (Medio-tarsale Subluxation.) Häufig treten erhebliche Verschiebungen der Bruchstücke auf. Wird der Kahnbeinbruch nicht oder unzulänglich behandelt, ist ein schwerer traumatischer Knickplattfuß mit arthrotischer Veränderung bzw. Ankylosen die Folge. Therapeutisch soll erst der Versuch konservativer Einrichtung in Allgemeinnarkose und Ruhigstellung durch Gipsverband, der 10 Wochen liegen bleibt, erfolgen. Sorgfältige Röntgenkontrolle ist erforderlich. Führt die konservative Behandlung zu keinem guten Ergebnis, wird die blutige Entfernung des Kahnbeins mit anschließender Sprungbein-Keilbein-Arthrodese empfohlen, in alten Fällen kommt die medio-tarsale Arthrodese in Frage. *Pillet* (Hamburg).

Stanley M. Leydig, Treatment of delayed or non-union by bone drilling. (Behandlung von verzögerter oder ausbleibender Knochenheilung durch Bohrung.) Amer. J. Surg., N. s. **46**, 300—302 (1939).

Unter 330 Schienbeinbrüchen traten 8mal (2,4%) Pseudarthrosen auf. Eine Zwischenlagerung von Gewebe oder eine Störung des Kalkstoffwechsels konnte nicht gefunden werden. Die möglichen Gründe der Nichtvereinigung waren: Geringe Annäherung der Bruchfragmente bei der Erstreposition, neuerliche Rückverlagerung der Fragmente wegen Verschiebung und offene Fraktur. Das Alter scheint keine Bedeutung zu haben. Durch Knochenbohrung konnte bei allen Fällen vollkommene Knochenheilung erzielt werden. *Schosserer.*

Herbert E. Hipps, **Nerve block anesthesia for foot surgery.** (Leitungsanästhesie für Operationen am Fuß.) (Crippled Childr. Hosp., Marlin, Texas.) Amer. J. Surg., N. s. 48, 410—411 (1940).

Für operative Eingriffe am Fuß empfiehlt Verf. die Novocainblockierung des Nervus tibialis posterior und des Nervus peroneus communis. Technik: In Bauchlage wird bei Beugestellung des Kniegelenkes in der Mittellinie der Kniekehle eingestochen und zunächst 5 ccm einer 2proz. Novocainlösung injiziert, wodurch die Hautäste des Tibialis posterior anästhesiert werden. In gleicher Richtung wird nun tiefer gegangen durch die Fascia poplitea und hier 15 ccm des Anaestheticums injiziert. Der Nervus peroneus wird dicht unterhalb des Fibulaköpfchens erreicht (10 ccm 2proz. Novocain). Die Anästhesie tritt im Bereich des Fußes nach 10 Minuten ein und dauert 30—60 Minuten. Sie reicht für Eingriffe am Unterschenkel meist nicht aus. *Graßmück* (Prag).

F. A. R. Stammers, **March fracture, pied forcé.** (Marschfuß, Zwangsfuß.) Brit. med. J. Nr 4129, 295—296 (1940).

Es handelt sich um eine subperiostale Fraktur eines Mittelfußknochens knapp hinter dem Köpfchen. Röntgenologisch ist nach ungefähr 3 Wochen ein feiner Spalt und Callusbildung zu sehen. Die beste Behandlung besteht in Bettruhe. Mitteilung von 3 Fällen. *Schosserer* (Stolzalpe).

S. F. Godounoff, **La défibulation et les rapports anatomo-topographiques entre l'articulation du genou et l'articulation tibio-péronéale superiore.** (Die Entfernung des Wadenbeins und die anatomisch-topographischen Beziehungen des Knie- und des oberen Schienbein-Wadenbeingelenks.) Ortop. i. Travmat. Nr 3, 37/40 (1940) [Russisch].

Die Untersuchungen des Verf. zeigen, daß zwischen Knie- und Tibiofibulargelenk eine Kommunikation durch den hinteren lateralen Recessus der Bursa poplitea bestehen kann. Es muß daher bei jeder Entfernung des Fibulaköpfchens damit gerechnet werden, daß vom eröffneten Tibiofibulargelenk oder vom eröffneten Recessus aus das Kniegelenk infiziert werden kann. Es ist dieser Eingriff daher nur auf wirklich notwendige Fälle zu beschränken, insbesondere bei der primären Beinamputation zu unterlassen. Jede Operation am oberen Tibiofibulargelenk hat daher unter strengster Asepsis zu erfolgen, als wenn es sich um eine Operation am Kniegelenk selbst handeln würde. *Hesse* (Köln).

C. Tovo, **La posizione dell'astragalo nelle lesioni dell'articolazione talo-crurale.** (Die Position des Sprungbeins bei Verletzungen des oberen Sprunggelenks.) (Frankfurt a. M., Sitzg. v. 26.—30. IX. 1938.) Ber. 8. internat. Kongr. f. Unfallmed. u. Berufskrankh. 2, 593—598 (1939).

In mehr als 150 Verletzungen des Ristes sind die verschiedenen möglichen Veränderungen der Schrägstellung der Sprungbeinlinie studiert worden und der Verschiebung ihres Mittelpunktes wie auch jene Veränderungen, die ihre Bedeutung bei den Erklärungen und Rechtfertigungen der von den Verunglückten angegebenen Störungen haben können. Die Messungen und Angaben wurden nach Radiographien angestellt. Es wurde folgendes untersucht: 1. Wie die Linie des Sprungbeins sich oben im Radiogramm darstellt, wenn der gebogene Fuß dorsal und in dorso-ventraler Position aufgenommen wird, wobei man fand, daß in etwa 52%

der Fälle besagte Linie mehr oder weniger horizontal ist, während sie sich in etwa 6% in ausgesprochen umgekehrter Richtung präsentierte, nämlich mit ihrer Neigung von der tibialen Seite gegen die peroneale verlaufend. 2. Die Distanz des Sprungbeins von den Knöcheln: bei den normalen Füßen fand man eine Distanz, die zwischen 0—4 mm variierte, und bei verletzten (in etwa 7—8%) fand man Distanzen von mehr als 5—6 mm. 3. Die Distanz des Mittelpunktes der oberen Sprungbeinlinie von den äußeren Rändern des Schienbeins und des Wadenbeins: bei normalen Füßen fand man starkes Vorwiegen (70% etwa) der Sprungbein-Wadenbeinlinie; bei den verletzten Füßen fand man, daß bei den Verletzungen des äußeren Knöchels allein (im Verhältnis von 100:75) die Sprungbein-Schienbeinlinie vor der Sprungbein-Wadenbeinlinie den Vorrang hat; bei den Verletzungen des inneren Knöchels wiederholt sich dieses Vorherrschen aber im Verhältnis von 100:50 und bei den Verletzungen beider Knöchel im Verhältnis von 100:35; in Fällen von Verletzung des Sprungbeins oder Fersenbeins allein ohne Beteiligung der Knöchel oder bei krankhaften Prozessen des oberen Sprunggelenkes ohne Frakturen ist, wie bei normalen Fällen, das Vorherrschen der Sprungbein-Peroneuslinie vor der Sprungbein-Tibiallinie erhalten.   *Galletto* (Florenz).

v. Brandis, Zur blutigen Behandlung schlecht stehender Knöchelbrüche. (Chir. Univ.-Klin., Freiburg i. Br.) Arch. orthop. Chir. **39**, 659—674 (1939).
Verf. hält die Befestigung des gebrochenen Wadenbeins (!) durch Drahtnaht bzw. Spanverpflanzung für die Wiederherstellung der Knöchelgabel und ihre Stützfestigkeit von ausschlaggebender Bedeutung.   *Gollasch* (Hamburg).

Walter Fuckel, Falschgelenkbildung nach Bruch des inneren Knöchels. (Chir. Univ.-Klin., Frankfurt a. M.) Frankfurt a. M.: Diss. 1939. 20 S.
Die Falschgelenkbildung am inneren Knöchel ist keine für sich isolierte Krankheitserscheinung, sondern sie ist im Zusammenhang mit den statischen Störungen im oberen Sprunggelenk zu betrachten. Je weiter unten der innere Knöchel gebrochen ist, um so ungünstiger ist die Aussicht auf knöcherne Heilung. Auf das erhöhte Körpergewicht sowie auf schon vorhandene Fehlformen des Fußes ist weit mehr zu achten, als dies bisher schon üblich ist. Die Knöchelbrüche, die mit einer Verrenkung einhergehen, scheinen besonders zur Falschgelenkbildung zu neigen. Es war keine chirurgisch-operative Behandlung bei den beweglichen Falschgelenkbildungen erforderlich.   *zur Verth †* (Hamburg).

Else Börjes, Nachuntersuchungen über das 3. Fragment bei Knöchelbrüchen (sogenanntes Volkmannsches Dreieck) an der Chirurgischen Universitätsklinik zu Göttingen. Göttingen: Diss. 1939. 24 S.
Bei besonders schwierigen Brüchen, die der Einrichtung hartnäckig Widerstand leisten, muß operativ vorgegangen werden. Und zwar soll nicht erst operiert werden, wenn konservative Maßnahmen nicht zum Ziele führten und die reparativen Vorgänge schon weit vorgeschritten sind. Der alte Vorwurf, daß durch Eröffnung aus einer „unkomplizierten eine komplizierte Fraktur" gemacht würde, ist unter heutigen Verhältnissen von Technik und Material nicht mehr gerechtfertigt. Ebensowenig stimmt es, daß die Gesamtdauer der blutigen Behandlung mehr Zeit als die konservative in Anspruch nähme.   *zur Verth †* (Hamburg).

R. Campell, Die Malleolus externus-Fraktur der Skifahrer. Verschiedene Form. Verschiedene Behandlung. (26. Jahresvers. d. Schweiz. Ges. f. Chir., Lausanne, Sitzg. v. 13. bis 14. V. 1939.) Helvet med. Acta **6**, 974—976 (1940).
2 Bruchformen: Biegungsbruch, quere Bruchlinien (Supination und Innendrehung); Torsionsbruch, schräge Bruchlinie (Außenrotation und Pronation).

Gipsfixation nur bei Talussubluxation auf 6—10 Wochen. Sonstige Bruchformen (auch Epiphysenlösungen) in elastischem Verband.   *Gollasch* (Hamburg).

William R. Hamsa, The treatment of ankle malunion. A study of end-results. (Die Behandlung von schlechter Knöchelheilung. Eine Studie der Endergebnisse.) (Dep. of Orthop., Univ. of Iowa, Omaka.) Ann. Surg. **110**, 447—455 (1939).

Eine große Zahl von schlecht verheilten Knöchelbrüchen sind durch konservative Maßnahmen (Bandagen, Einlagen und Physikotherapie) gut zu beeinflussen. Bei ungestörtem Verhältnis zwischen Tibia- und Sprungbeingelenkfläche sowie bei Verunstaltungen oberhalb des Sprunggelenkes können Osteotomien helfen. Bei Mißverhältnis zwischen den Gelenkflächen ist die Versteifung angezeigt, die sich auf alle Fußgelenke erstrecken muß, wenn schon arthritische Veränderungen bestehen. Der Fuß muß in leichte Spitzfußstellung gebracht werden. Mitteilung der Fälle und Ergebnisse.   *Schosserer* (Stolzalpe).

Nathan H. Rachlin, Ambulatory treatment of fractures of metatarsals in both feet by the use of sponge rubber pads. (Beth. Moses Hosp., Brooklyn.) Amer. J. Surg., N. s. **45**, 600 (1939).

31 jähr. Doppelseitige Mittelfußbrüche (ohne Verschiebung) nach Abklingen der Schwellung mit Schwammgummikissen in den Schuhen behandelt. Arbeitsfähig nach 8 Wochen.   *Gollasch* (Hamburg).

Raymond W. Lewis und *Walter C. Graham,* Secondary osteoarthritis following fractures of the ankle. (Sekundäre Osteoarthritis nach Knöchelbrüchen.) (Hosp. f. Ruptured a. Crippled, New York.) Amer. J. Surg., N. s. **49**, 210—218 (1940).

Nach einer schweren Gelenkverletzung oder nach wiederholten kleineren Traumen verschiedener Ursache kann es zu Veränderungen im Knochen, dem Gelenkknorpel, der Gelenkkapsel und dem umgebenden Gewebe kommen, die chronisch entzündlicher Natur zu Schwellung, Schmerzen und Bewegungsbeschränkung Anlaß geben und die Belastungsfähigkeit des Fußes beeinträchtigen. Knöchelbrüche ereignen sich vor dem 3. Jahrzehnt selten, sind im 3. Jahrzehnt am häufigsten; in späterem Alter sind Abbrüche der Tibiagelenkflächen häufiger als Knöchelbrüche. Zur Vorbeugung einer Osteoarthritis ist auf genaue Reposition besonderes Gewicht zu legen, allfällig bei Versagen der geschlossenen Rückverlagerung die Operation vorzunehmen. Schlechte Stellungen sind zu verbessern, bevor noch eine Arthritis aufgetreten ist. Bei 18 Patienten im durchschnittlichen Alter von 40 Jahren wurde 9 mal die Versteifung durchgeführt; 6 mal war die Versteifung vorgesehen, 1 Fall wurde konservativ behandelt und in 2 Fällen war man sich bezüglich der Behandlung noch nicht schlüssig. $^2/_3$ waren Frauen, davon 5 übergewichtig. 16 Kranke waren seit der Verletzung, die sich bei 13 vor $^1/_2$—3 Jahren, bei 5 vor $3^1/_2$—15 Jahren ereignet hatte, nicht mehr beschwerdefrei. 13 mal betraf die Verletzung beide Knöchel und die Hinterfläche der Tibia, 3 waren Splitterfrakturen und in 2 Fällen waren die Knöchel allein betroffen. 12 Kranke hatten durch den Bruch eine Verstellung verschiedenen Grades. Bei 14 war nach der Verletzung entweder keine oder eine geschlossene Reposition, bei 3 eine operative Reposition vorgenommen worden.   *Schosserer* (Stolzalpe).

Emil Gröss, Drei seltene Luxationen am Fuß. (Chir. Univ.-Klin., Halle a. d. S.) Chirurg **11**, 560—565 (1939).

Verrenkung der 2. Zehe in Grundgelenk bei Hallux valgus, Verrenkung im Lisfrancschen Gelenk, Verrenkungsbruch des Sprungbeins.   *Gollasch.*

Ewald Fröhlich, Über die Haglund-Ferse. (Orthop. Univ.-Klin., Frankfurt a. M.)
Röntgenprax. **12**, 221—224 (1940).

Empfiehlt die operative Entfernung der *Haglund*schen „Exostose".
Gollasch (Hamburg).

Heinz Bartholomäus, Der Hallux valgus, mit besonderer Berücksichtigung
der Spätergebnisse von 100 operierten Fällen. (Chir. Univ.-Klin.,
Göttingen.) Göttingen: Diss. 1940. 32 S.

Das Verfahren von *Brandes* bei der Behandlung der Hallux valgus-Bildung
ist unerreicht. Es zeigt vor allen Dingen dann günstige Endergebnisse, wenn die
Bewegung des Grundgelenks schmerzhaft und eingeschränkt ist. *zur Verth†.*

Otto Mayr, Über Hallux valgus-Operationen im Kriege. Arch. orthop. **40**,
485—491 (1940).

Die *Hohmann*sche schräge Keilosteotomie des Metatarsus I dicht hinter dem
Großzehengrundgelenk verbindet Verf. mit der Resektion eines 1—2 cm langen
Stückes des Metatarsus I. Als Richtlinie dient dabei, daß das Großzehengrundgelenk annähernd bis zur Höhe des Kleinzehengrundgelenkes zurückverlegt wird.
4 Wochen Gipsverband und Bettruhe. Nach 3 Monaten volle Leistungsfähigkeit
ohne orthopädisches Schuhwerk. Verf. hat die von ihm modifizierte Operation an
10 Patienten mit bestem Erfolg ausgeführt. *Engelke* (Berlin).

E. A. Jack, The aetiology of hallux rigidus. (Ätiologie der „steifen Großzehe".)
(Clin. Tutor, Edinburgh Roy. Infirm., Edinburgh.) Brit. J. Surg. **27**, 492 bis
497 (1940).

Die „steife Großzehe" ist nicht durch Plattfuß bedingt, sie bildet sich vielmehr mit oder vor diesem aus. Die Ursache liegt darin, daß bei mangelnder Funktion des 1. Mittelfußsegments fälschlich das Körpergewicht vom 2. Mittelfußknochen getragen wird. Dadurch wird bei der Abwicklung des Fußes die Großzehe
nicht im Grundgelenk normal gestreckt, sondern der Mittelfußknochen 1 gehoben.
Dadurch entwickeln sich Erosionen am oberen Rand des Großzehengrundglieds
und im Zentrum seiner Gelenkfläche. Auch tritt zunehmender Spasmus des kurzen
Großzehenbeugers ein. Kennzeichen der mangelnden Funktion des 1. Mittelfußsegments sind: Überstreckungsmöglichkeit des 1. Mittelfußknochens, zu weiter
Zwischenraum zwischen 1. und 2. Keilbein, Verdickung des 2. Mittelfußknochens.
Schütz (Regensburg).

Erich Kron, Übungssandale zur Nachbehandlung bei Großzehen-
operationen. (Orthop. Univ.-Klin., Friedrichsheim, Frankfurt a. M.)
Arch. orthop. Chir. **39**, 739—741 (1939).

Ist die Grundphalange der Großzehe teilweise reseziert, wird nach Abheilung
der Operationswunde im Gips-Extensionsverband eine Übungssandale angelegt,
in der die Großzehe ebenfalls solange extendiert wird, bis die Neigung der Groß-
zehenweichteile und der Plantaraponeurose zur narbigen Schrumpfung abgeklungen
ist. Die Sandale erlaubt das frühzeitige Aufstehen und ermöglicht gleichzeitig ausgiebige Bewegungen der extendierten Großzehe. *Engelke* (Berlin).

E. Müller, Nachdenkliches über Fußeinlagen. Vertrauensarzt u. Krank.kasse
7, 155—156 (1939).

Die Ausgaben der Krankenkassen für Plattfußeinlagen sind sehr hoch. Eine
einheitliche Linie in der Auffassung der Ärzte über die verschiedenen Einlagen-
arten und über den Wert der Einlagenbehandlung überhaupt wird vermißt.
Engelke (Berlin).

Otto Ludwig, Über die Behandlung des Ulcus cruris. Z. ärztl. Fortbildg **37**, 489—492 (1940).

Das Ulcus cruris ist der serösen Entzündung nahe verwandt. Beziehungen zur serösen Entzündung der Leber scheinen vorzuliegen. Günstiger Einfluß durch Zufuhr von K-Ionen. Die Leberfunktion muß durch interne Mittel reguliert werden. *Hoffschild* (Hamburg).

W. Kohlrausch, Über elastische und halbstarre Stützverbände am Fuß. (Sportärztl. Inst., Univ. Freiburg i. Br.) Med. Klin. **1939 II**, 1013—1014.

Halbstarre Verbände des Fußes (*Lexer, Gibney*) verringern die Gefahr des Umknickens und heben das innere Fußgewölbe. Ihre Domäne sind frische Knöcheldistorsionen. Elastische Stützverbände bezwecken die zirkuläre Gewebsstütze neben gleichzeitiger Bremsung der Gelenkbewegungen. Anzeigen für die elastischen Stützverbände sind Überlastungen mit Myogelosen und Gelenkreizungen, häufig mit teigigen Schwellungen. Die Verbindung halbstarrer und elastischer Verbände wird notwendig, wenn mit Distorsion Ergüsse, Ödeme oder hypertonische Myalgien oder Senkspreizfußbeschwerden verbunden sind. *zur Verth†* (Hamburg).

H. Kager, Zur Klinik und Diagnostik des Achillessehnenrisses. (Heilanst., Hohenlychen.) Chirurg **11**, 691—695 (1939).

Entstehung, Klinik, Diagnostik und operative Behandlungsverfahren werden besprochen. *Gollasch* (Hamburg).

G. Büttner und *A. Heidemann*, Über die sogenannte Achillo-Kalkaneodymie mit besonderer Berücksichtigung der Bursitis achillea. (Chir. Abt., Diakonissen-Krankenh., Danzig.) Bruns' Beitr. **170**, 43—57 (1939).

Von besonderer praktischer Bedeutung: Bursitis achillea anter. u. post. Ursachen: Schuhdruck, Exostosen u. a. m. *Gollasch* (Hamburg).

A. Koch, Über röntgenologische Untersuchungen am Fußskelet von Sportsleuten. (Med. Klin. Lindenburg, Univ. Köln.) Arch. orthop. Chir. **39**, 613—623 (1939).

Bei 24 in- und ausländischen Leichtathleten, die an der Olympiade 1936 teilgenommen haben, wurden Folgen früherer Sportverletzungen an den Füßen festgestellt. Erstaunlich sind die hohen Leistungen trotz dieser Schäden.
Engelke (Berlin).

Karl Johannsen, Nachuntersuchungen an Fällen Schlatterscher Erkrankung. (Chir. Univ.-Klin., Göttingen.) Göttingen: Diss. 1940. 16 S. u. 2 Taf.

Die *Schlatter*sche Erkrankung gehört in das Gebiet der sog. aseptischen Knorpel-Knochennekrose. Bei der Nachuntersuchung läßt sich in allen Fällen feststellen, daß für die *Schatter*sche Erkrankung eine gute Ausheilungsneigung besteht, so daß das Röntgenbild früher oder später wieder einen regelrecht gebildeten Fortsatz zeigt. *zur Verth†* (Hamburg).

J. J. Nierstrasz, Apophysiolysis der Tuberositas tibiae. (Heelk. Clin., Univ., Groningen.) Nederl. Tijdschr. Geneesk. **1939**, 4834—4838, engl. u. franz. Zusammenfassung 4838 [Holländisch].

Beschreibung eines traumatischen Abrisses der Tuberositas tibiae bei bestehender *Osgood-Schlatter*scher Krankheit. Bei der pathologisch-anatomischen Untersuchung des bei der operativen Reposition gewonnenen Knochenstückchens wurde (nach Ansicht des Verf. erstmalig) Knochennekrose gefunden. Ebensowenig wie bei den anderen Formen von aseptischer Knochennekrose kann hier auf die Ursache der Nekrose ein Schluß gezogen werden. Im ganzen wird die chronisch-traumatische Theorie für wahrscheinlicher erachtet als die Theorie von *Axhausen*.
Haehner (Frankfurt a. M.).

Ed. Baumann, Die unfallmedizinische Bedeutung der Fußdistorsion unter besonderer Berücksichtigung von Dauerschäden. (Schweiz. Unfallversicherungsanst., Luzern.) Z. Unfallmed. u. Berufskrkh. (Bern) **33,** 11—19 (1939).

Behandlungsunterlassungen sind für eine zu lange Heildauer verantwortlich. Dauerinvalidität nur nach krankhaften Vorzuständen. *Gollasch* (Hamburg).

Hans Weychert, Wesen und Behandlung der Schmerzzustände beim Os tibiale externum. (Orthop. Klin.-Univ., Frankfurt a. M.) Frankfurt a. M.: Diss. 1940. 15 S.

Die Therapie bei O. t. besteht außer in der Stützung des Knickfußes durch gut sitzende Einlagen auch in einer Korrektur durch einen Heftpflaster- oder Elastoplastverband. Führen diese Maßnahmen nicht zum Ziel und zeigt das dorsoplantare Rö.-Bild, wie nicht selten nach Distorsionen, eine deutliche Spaltbildung im Bereich der beiden synostotisch miteinander verbundenen Knochen, dann empfiehlt sich die Entfernung des O. t. unter gleichzeitiger Abmeißelung der vergrößerten Tuberositas navicularis. *zur Verth†* (Hamburg).

John A. Schindler and *W. B. Gnagi jr.,* Painful divided navicular of the foot. Its diagnosis and treatment. (Fußschmerzen durch geteiltes Kahnbein.) Surgery **7,** 133—135 (1940).

In 3 Fällen wurden Beschwerden infolge eines „geteilten Kahnbeins" oder eines „wahren Os tibiale externum" durch die Entfernung des zusätzlichen kleinen Knochenstücks geheilt. In allen 3 Fällen ging den Beschwerden ein leichtes Trauma voraus. Die Festigkeit des Ansatzes des M. tibialis post. leidet durch die Operation nicht. *Schütz* (Regensburg).

A. Basler, Auf nackten Sohlen. (Arbeitsphysiol. Inst., Breslau.) Med. Welt **1939,** 1133.

Die Fußbekleidung ist die Ursache unserer Fußübel. Dringend empfohlen wird daher die kleine Schrift von *Nielsen* „Auf nackten Sohlen". *zur Verth†.*

Henry H. Faxon, Major amputations for advanced peripheral arterial obliterative disease. (Peripheral Vascular Clin., Massachusetts Gen. Hosp., Boston.) J. amer. med. Assoc. **113,** 1199—1204 (1939).

Eine Unterschenkelamputation kann bei aufsteigender Infektion lebensrettend wirken. Bei arteriell oblitrierenden Zuständen ergibt die offene Amputation keinen genügenden Stumpf. Es wird die Nachamputation am oder über dem Kniegelenk mit Wundverschluß folgen müssen. Eine Amputation im Unterschenkel mit Wundverschluß genügt selten bei den fortgeschrittenen Stadien der Endangitis obliterans. Die Amputation nach *Gritti* genügt, wenn das Tragen einer Prothese von vornherein nicht schon ausgeschlossen ist. Die Unterschenkelamputation ist die Methode der Wahl, wo eine höhere Absetzung erforderlich ist. Drains sollten nie bei Amputationen mit primärem Wundverschluß verwandt werden.

Reckling (Heidelberg).

Herbert Liebert, Über die Schwankungen beim Stehen. (Physiol. Inst., Univ. Leipzig.) Arb.physiol. **11,** 151—157 (1940).

Jeder Mensch schwankt beim Stehen ohne eigene Beurteilungsmöglichkeit dieses Schwankungsausmaßes. Dabei hat die Körpergröße keinen nachweisbaren Einfluß auf die Stärke der Schwankung. Gewöhnung bzw. Verbesserung, jedoch auch Verschlechterung treten nach mehrfachen Versuchen nicht ein. Bei längerem Stillstehen wird der Körperschwerpunkt nach irgendeiner, nicht konstanten Richtung verlagert. *Reckling* (Straßburg).

Fritz Schildbach, Über das Stehen bei verschiedenen Fußstellungen. (Physiol. Inst., Univ. Leipzig.) Arb.physiol. **11**, 158—164 (1940).

Am ruhigsten steht man bei paralleler Fußstellung mit einem Zwischenraum von 2 Fußbreiten. Dies ist daher die zweckmäßigste Fußstellung. Kein Unterschied zwischen barfuß und beschuht. Beim Lösen von Denkaufgaben ist das Schwanken kleinschlägiger.   *Reckling* (Straßburg).

Wilhelm Longerich, Über einen akzessorischen Knochenkern, entstanden durch Abscherung einer spornartigen Ausziehung am vorderen unteren Tibiaende. (Chir. Klin., Univ. Münster i. W.) Münster i. W.: Diss. 1939. 15 S.

Findet sich im Röntgenbilde an der vorderen unteren Schienbeinkante ein akzessorischer Knochenkern, so dürfen wir annehmen, daß dieser durch Umbau oder Abbruch entstanden ist. Die Exstirpation des Kernes bzw. die Abmeißelung des schnabelförmigen Fortsatzes ist die Methode der Wahl.   *zur Verth†.*

Hubert Zur, Die interne Behandlung des Ulcus cruris. (Parksanat., Reichsbahn-Versicherungsanst., Bad Homburg.) Münch. med. Wschr. **1940 II**, 941—942.

Die äußere Behandlung des Unterschenkelgeschwürs wird ersetzt bzw. unterstützt durch eine Fastenkur, am besten durch die langdauernde einzeitige Obstsaftkur (12—15 Tage). Höhensonnenbestrahlung oder kurze Sonnenteilbäder des Beins helfen mit.   *Pillet* (Hamburg).

Raymond Tournay, À propos du traitement des ulcères chroniques de jambe par l'exposition continue à l'air. (Freiluftbehandlung chronischer Unterschenkelgeschwüre.) Presse méd. **1939 II**, 1600.

Die von den Amerikanern *O.* und *F. Jones* empfohlene stationäre Freiluftbehandlung chronischer Unterschenkelgeschwüre steht in ihren Ergebnissen und bezüglich der erforderlichen Zeiträume weit zurück hinter der ambulanten Behandlung mit elastischen Verbänden, Zinkleimverbänden usw.   *Pillet* (Hamburg).

<hr>

Berichtigung.

Bei dem Referat: „Der heutige Stand der Asbestosebekämpfung" von Dr. med. habil. *Ehrhardt*, Reichsarbeitsblatt III, Nr 20, 191—193, 1940, ist leider eine Verwechslung mit einem anderen Bericht unterlaufen. Wir bringen heute die Berichtigung:

Nach einem geschichtlichen Überblick über die Entwicklung der Asbestosebekämpfung wird der heutige Stand der technischen und ärztlichen Verhütungsmaßnahmen eingehend geschildert. U. a. werden auch die Bedeutung anlagemäßiger Faktoren und die Beziehungen zur Tuberkulose wie zum Lungenkrebs besprochen.   *Silberkuhl* (Gelsenkirchen-Buer).

Autorenregister.

Sachregister.

Hefte zur Unfallheilkunde

Beihefte zur „Monatsschrift für Unfallheilkunde und Versicherungsmedizin"

Herausgegeben von

Professor Dr. **A. Hübner,** Berlin

Heft 7: **Verletzungen der Handwurzelknochen.** Von **P. H. van Eden.** Mit 72 Abbildungen. 80 Seiten. 1930.   RM 6.60

Heft 9: **Über Selbstverletzungen und künstliche Wundunterhaltung zur illegitimen Obtention von Versicherungsleistungen.** (Fälle der Schweizerischen staatlichen und privaten Unfallversicherungen.) Von **W. Schibler.** 77 Seiten. 1931.   RM 4.80

Heft 12: **Die Begutachtung beruflicher Hauterkrankungen.** Von **Max Michael.** 40 Seiten. 1932.   RM 2.80

Heft 14: **Die Todesfälle und Amputationen des Unfallkrankenhauses und der Arbeiter-Unfallversicherungsanstalt für Wien, Niederösterreich und Burgenland in den Jahren 1926—1930 unter besonderer Berücksichtigung der Sepsis nach frischen offenen Verletzungen.** Von **Walther Ehalt.** 55 Seiten. 1932.   RM 4.20

Heft 15: **Handhabung und Ergebnisse des Unfallheilverfahrens auf dem Lande.** Untersuchungen an 703 Fällen typischer Verletzungsarten. Von **W. Wette.** 44 Seiten. 1933.   RM 3.20

Heft 16: **Der Tod im Wasser als Unfall.** Von **Walter Gmelin.** 48 Seiten. 1933.   RM 3.60

Heft 17: **Unfallbeziehungen zu nichttraumatischen Hirn- und Geisteskrankheiten.** Von **Martin Reichardt.** Mit 5 Textabbildungen. 28 Seiten. 1933.   RM 2.—

Heft 18: **Die Wirbelsäule in der Unfallheilkunde.** Von **Ernst Ruge.** Mit 43 Textabbildungen. 154 Seiten. 1934.   RM 12.—

Heft 19: **Zur Erkennung und Begutachtung von Schädelgrundbrüchen.** Von **Hans Hellner.** Mit 17 Textabbildungen. 43 Seiten. 1935.   RM 4.40

Heft 20: **Der Tod im Wasser als versicherungsrechtliches Problem.** Von **Hartwig Gravenhorst.** 37 Seiten. 1937.   RM 3.—

Heft 21: **Unfallheilkunde und ärztliche Ausbildung.** Von **Edgar Passarge.** Mit 5 Textabbildungen. 57 Seiten. 1938.   RM 4.80

Heft 22: **Akute Gliedmaßendystrophie in ihrer Bedeutung für die Behandlungsmaßnahmen in der Unfallchirurgie.** Von **Bruno Karitzky.** Mit 11 Textabbildungen. 52 Seiten. 1938.   RM 4.40

Heft 23: **Bedeutung des „Vorherigen Zustands" für die Begutachtung der Folgen von Betriebsunfällen.** Von **P. Reckzeh.** 44 Seiten. 1938.   RM 3.00

Heft 24: **Kollaterale Entzündungszustände (sog. akute Knochenatrophie und Dystrophie der Gliedmaßen) in der Unfallheilkunde.** Von **Paul Sudeck.** Mit 44 Abbildungen. 68 Seiten. 1938.   RM 6.40

Heft 25: **Unfall und Knochengeschwulst.** Von **Hans Hellner.** Mit 20 Textabbildungen. 55 Seiten. 1939.   RM 4.80

Heft 26: **Der Meniscusschade, seine Ätiologie und seine Begutachtung im Rahmen der allgemeinen Unfallbegutachtung.** Von **Hans Burckhardt.** 40 Seiten. 1939.   RM 3.50

Heft 27: **Erkennung und Behandlung der Hirnschädelbrüche.** Von **Remmer Andreesen.** Mit 34 Textabbildungen. 48 Seiten. 1939.   RM 4.50

Heft 28: **Periarthritis, Humeroscapularis und verwandte Erkrankungen.** Von **Felix Anger.** Mit 23 Textabbildungen. 48 Seiten. 1939.   RM 4.50

Heft 29: **Die Deutung des Kahnbeinspaltes im Wandel der Zeiten.** Von **Fritz Reckling.** 25 Seiten. 1940.   RM 2.—

Heft 30: **Das sogenannte chronisch-traumatische Handödem.** Von **F. Reischauer.** 39 Seiten. 1940.   RM 3.60

Heft 31: **Behandlungsergebnisse von 250 Fersenbeinbrüchen.** Von **Walter Gollasch.** Mit 72 Textabbildungen. 163 Seiten. 1941.   RM 12.80

Heft 32: **Die Tätigkeit des Durchgangsarztes.** Von Dr. **Th. Voeckler,** Facharzt für Chirurgie in Halle a. S. 24 Seiten. 1941.   RM 1.80

Heft 33: **Die Praxis der Erkennung und Beurteilung von Hirnverletzungen.** Von Dr. **E. Bay.** Mit 21 Textabbildungen. 187 Seiten. 1941.   RM 14.80

Heft 34: **Erkrankungen der inneren Organe nach elektrischen Unfällen.** Von Dr. med. habil. **Siegfried Koeppen,** Greifenberg i. P. Mit 39 Textabbildungen. 160 Seiten. 1942.   RM 12.60

Springer-Verlag Berlin Heidelberg GmbH